健康是一身、心、靈都達到平衡的最佳狀態

呵護身體，培養陽氣，健康幸福的活到天年

健康是一身、心、靈都達到平衡的最佳狀態

呵護身體，培養陽氣，健康幸福的活到天年

黃帝內經

曲黎敏談養生 3

養生專家
北京中醫藥大學名教授　曲黎敏◎著

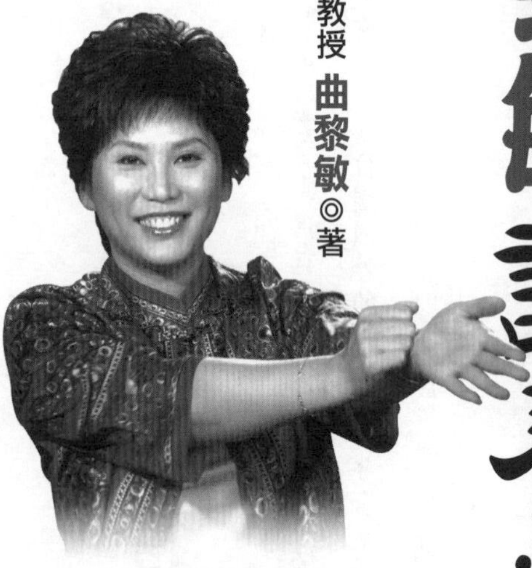

推薦序

名家論壇·名家名著

《名家論壇》是山東教育電視台二〇〇二年推出，以經營管理為主要內容的大型教育培訓節目，開播五年來，先後有四十多位國內外的學界精英登台演講，他們淵博的學識、獨到的眼光、深厚學理、催人奮進的人生智慧，使《名家論壇》成為思想者的殿堂、管理者的精神堡壘，贏得廣大觀眾的歡迎和好評。

追求精品、打造品牌節目，一直是我們努力的目標，《名家論壇》能為廣大的觀眾，特別是企業家、管理工作者，提供管理理論、實務經驗，這是我們媒體的責任，也是我們的榮幸。

回首《名家論壇》五年來的風雨歷程，期間的堅持與努力、執著與探索，是一件很不容易的事情，沒有相當的信心和定力，沒有各方面的支持，是斷難堅持下來的。而今天得到廣大觀眾的認可，而且青睞有加，要求將專家的講稿結集出版，是我們推出《名家論壇》系列叢書緣由所在，可以說這是意外的收穫，也是我們當初所不敢奢望的。

電視有媒體的魅力，出版有書籍的芬芳。滿足觀眾不同的需求，就是我們的動力和責任。也希望大家在觀看我們節目的同時，多讀書，讀好書。

最後，借此小序，請允許我代表山東教育電視台的同仁，向一直以來關心和支援我們的電視觀眾、讀者朋友表示感謝，同時感謝我們《名家論壇》的各位專家學者，感謝我們的合作夥伴鷺江出版社、北京時代光華圖書有限公司。

山東教育電視台台長 劉錦瑜

作者序

從人體智慧感受生命智慧

西方「人類潛能運動」的研究者指出：現階段的人類心靈狀態，並不是終極狀態，日常意識層次，只不過是一種有局限的層次。因此，人類需要改變意識狀態，發掘人類潛能。

於是他們對人進行種種實驗，用化學藥品、電子儀器，或東方人的禪宗、氣功、瑜伽術、冥想術等，去改變人的意識形態，希望能把人腦中未被充分利用的潛能，以及其他從未被開發過的心靈資源發掘出來。

如果大家認為這一切，只和我們的意識形態相關，而拒絕對我們的肉體進行重新認識，則是進入一個新的迷思。我們只有在幾個重要的觀念上，先有重大的轉變，才能在生命現象、生命意義的認知方面，有新的突破。

現代「生物複製」技術，是20世紀末最有影響力的技術變革之一，已讓我們感受到前所未有關於生命概念的震撼：動物或人體的每一個細胞，都可以獨立生殖成一個動物或一個人的全體，也就是說，每一個細胞都具有動物或人的全部智慧和才能。

千百年前釋迦牟尼佛說的「億萬我身」，已不再是天方夜譚；孫悟空的七十二變身，也不再是神話，而是生命可以真實經歷的某個簡單的事實。

◎人體，開放的系統

人體是一個開放的系統，我們需要重新審視它、感觸它、參透它千百年來的進化。它不應僅僅是一種功能，而應是造化的精品，是充滿意義和力量、高貴而富於詩意的生命器官。

在這一點上，中國古代醫學的「藏器說」（「藏」通「臟」）就遠比西方的「器官說」，更符合造化的意志和人性。中醫學固有的特性，使它既不能用已有的西方科學史著作來證明自己，也不能憑藉已有的中醫學文獻來提高自己。它於生命科學的意義，就一直如埋沒的珍珠，直到20世紀西方穩態學說的出現，才使得中西醫的對話，有了一個新的起點。

因為中醫和西醫都是對生命、生命體的自組織之簡述，是在講一個活躍的生命體，在這個世界中的所需、所能，是在講它的生與死的界限—穩態的保持就是健康，破裂即死亡。二者都是關於生命的學說。

在這個富於人性的學說中，人體這個系統是開放的，它和外界進行著自由的交換，在活動的磨損和裂解中，不斷解體，同時又不斷重建、修復。例如，心不再僅僅是一個泵（幫浦）。中醫講「心為君、為火」，它的尊嚴和熱情，也是支持這個生命體活下去的必要性。它還是愛和勇氣的象徵。

當強大的破壞性因素出現時，心可以透過自身，激發出的一種活力，去抵消或修復這種障礙。如果「心」放棄或厭倦這王者之威，生命內部自我調整裝置，就會鬆懈、瓦解。

◎生命是有智慧的

關於疾病，我們也還有許多需要改變的觀念。一般認為，疾病意味著一種失調，意味著痛苦，意味著細胞不能再生或修復，人可以利用顯微鏡及其他更精密的儀器，來觀察那些細菌對我們人體的損害和破壞，但它們無法探究我們內心的恐懼與欲望，而這些，正是疾病產生的不可見因素。

在原始年代，當細菌還不是人類機體最主要的敵人時，欲望和恐懼就已經存在，並威脅或推動我們人類自身的生存發展。至今，它們依然強大，甚至致命。比如，憤怒或恐懼會使我們呼吸加深，心跳增快，血壓升高，血液分布從胃腸移向心臟、中樞神經系統和肌肉，消化道的各種活動過程中止，肝釋放出糖，脾收縮並放出濃縮在脾內的血細胞，並從腎上腺髓質分泌出腎上腺素……。

這是一場全方位的生與死的搏鬥，瞬間釋放的能量和機體的精巧安排，既顯示我們生命體的完善性，也顯示它的智慧性。如果我們能有效預見並發揮，因為各種情緒和欲望所引發的能量，我們對身體機能的支配作用，也許會得到大大的加強。

◎人體有天然治癒力

治療學在20世紀之初，發生一些重大的變化。當偉大的佛洛伊德，在他那間擺滿了藝術品的辦公室裏為人診病時，發現疾病可以用意象來治癒。由此，精神分析成了20世紀的一場空前的運動，成了一個奇蹟。

在遠古，醫者先驅曾提到「天然的治癒力」，即傷後的修復和病後的康復，在相當程度上不用依賴醫生的治療而得以進行。中醫裏也有「有病不治，常得中醫」這樣的話，說的是：與其讓庸醫診治，不如等待身體自癒，反而更符合醫理。

「天然的治癒力」的現代解釋則是：人體內部有自我修復的獨特機制，人體器官如心臟、橫膈等，擁有的潛在能量十分豐富，遠遠超過正常生命活動的需要。軀體在很大程度上能保護自己，並且有自癒的能力。

於是，一種新的治療學產生了。病人自己和醫生一起介入到治療活動中，醫生熟知軀體的自我調節，及自我修復的可能性與局限性，並給病人指導和勇氣上的鼓勵；而作為病人，應該認識到自己體內潛藏巨大的能量。

當我們想到那些力量，時刻準備著為機體利益而工作，其實就在我們機體自身當中時，我們就可以丟掉為管理肉體工務而操心的枷鎖，並從奴隸狀態下解放出來，去充分享受生命的美好與珍奇。健康更不再是一種追求，而是我們生存的實在。

拙著《黃帝內經養生智慧》《從頭到腳說健康—黃帝內經養生智慧②》剛一出版，即登上了全國各大書局的暢銷書排行榜，得到很多讀者的厚愛，讓我備感惶恐。

這本《曲黎敏談養生—黃帝內經養生智慧③》，在前書的基礎上，加入更多對人體臟器常識、人體智慧的解讀，讓讀者在輕鬆閱讀中，真正學習到中醫與養生的智慧，同時也讓大家明白：我們祖祖輩輩傳承下來的經典，自有讓人反反覆覆閱讀和思考的價值。

學習中醫，也不是讀幾本書那麼簡單，必須是在體悟生命、認識自我、認識自然的實踐中，完成對人體智慧乃至生命智慧的認知。

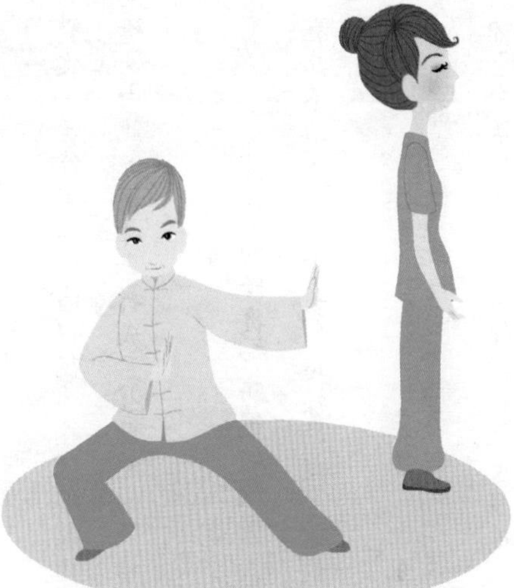

曲黎敏

- 北京中醫藥大學副教授
  碩士研究生導師
- 北京天人醫易中醫藥研究院院長
- 《名家論壇》專家

主要著作：

《黃帝內經養生智慧》
《黃帝內經養生智慧❷ 從頭到腳說健康》
《黃帝內經養生智慧❸ 曲黎敏談養生》
《中醫與傳統文化》
《中華養生智慧》
《易學氣功養生》

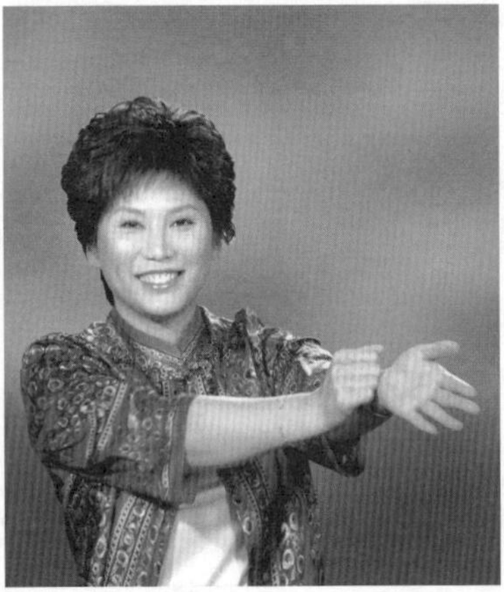

（人物攝影：郎世溟）

曲黎敏老師有深厚的國學素養，精通文字學、傳統中醫學、西方人類學。近年來，在大學裏主講「中醫文化」、「周易與中醫學」、「道家思想研究」、「中國文化經典導讀」等課程。

曲老師還致力於傳統醫道的公開推廣，經常受邀到各大機構演講。曲老師的演講舉重若輕、深入淺出、生動活潑，讓聽眾既能領略中華傳統文化的智慧與玄妙，又能學到切實好用的養生智慧，實現對自身生命切實的人文關懷。

- 《黃帝內經養生智慧》榮登誠品、金石堂、博客來、法雅客、三民Page One書局暢銷書排行榜
- 《黃帝內經養生智慧》入選誠品2008年好書 Top 100
- 《黃帝內經養生智慧》入選金石堂2008年好書 Top 300

目錄

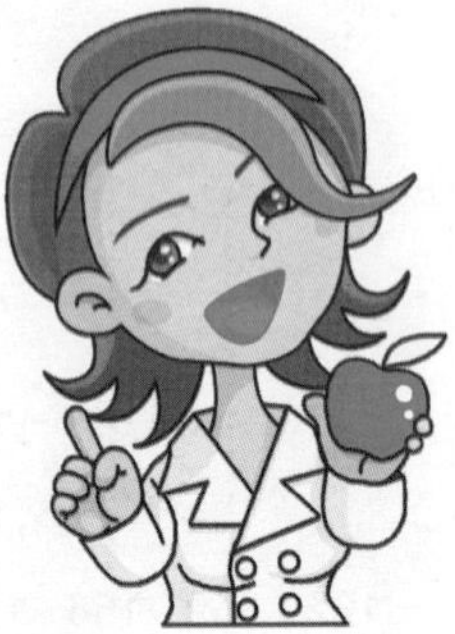

第二章 《靈蘭秘典論》的五臟解讀

第三章 不可輕視的六腑
—中醫認為六腑比五臟重要

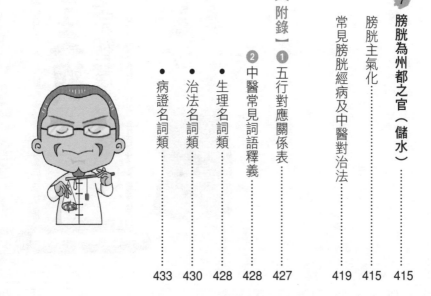

或問氣

如何曰

謹兩手縈止徐

行百步閉息叩

齒以運氣足遂

止其鬱結之患

而自釋矣

第一篇

中醫養生觀

—神奇的老祖宗智慧

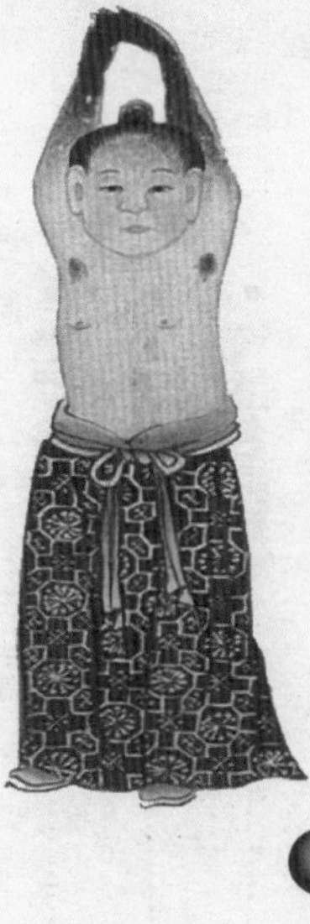

第一章

中醫的定義

● 定義❶中醫使生命長生—「方技者，皆生生之具」

● 定義❷中醫是對生命的細緻體會與關切—「醫者，意也」

中國的傳統醫學，實際上強調的是「養生」：要讓生命健康、有序地向前發展。

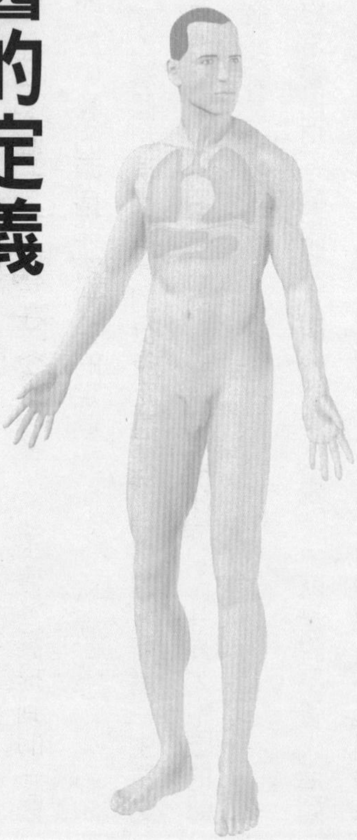

定義 1

中醫使生命長生（方技者，皆生生之具）

中國的醫學指的就是：使生命能夠長生的工具

在漢代，關於中醫有兩個定義，一個是在《漢書・藝文志》當中提到的「方技者，皆生生之具」，還有一個是在《後漢書・郭玉傳》裏提到的「醫者，意也」。這是關於中醫的兩個非常著名的定義。

「皆生生之具」，這個和現代醫學的很多定義是不一樣的。所謂「生生之具」，就是使生命長生的工具。中國的醫學到底是指什麼？其實，中國的醫學，指的就是使生命能夠長生的工具。

傳統文化中，經常會出現一個語詞，叫「長生久視」，就是說不管人活到多大歲數，都要眼不花、耳不聾，這是一個關於生命品質的問題。得老年痴呆症的人也可以活很久，可是他的生命品質不高，沒有一個很好的生活狀態。

中國的傳統醫學實際上強調的是：要讓生命健康、有序地向前發展。怎麼

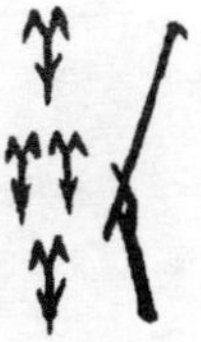

養

中醫兩個著名的定義

❶《漢書・藝文志》：「方技者，皆生生之具」
（中醫，指的就是使生命能夠長生的工具）

❷《後漢書・郭玉傳》：「醫者，意也」
（中醫，是對生命的細緻體會與關切）

健康有序地向前發展？這是中醫學一個很重要的內涵，就是我們經常會講到的「養生」問題。

中國古代的「養」字（如右上所示），寫得非常有意思，「養」它是指一個人趕著四隻羊，在放牧。

「養」有愛護和放牧的意思。「養生」，首先要愛護自己這條生命，然後還要牧養它。所謂的「牧養」，就是讓生命自由自在地生長，保持一種自由自在的狀態。

養生不是單純地不生病，而是使生命品質獲得提高。中醫永遠是把質放在量的前面，一個人即使活到了100歲，但如果他得了老年痴呆症，那也是沒有意義的。

名詞小辭典

方技

最早出現於《漢書》中，指所有關於醫學的技術與知識。方士，則是指擁有醫術的專家。

養生

保養身體，愛護自己的生命。養生不是單純地不生病，而是使生命品質獲得提高。

《莊子・讓王》：「帝王之功，聖人之餘事也。非所以完身養生也。」

《荀子・儒效》：「以養生為已至道，是民德也。」

病症小辭典

老年痴呆症

「老年痴呆症」、「老人痴呆症」，也叫「阿茲海默症」（Akzgeuner），因年老而發生的慢性器質性腦病。最早是由德國神經病學家阿洛瓦・阿茲海默（ Alois Alzheimer）提出，其病理特徵是大腦皮質內細胞的消失及死亡，導致廣泛的腦回萎縮（腦回，指腦溝與腦溝之間的部位）。

此病症常發生於老年人，腦部功能會漸進衰退。其特徵是智力逐漸衰退，出現情緒不穩、記憶障礙，以自我為中心，和外界溝通不良，以及包括語言、認知空間、社交能力、人格判斷力的遲鈍、退化。若平時多使用腦力、勤思考，可有效預防老年痴呆症的發生。

名詞小辭典

嬖臣

嬖指受寵愛，有親近的意思。嬖臣，就是在帝王身邊服侍的男侍從。

定義2

中醫是對生命的細緻體會與關切（醫者，意也）

中醫的第二個定義就是「醫者，意也」。在很大程度上，有些中醫問題是很難講清楚的，很多醫家都說，最上等的醫生，都是在談這個「意也」。「意也」來源於「醫之為言意也」，這句話最早出現在《後漢書．郭玉傳》裏。

郭玉看病怪規矩① 有錢人要裝窮人

《後漢書》裏曾記載過一位大醫家郭玉，在他治病救人的過程當中，發生很多有趣的故事，要讓神醫郭玉看病，病人要先「變裝」。其中一個故事是說，一些達官貴人、有錢人來找郭玉看病，郭玉一定要讓這些富人或官僚，穿上窮苦百姓的破衣服，住到破房子裏，才要幫他們治好病。

名醫列傳

郭玉

東漢時廣漢人，和帝時的御醫，是與華佗齊名的神醫。為人謙沖溫和，郭玉行醫不論是皇宮貴族，或平民百姓，都不分貴賤給與醫治，因此十分受到大眾推崇。

華佗

華佗（生年不詳～西元207年)，字元化，東漢人，是中醫外科的鼻祖。為當時名醫，首用麻醉劑為病人開刀，是史上最早的腹腔手術。並從虎、鹿、熊、猿、鳥的身上得到靈感，創五禽戲，幫助養生。後因不願醫治曹操而遭殺害。後人若稱讚醫生醫術高明時，會說「華佗再世」。

張機

張機，字仲景，東漢人。生卒年不詳。主張「辨證論治」的診療方法，先辨別病人的具體狀況，再對症下藥，才能治癒病人，在中醫臨床醫學上樹立劃時代新的里程碑。為後世醫生所尊崇，有「醫聖」的美稱。著有《傷寒雜病論》、《金匱玉函要略》。

當時的皇帝就問郭玉：「為什麼要這樣做？」郭玉說這就是「醫之為言意也」：那些人表現的地位、氣勢擺在那兒，他覺得那些人對他不信任，處在這種狀態之下，他很恐懼，意念和想法就會受到干擾，就不能集中精神為病人看病。

郭玉看病怪規矩❷ 妃嬪假扮宮女

郭玉診治平民及身分低賤者，幾乎能手到病除，但是幫身分地位高貴的妃嬪看病，常常就連小病也治不好；當妃嬪假扮成宮女，他又能立即治好。和帝問他：「這是何原因？」

他說：「給貴妃娘娘看病，我心裏就會非常緊張，而且這其中有四大難處：她們自作主張又不聽我的；不管對症不對

中醫小辭典

把脈

也作「脈診」、「切脈」、「按脈」，是一種中醫看病診察脈象的方法。用食、中、無名指三指，按在患者橈動脈的寸口部，以檢查脈象的病情變化。

症，只肯用高級名貴的藥；她們吃喝玩樂、盡情享受，也不愛護自己的身體；她們都以窈窕纖瘦為美，身體虛弱；她們好逸惡勞，四體不動。我以緊張惶恐的心態，給這種病人治病，自然會效果不佳。」

「好逸惡勞」這句成語，用來形容貪圖安逸而不願勞動。出現「好逸惡勞」的書證如《後漢書》以下所記：「其為療也，有四難焉：自用意而不任臣，一難也；將身不謹，二難也；骨節不彊，不能使藥，三難也；好逸惡勞，四難也」。（《後漢書》卷八二‧方術列傳下‧郭玉）

郭玉神奇把脈 ❸ 分男女

還有一個故事，是說有一天皇帝想試驗郭玉的脈法，就讓「嬖臣美手腕者，與女子雜處帷中」，找了一個手腕漂亮得像女人的手一樣的男子，和一個女子，兩人一起躲在帷帳之後，這兩個人各伸出一隻手來，讓郭玉把脈。

郭玉把完脈以後，就覺得非常奇怪，他說這個脈象很怪，好像不是一個人的脈，而是兩個人的。因為脈有陰陽、脈分男女，郭玉從脈法上一下就判斷出：這兩隻手不是一個人的手。皇帝從此特別佩服他。

名詞小辭典

腠理

肌肉的紋理。指的是人的肌膚腠理，其實就是指生命。

「醫者，意也」的來源

郭玉說：「腠理至微，隨氣用巧，針石之間，毫芒即乖。神存與心手之際，可得解而不可得言也。」「腠理」是什麼？從中醫學的角度來講，「腠理」指的是人的肌膚腠理，其實也就是指生命。「巧」，就是指醫生的針灸治療。

郭玉說：生命是至微至妙的一個東西，如果醫生要去醫治人的生命，需要「隨氣用巧」，即醫生需要根據自己的氣去把握一切。醫生在給別人扎針的時候，一定要小心謹慎，如果在扎針時，出現一點點問題，就會「毫芒即乖」，就是說出一點差錯，就會釀成很大的錯誤。

醫生對「醫者，意也」理解層面不同，他們醫術的高低就會不一樣。實際上，「醫者，意也」涉及悟性、感覺和神明問題，這是屬於醫學中很高的一個層面。

在《黃帝內經》當中有一句話，叫做「下守形，上守神」。西方社會強調的是「形」這個層面，即肉體層面，給人體的定義是：人是機器。現在很多人對待身體就像對待機器，總是想著怎樣去修理它。

但是中醫則不同，中醫強調的是氣和神的層面，所以《黃帝內經》又說「下守關，上守機」，真正高明的醫生，都是守著神明，是用意念、用神來看病的。

中醫、西醫的不同之處

項目	強調重視層面	中醫VS.西醫比較說明
中醫（中國）	氣和神	《黃帝內經》說「下守形，上守神」，又說「下守關，上守機」。真正高明的醫生，都是守著神明，是用意念、用神來看病的。
西醫（西方）	形（肉體）	給人體的定義是：人是機器。現在很多人就像對待機器一樣對待身體，總是想著怎樣去修理它。

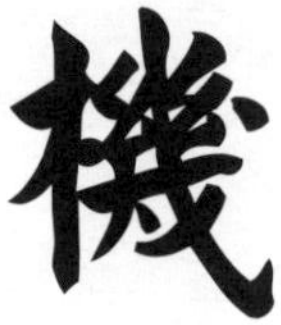
機

如何把出正確的脈？

「機」（如上所示）在古文裏，左邊是個「木」字，右邊的上面是兩個類似角絲的東西，下面是一個「戍」字，「戍」字實際上是一個武器，而上面的角絲代表一個最原始的意象，就是臍帶。

「機」就是指小孩子出生時，切斷臍帶的那一瞬間。如果這一瞬間人把握

住了，生命就會為之改觀，我們常常說「抓住機會」、「把握時機」就是這個意思。

臍帶是溝通人體先天和後天的東西，臍帶一旦被剪斷，就會形成肚臍，肚臍在中醫裏叫「神闕穴」，就是指人先天神明。在把脈過程中，如何把出正確的脈？實際上靠的就是醫生在氣脈搏跳的一瞬間，對人生命的全方位感悟。

情感無法量化

一瞬間的感悟，是非常重要、非常微妙、不可言喻的，它是一種感覺，是一種綜合的東西，因此上醫有上醫的境界、中醫有中醫的境界、下醫有下醫的境界，他們之間的區別很大。「不可言說」其實不是一種玄虛，而是中國傳統文化的一種體現。

中國文化和西方文明有很大不同，西方文明總是要定義某一件事物，永遠是在強調這個事物「是」什麼，而中國文化卻是說這個事物「像」什麼，是在說一個共識性的東西。

比如西醫非常強調量化，有人就認為中醫在量化這方面是欠缺、不講究的。其實，人生中也不是所有東西都可以量化的。

比如情感，有人會說「我非常非常高興」，這個「非常非常高興」，到底

名詞小辭典

量化

❶ 在邏輯推論中，將論證的有效性，以數據來表示。例如全稱量詞「所有」，代表每一個都是有效的；存在量詞「有的」，代表其中至少有一個是有效的。
❷ 把某個範圍內的變化，以數據表現。如水的凝固點到沸點，之間畫分成100個相同的間隔，每間隔稱為一度，而把測得的溫度用數值來表示，如85度、100度。
❸ 在社會科學上，描述觀察的現象，用數據來表達，並加以運算，也稱為「量化」。

有多高興？說「我很生氣」有多生氣？這是沒法量化的。一個男子對一個女子說「我永遠永遠愛你」，這個「永遠」又有多久？

這些情感、意念、感覺類的東西，是不可以量化的。中醫自有其人文的一面，但在量化上也會有一些微妙的地方，這是我們對「醫者，意也」的另一種理解。

「醫者，意也」的體現：把脈、扎針

「醫者，意也」體現在如下方面：

❶ 把脈

比如《黃帝內經》說：春天的浮脈是「春脈浮，如魚之游在波」，這是一幅靈動陽光的畫，即「浮脈」就像魚游在波上一樣。春天時，人的陽氣慢慢地生發起來，而魚從水底躍在波上的那一瞬間的情景，就像人體的浮脈一樣。

在教學生把脈時，我經常會強調：一定要先培養自己對自然的這種敏感性，然後自己才能真正體悟把脈的內涵。

中醫小辭典

針灸

針法和灸法的合稱，也作「鍼灸」，是一種中醫療法。治療疾病用特製的金屬針，或燃燒的艾絨，以刺激經脈穴位。

❷ 扎針

我們現在經常會説到針灸，由於多方面的宣傳，現在大家對中醫、養生都很感興趣，多少都會知道一些關於針灸的知識。很多人現在對身體的主要穴位，也都很清楚。

可是真正的上醫在扎針的時候，除了注意穴位，他還會注意人的氣血狀況。因為我們每個人的氣血狀況，都不一樣的。氣血有旺和不旺之分，相同的穴在不同人身上的位置，可能就會不一樣。

合谷穴正確的取穴方法

比如合谷穴，合谷穴正確的取穴方法：是用大拇指中間的橫紋，卡在另一隻手的虎口棱，然後按下去的地方，就是合谷穴（見29頁圖1）。按下合谷穴，那裏會有一種痠痠脹脹的感覺。這是一種很量化的取穴法。

如果人的氣血非常不足，有厥症了，他的合谷穴可能就要比別人錯一個位置。比如氣血旺的人，合谷穴可能會往前沖了一段，就不在我們現在所取的這個點上；而氣血不旺的人，合谷穴也可能滯後一些，從而造成「上合谷」和「下合谷」之分。

這就是「醫者，意也」的東西。作為醫生，必須能感受到氣的到來，才可以扎下針去。在傳統的針療中，有一種說法就叫做「候氣」，就是一定要等待氣的到來，才能確定針扎在哪個位置。

「醫者，意也」體現在兩個方面：

項目	中醫名詞	說明
1	把脈	也作「切脈」、「按脈」、「脈診」，是一種中醫看病診察脈象的方法。以食指、中指、無名指三指的指端，按在患者橈動脈的寸口部，以檢查脈象的病情變化。
2	扎針	指用針刺在人體經穴上，以達到醫療效果。

病症小辭典

厥症

突然昏倒，現代醫學稱為「休克」，中醫學稱之為「厥症」。

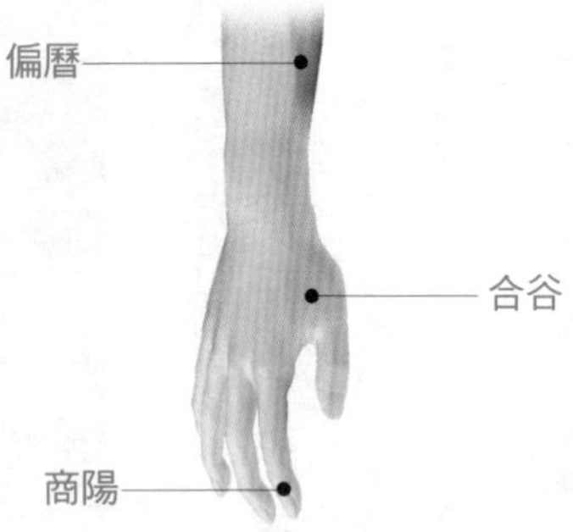

圖1 合谷穴

合谷穴正確的取穴方法：是用大拇指中間的橫紋，卡在另一隻手的虎口棱，然後按下去的地方，就是合谷穴。按下合谷穴，那裏會有一種痠痠脹脹的感覺。

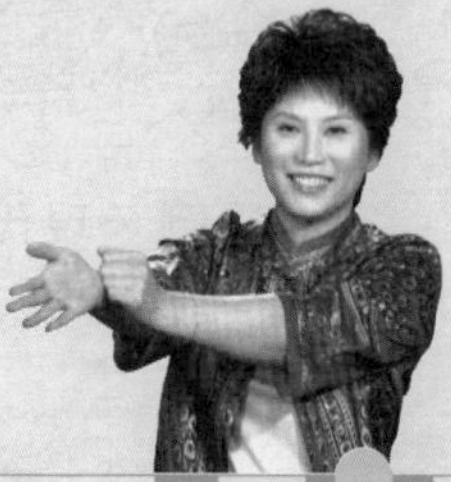

曲黎敏養生講堂

問題1 中醫的定義是什麼？

在漢代，關於中醫有兩個定義，一個是在《漢書・藝文志》當中提到的「方技者，皆生生之具」，還有一個是在《後漢書・郭玉傳》裏提到的「醫者，意也」。這是關於中醫的兩個非常著名的定義。

問題2 中國的醫學到底是指什麼？

其實，中國的醫學，指的就是使生命能夠長生的工具。

問題3 「長生久視」是指什麼？

不管人活到多大歲數，都要眼不花、耳不聾，這是一個關於生命品質的問題。

問題4 什麼才是養生？

「養」有愛護和放牧的意思。「養生」首先要愛護自己這條生命，然後還要牧養它。所謂的「牧養」就是讓生命自由自在地生長，保持一種自由自在的狀態。養生是保養身體，愛護自己的生命。

養生不是單純不生病，而是生命品質獲得提高。中醫永遠是把質放在量的前面，一個人即使活到100歲，但如果他得了老年痴呆症，那也是沒有意義。

問題5 中醫和西醫的不同？

在《黃帝內經》當中有一句話，叫做「下守形，上守神」。西方社會強調的是「形」這個層面，即肉體層面，給人體的定義是：人是機器。現在很多人就像對待機器一樣對待身體，總是想著怎樣去修理它。

但是中醫不同，中醫強調氣和神的層面，所以《黃帝內經》又說「下守關，上守機」，真正高明的醫生，都是守著神明，是用意念、用神來看病的。

問題6 合谷穴正確的取穴方法？

合谷穴正確的取穴方法，是用大拇指中間的橫紋，卡在另一隻手的虎口棱，然後按下去的地方就是合谷穴。按下合谷穴，那裏會有一種痠痠脹脹的感覺。這是一種很量化的取穴法。

如果人的氣血非常不足，有厥症了，他的合谷穴可能就要比別人的差一點，錯一個位置。比如氣血旺的人，合谷穴可能會往前沖了一段，就不在我們現在所取的這個點上，而氣血不旺的人，合谷穴也可能滯後一些，從而造成「上合谷」和「下合谷」之分。

第二章

中醫如何看病？

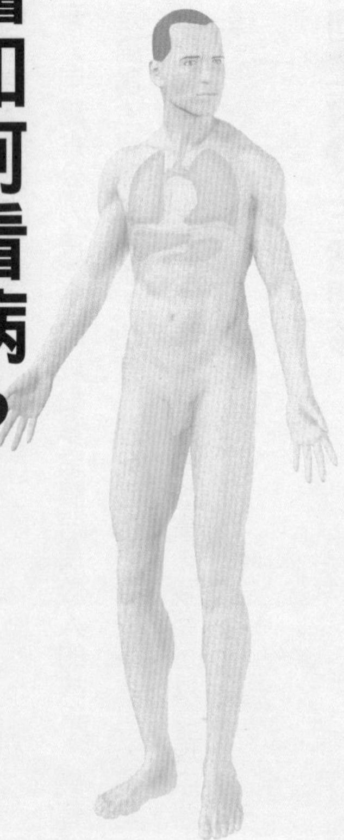

- 神醫傳奇：扁鵲救太子起死回生
- 中醫看病之「望」
- 中醫看病之「聞」
- 中醫看病之「問」
- 中醫看病之「切」（把脈）
- 生病的四個層次與中醫對治法

從扁鵲治病的故事中，可以發現生病的四個層次，和中醫看診的方法：望聞問切。

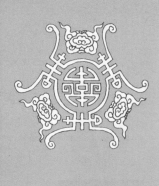

1 神醫傳奇：扁鵲救太子起死回生

先以三個問診確定太子其實未死，再以三步驟治癒太子。

在中國的醫學史上，有一位非常了不起的人物，叫扁鵲。扁鵲首創中醫診病「望聞問切」，也是中醫理論的奠基者。

《史記》裏面有《扁鵲倉公列傳》，記載很多扁鵲治病救人的故事，最著名的有兩個，一個是扁鵲治療虢國太子，使其「起死回生」的故事，另一個是扁鵲望齊侯（齊桓公）面色而斷生死的故事。從這些故事，我們可以發現中醫看病的一個大體思路。

扁鵲的起死回生術❶三個問診

扁鵲西行途經虢國，發現虢國煙火繚繞，在進行大型祭祀。於是扁鵲就帶著弟子過去問：「國中出了什麼事情？」他問的人是太子的老師，那時這種

名醫列傳

扁鵲

春秋戰國時名醫。姓秦，名越人。他的醫術精湛，治好許多瀕死之人，相傳他首創「望、聞、問、切四大診法，是中醫理論的奠基者。後世以扁鵲為良醫的代稱。由於扁鵲居於盧國，故也稱為「盧醫」。

人叫做「中庶子」。扁鵲問了這位中庶子三個問題，就已經判斷出虢太子到底是死、還是沒死？從這些問話中，可以看出中醫問診的至高境界。

問診1 太子得了什麼病？

扁鵲的第一個問題是：「太子何病，國中治穰過於眾事」，「治」就是舉行，扁鵲問太子的老師中庶子：「太子到底是什麼病，所以大家要舉行去除邪惡的祭祀？」

中庶子回答：「太子病血氣不時，交錯而不得泄，暴發於外，則為中害。精神不能止邪氣，邪氣蓄積而不得泄，是以陽緩而陰急，故暴蹶而死」。即太子是因為血氣不時，交錯而不得泄，突然發作在外部，身體裏出現屍厥症，一下子昏死過去了。

中庶子用了一些中醫的名詞，他說「精神不能止邪氣」，即制止不住邪氣，邪氣在身體內部蓄積，沒有得到宣洩，因此「陽緩而陰急」而死，太子的真正病因是「陽緩而陰急」，因此就出現突然昏倒、然後死亡的現象。

名詞小辭典

人中

鼻子下方、嘴唇上方凹下的部位。中醫認為：人中是人體裏最大的兩條經脈（任脈、督脈）的連接點。人中才是人體的中部。「人中」又有兩個別名，一個叫「壽宮」，一個叫「子庭」。從人中這個相，可以看出人的壽命和後代。

昏倒為什麼要掐人中？

人昏倒了，如果掐人中，這個人就可能清醒過來。人昏倒，為什麼要掐人中？人昏倒，實際上很像《易經》卦象裏一個卦䷋，也叫「陰陽離絕卦」。意思是陰氣下行在下，陽氣上行在上面跑走了，這樣就屬於「陰陽離絕」。

在這種情況下，就必須透過刺激人中這個穴位，將陰、陽重新和合，透過壓迫人中，把氣血重新調上來。這個昏倒的卦象叫做「否卦」，透過掐人中以後，給調整過來的就叫「泰卦」（䷊），這就屬於陰陽和合卦，因為陰氣是下降的，陽氣是上升的，這樣陰陽和合的話，人體就能清醒。

昏厥都可掐人中救治？

但是，是不是所有的昏厥，都可用掐人中的方法來救治？不是的。可以掐人中的昏厥原因是，人體陰陽都很盛大，只是陰陽出現離絕的現象。如果就像虢國太子一樣是「陽緩而陰急」，即人的陰氣特別熾盛，陽氣很衰微，陽氣克制不了陰氣，導致一派陰霾之象而出現的昏厥，就不能透過掐人中來救治。

所以，扁鵲問清楚虢太子是「陽緩而陰急」後，沒有立即進行掐人中，而是接著問下一個問題。

為什麼昏倒要掐人中？

人昏倒實際上很像《易經》卦象裏的一個卦䷋，也叫陰陽離絕卦。意思是陰氣下行在下，陽氣上行在上面跑走了，這樣就屬於陰陽離絕。在這種情況下，必須透過刺激人中這個穴位，將陰、陽重新和合，透過壓迫人中，把氣血重新調上來。因為陰氣是下降的，陽氣是上升的，這樣陰陽和合，人就能清醒。

問診2 太子是什麼時間死的？

扁鵲問的第二個問題是「其死何如時？」，即他到底是什麼時間死的。中庶子回答「雞鳴至今」，「雞鳴」指的是什麼時段？「雞鳴之時」是丑時，丑時是夜裏一點到三點，這個時間是肝經當令，陽氣漸升，陰氣逐漸衰退，是陰陽兩氣的交通時期，如果這個時期人出現了問題，就會出現陽氣當升不升、陰氣當降不降的現象。

虢太子就是屬於陰氣該降的時候，沒有降下來，陰氣就克制陽氣，陽氣升不起來，被壓制住了，「陽緩而陰急」。這是扁鵲問的第二句話，此時他已經確認虢太子的主要病因，就是因為陰氣阻礙陽氣的生發。

病發時要看時間

其實，這也是我們談到很多東西的一個總結，就是當你發現自己有任何病症的時候，一定要很認真地看一下病發或感到不適的時間點，看一下現在這個時間，人的氣血處於一個什麼樣的狀態，可以把這個作為判斷疾病的一個考慮因素。

名詞小辭典

頭七

人死後，家屬每隔七日奠祭一次，第一個七日稱為「頭七」。習俗認為死者一直到這一天才知道自己已死亡，其亡靈將回家告別哀哭，喪家會請僧道在靈前誦經致祭。

問診 3 太子已經放進棺材了嗎？

問完第二個問題，扁鵲就已經判斷出虢太子沒有真正死亡，只是陽氣被閉塞住了，是一種「假死」。所以這個時候，扁鵲就問了最後一個問題「收乎」，「收乎」就是指人被放在棺材裏嗎？如果放入了棺材裏，棺材蓋一蓋上，就徹底隔絕陰陽之氣，人就徹底沒救了，如果還沒放到棺材裏，扁鵲才可以繼續醫治。

中庶子回答說：還沒有放到棺材裏，因為「其死未能半日」，指虢太子死亡的時間還很短。這就牽扯到一個中國古代民俗的問題。人死亡的當天晚上，是不會被放到棺材裏的，還需要家人「守夜」，從某種意義上來說，家人是害怕這個人沒有真的死，也許說不定什麼時候他的氣就緩過來了。

為什麼有「頭七」、「二七」的說法？

中國的民俗裏有「頭七」、「二七」……的說法，一直到「七七」後，這個人的靈魂才算是走失掉。為什麼風俗有「頭七」、「二七」這種說法？有一本書叫《西藏度亡經》，講了一個非常重要的概念，就是要對靈魂有所等待。它們認為，在「頭七」、「二七」的時候，人的靈魂可能還沒有走得很遠。

中西對死亡的定義

古時中國關於「死亡」的定義，和西方社會不一樣，西方社會是一個「die」就代表死亡，而中國「死亡」這個定義是由兩個字組成，一個是「死」，一個是「亡」。「死」是指肉體的死，而「亡」是指靈魂的走失。等到「五七」後，靈魂基本上已經走得差不多，「七七」後，就是徹底走遠了。

在得知虢國太子還沒有被放到棺材裏，扁鵲就讓中庶子去上報國君，說自己可以讓虢太子起死回生。這表現扁鵲非常自信的一點，他只透過三個問題，就已經確認虢太子是沒有死的。這個問診問得非常漂亮。

扁鵲對虢國太子的問診

扁鵲的三個問診	診斷說明
❶ 太子得了什麼病？	確定病因，以及是否可以用掐人中來治療？
❷ 太子是什麼時間死的？	從時段確認，太子只是陽氣被閉塞住，處於假死狀態。
❸ 太子已經放進棺材了嗎？	若已放到棺材，陰陽隔絕，就無法醫治。

名詞小辭典

砭石

古代最早的針是用石頭做的，叫砭石，也稱為「石針」、「砭鍼」。在石器時代，人為了改善疾病帶來的痛苦，常會把石頭磨成片狀或尖石狀，以放血或刺開膿包。

扁鵲的起死回生術❷三步治療法

虢國太子的父王把扁鵲迎到城裏，先說了一些感激之詞，然後讓扁鵲開始治療。扁鵲的治療也非常漂亮。他讓自己的弟子子陽「厲針砥石，以取外三陽五會」。古代最早的針是用石頭做的，叫「砭石」，砭石一般出現在東方的海邊，這種石頭非常圓潤，可以說是中國古代最早的治療工具，可以用它來按壓或點刺穴位。

第❶步：用石針點刺穴位

扁鵲治療虢太子的第一步，就是先用針刺，用石針來點刺他的穴位。扁鵲選了兩個地方，是「三陽」、「五會」。三陽彙聚之所是百會穴，百會穴是從兩個耳尖上去，一直到頭部的交匯處。

按壓百會穴提升陽氣

為什麼取百會穴？因為虢太子是因為陽氣升不起來才昏厥，而百會穴是「諸陽之會」，是所有陽經彙聚的地方。人一按壓百會穴，就能讓陽氣提升起來。

中醫小辭典

百會穴

百會穴是從兩個耳尖上去，一直到頭部的交匯處。百會穴是人體督脈、肝經、膀胱經相合的穴位，百會穴就是人體的一個諸陽之會，意為人體所有的陽氣都聚集在這裏。

五會穴就是五腧穴，指的是十二經脈肘、膝關節以下的井、滎、輸、經、合五個特定穴位。《靈樞‧九針十二原》中說：「所出為井，所溜為滎，所注為輸，所行為經，所入為合，二十七氣所行，皆在五腧也」。

指尖是氣血最旺盛的地方

井穴就是指尖處，中醫把整個經脈比喻成一條河流，河流的發端就是這些井穴，這些地方是氣血最薄的地方，但也是氣血最旺盛的地方。

如果人指尖麻木，就意味陰陽的交通出問題。井穴基本上都是特別小的，而且是氣血剛剛生發之地。因為小，所以它特別容易堵塞。大家要經常活動手指，透過活動手指，可以把五腧穴充分活動起來，這對我們人體非常有好處。

腦溢血急救法──十宣放血

如果家人突發腦溢血，中醫裏有一個很有效的急救方法，就是「十宣放血」，用三棱針刺破十指尖，把瘀血擠出來。為什麼這樣做？因為這些地方和頭皮都屬於末梢，如果出現腦溢血，透過點刺手的十井穴，能讓氣血得到疏解。

腦溢血急救法—十宣放血

若家人突發腦溢血，中醫裏有一個很有效的急救的方法，就是「十宣放血」。用三棱針刺破十指尖，把瘀血擠出來。因為這些地方和頭皮都屬於末梢，如果出現腦溢血，透過點刺手的十井穴，能讓氣血得到疏解。

如果指尖不出血，再擠也擠不出來怎麼辦？還可以在指縫這些肉最少、氣血特別薄的地方來點刺。

扁鵲的第一個辦法是按壓百會穴，第二個辦法是透過針刺井穴來疏血，放血以後太子很快就甦醒。《史記》中寫道「有閑，太子蘇」，即過了一會兒太子就甦醒，開始有氣息了。

第2步：使用熱敷法

第二步，太子甦醒以後，扁鵲讓學生子豹「為五分之熨」，煮「八減劑」（古方名，今已失傳），分別熱敷太子的兩脅下，使溫熱藥氣深入體內五分。兩脅下是由膽經所主，是少陽，少陽是樞紐，是陰陽氣血交通的樞紐。熱敷的方法，實際上是透過皮膚給藥，能引臟腑之氣血外行。

此時，太子的情況得到明顯改善，能夠坐起來了。這是治療肌膚腠理，肌膚腠理相當於一個很大的呼吸系統，而這個系統我們要充分利用，比如現在也有用中藥進行「薰蒸」的方法，吃完了中藥，用中藥渣來泡腳，對身體也非常有好處。

第3步：給太子服下熱湯藥

最後第三步，扁鵲才用湯藥。對於昏倒的人來講，一定要先急救，先讓他醒過來，灌藥是來不及的，因為煮藥也來不及。在現實生活當中，大家要先學會一些很便捷的急救方法，比如扁鵲先用針刺的方法，然後用熱敷，同時煮中藥，等太子坐起來以後，就開始給他服下熱湯藥，這樣可以進一步調整他的陰陽氣血。太子吃了二十天左右的中藥，身體就徹底恢復健康。

扁鵲被稱為「醫家聖手」之因

扁鵲治虢太子，針法非常妙，取穴非常精到，熱敷法好，用藥絕，這是扁鵲被稱為「醫家聖手」的原因。

東漢時張機（仲景）在寫《傷寒論》序時，第一句話就是「余每覽越人入虢之診，望齊侯之色，未嘗不慨然嘆其才秀也」。就是每當張仲景看到秦越人（扁鵲）入虢，救治虢太子起死回生的故事，以及望齊侯（齊桓公）之色的故事，都會感慨扁鵲的才華太出眾了。

扁鵲治療太子3步驟

治病步驟	醫家治療說明	太子的情況
用石針點刺穴位	扁鵲先按壓百會穴，接著用針刺井穴來疏血。	放血以後，太子很快就甦醒了。
使用熱敷法	煮「八減劑」（古方名，現今已失傳），分別熱敷於太子的兩脅下。	太子的情況得到了明顯改善，能夠坐起來了。
使服下熱湯藥	給太子服下熱湯藥，這樣可以進一步調整他的陰陽氣血。	太子吃了二十天左右的中藥，就徹底恢復健康。

名醫列傳

張機

張機，字仲景，東漢人。生卒年不詳。主張「辨證論治」的診療方法，先辨別病人的具體狀況，再對症下藥，才能治癒病人，在中醫臨床醫學上樹立劃時代新的里程碑。為後世醫生所尊崇，有「醫聖」的美稱。著有《傷寒雜病論》、《金匱玉函要略》。

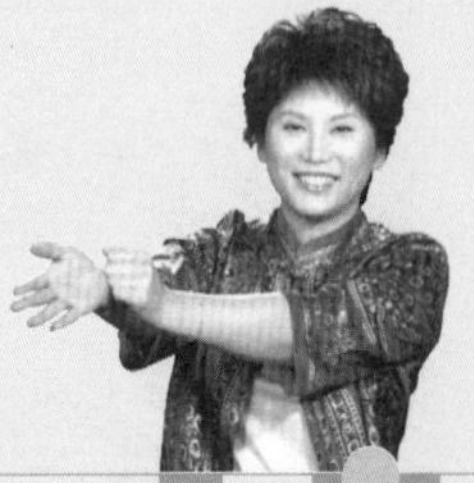

曲黎敏養生講堂

問題1 扁鵲為確認虢國太子是否死亡時，問了哪三個問題？

扁鵲問了三個問題是：（1）太子得了什麼病？（2）太子是在什麼時間死的？（3）太子已經放進棺材了嗎？扁鵲問了虢國太子的老師（中庶子）以上三個問題，就已經判斷出虢太子到底是死還是沒死？這個問診問得非常漂亮。

問題2 為什麼昏倒要掐人中？

人昏倒，實際上很像《易經》卦象裏的一個卦䷋，也叫「陰陽離絕卦」。意思就是陰氣下行在下，陽氣上行在上面跑走了，這樣就是屬於「陰陽離絕」。

在這種情況下，必須透過刺激人中這個穴位，將陰、陽重新和合，透過壓迫人中，把氣血重新調上來。因爲陰氣是下降的，陽氣是上升的，這樣陰陽和合的話，人體就能夠清醒。

問題3 所有的昏厥，都可以用掐人中來救治嗎？

不是的。可以掐人中的昏厥原因是，人體陰陽都很盛大，只是陰陽出現離絕的現象。如果就像扁鵲治虢國太子故事中，虢國太子是「陽緩而陰急」，即人的陰氣特別熾盛，陽氣很衰微，陽氣克制不了陰氣，導致一派陰霾之象而出現的昏厥，就不能透過掐人中來救治。

問題4 為什麼風俗有「頭七」、「二七」的說法？

中國民俗裏有「頭七」、「二七」……的說法，一直到「七七」以後，這個人的靈魂才算是走失掉了。有一本書叫《西藏度亡經》，裏面講了一個非常重要的概念，就是要對靈魂有所等待。它們認爲，在「頭七」、「二七」的時候，人的靈魂可能還沒有走得很遠。「七七」以後就是徹底走遠了。

問題5 中國與西方對「死亡」的定義，有什麼不同？

古時中國關於「死亡」的定義和西方社會不一樣，西方社會是一個「die」就代表死亡，而中國「死亡」這個定義是由兩個字組成的，一個是「死」，一個是「亡」。「死」是指肉體的死，而「亡」是指靈魂的走失。

問題6 扁鵲治療虢太子時，為什麼先取「百會穴」點刺？

因爲虢太子是陽氣升不起來才昏厥的，而百會穴是「諸陽之會」，是所有陽經彙聚的地方。人一按壓百會穴，就能讓陽氣提升起來。

問題7 扁鵲用哪三個步驟治療虢太子？

扁鵲的治療步驟是，第一步：用石針點刺穴位，第一個辦法是按壓百會穴，第二個辦法是透過針刺井穴來疏血，放血以後，太子很快得以甦醒。第二步：使用熱敷法，分別熱敷太子的兩脅下，用熱敷的方法，能夠引臟腑之氣血外行。此時，太子的情況得到明顯改善，能夠坐起來了。第三步：給太子服下熱湯藥，這樣可以進一步調整他的陰陽氣血。太子吃了二十天左右的中藥，就徹底恢復了。

問題8 若有人突發腦溢血，中醫有什麼急救方法？

中醫裏有一個很有效的急救方法，就是「十宣放血」，用三棱針刺破十指尖，然後把瘀血擠出來。因爲這些地方和頭皮都屬於末梢，如果出現腦溢血，透過點刺手的十井穴，能讓氣血得到疏解。

2

中醫看病之「望」

觀察病人氣色，可看出人的疾病甚至性格

扁鵲望齊桓公面色斷生死

扁鵲望齊侯（齊桓公）之色的故事，涉及中醫看病的幾個大問題，比如説望診的問題，還有治療手段的問題。

扁鵲過齊，齊桓公侯客之。入朝見，曰：君有疾在腠理，不治將恐深。齊桓公曰：寡人無疾。扁鵲出，齊桓公謂左右曰：醫之好利也，欲以不疾者爲功。後五日，扁鵲復見，曰：君有疾在血脈，不治恐深。齊桓公曰：寡人無疾。扁鵲出，齊桓公不悦。後五日，扁鵲復見，曰：君有疾在腸胃間，不治將深。齊桓公不應。扁鵲出，齊桓公不悦。後五日，扁鵲復見，望見齊桓公而退走。齊桓公使人問其故，扁鵲曰：疾之居腠理也，湯熨之所及也；在血脈，針石之所及也；其在腸胃，酒醪之所及也；其在骨髓，雖司命無奈之何。今在骨髓，臣是以無請也。後五日，齊桓公體痛，使人召扁鵲，扁鵲已逃去。齊桓公遂死。

——《史記・扁鵲倉公列傳》

疾病的真正內涵及治療方法

疾病的存在層面	肌膚腠理層面	經脈層面	臟腑層面	膏肓（骨髓）層面
治療方法	熱敷	針石	用藥	回天乏術

病在肌膚表層時可治療

「君有疾在腠理，不治將恐深」，所謂腠理就是肌膚腠理，即人體的表層，如果此時不治，病會進一步深入。齊桓公很不高興，說自己沒病。因為人都會很討厭別人說自己有病，而且齊桓公認為扁鵲貪圖錢財，想騙自己這個沒病的人治好了來賺錢。

病在血脈及腸胃時還有救

過了五天，扁鵲說「君有疾在血脈，不治恐深」，疾病已經到血脈了，如果再不治，會進一步惡化，但齊桓公仍認為自己沒病。過了五天，扁鵲又來見，說「君有疾在腸胃間，不治將深」，此時，齊桓公的病已從經脈走到中焦腸胃，可是齊桓公連理都不理他了。

五天以後，扁鵲又來見齊桓公，這一次他「望見齊桓公而退走」，「退走」是什麼意思？中國古代的朝廷禮儀裏，臣民不可以用屁股對著君王走掉，那是極端不禮貌的，臣子一定要面向君王退著走掉。而「走」在古代裏還有另外一個意思，相當於現在的「跑」。扁鵲此時遠遠地看見齊桓公，退著趕快跑掉了。

中醫小辭典

膏肓

膏，中醫說法指心下脂肪；肓，指膈上薄膜。膏肓，指人體心臟與橫膈膜之間的部分。舊說相傳是身體中藥效所無法到達的地方，引申為疾病已達難治的階段，如「膏肓之症」比喻為難治的病。「病入膏肓」指人病重，無藥可救。

病入膏肓無藥可治

齊桓公心裏疑惑，就派人去問扁鵲。扁鵲說：如果病在肌膚腠理，用熱敷法，就可以解決；如果在血脈，扎針可以解決；在腸胃，用酒醪可以解決；但是如果疾病已經深入骨髓（病入膏肓），「雖司命無奈之何」，即哪怕是掌管壽命的神仙，都沒有辦法了，人必死無疑。

最後又隔了五天，齊桓公感覺身體不舒服，派人去找扁鵲，但扁鵲已經跑掉了。因為病在骨髓，扁鵲治不好，治不好一國之君，可是會被殺頭，所以他要趕緊跑掉。最後「齊桓公遂死」。

後世的所有醫家，都非常欣賞這一段，因為這代表中國傳統醫家一種很高的境界。只是透過「望」，就能瞭解人的很多病症，就能看出人的很多問題，這是非常了不起的。

望聞問切是中醫診病的四種方法

望：觀察氣色　聞：診聽聲息

問：詢問症狀　切：摸脈象

醫聖張機預言王粲死期

其實東漢張機（仲景）也發生過類似的事件。「建安七子」之一的王粲和張仲景，彼此交往密切。在接觸中，張仲景憑自己多年的醫療經驗，發現這位僅二十幾歲的才子，身上隱藏著一種很厲害的病源「痲瘋」。於是，張仲景告訴王粲，說他已經患病了，應該及早治療，否則，到了四十歲，眉毛就會脫落，眉毛脫落後半年，就會死去；如果現在服五石湯，還可以挽救。

王粲聽了很不高興，自認身體沒什麼不舒服，便不聽張仲景的話，更不吃藥。過了幾天，張仲景又見到王粲，就問他：「吃藥沒有？」王粲騙他說已經吃了。張仲景認真觀察王粲的神色，搖搖頭，知道他並沒有吃藥，因為他的神色和往常一樣。可是王粲始終不信張仲景的話，二十年後他的眉毛果然慢慢脫落，眉毛脫落後半年就死了。

望診的四大層面

這些故事涉及兩大問題，第一是望診的問題，比如扁鵲一共望了四個層面：肌膚腠理、血脈、腸胃、膏肓（骨髓）層面。

人物檔案

齊桓公

春秋時齊國國君（生年不詳～西元前643年），姓姜，名小白，襄公之弟。在位共四十二年，卒諡桓。周莊王五十一年，因襄公無道，離國出奔莒，之後襄公被弒，乃回國即君位，任用管仲為相，尊王攘夷（尊周室，攘夷狄），九合諸侯，一匡天下，成為春秋五霸之首；賢相管仲死後，開始怠忽政事，任用佞臣，國勢遂衰。

王粲

王粲（西元177～217年），字仲宣，三國魏人，與曹操父子關係良好。擅長辭賦，作品深刻感人，最能夠代表建安文學的精神。在辭賦上的成就高出其他建安六子。作品有《登樓賦》、《七哀詩》等。

建安七子

東漢獻帝建安年間，文學界七位著名的作家：孔融、王粲、陳琳、徐幹、應瑒、阮瑀、劉楨等七人。除了孔融以外，其他六人均依附在曹操父子旗下，被認為是三國時文學成就的代表。由於他們都居於鄴都，也稱為「鄴下七子」。

望診的4個層面

1. 肌膚腠理層面
2. 血脈層面
3. 腸胃層面
4. 膏肓（骨髓）層面

疾病的內涵及治療方法

第二是疾病的真正內涵及治療手段的問題。疾病可能會存在於四個層面：肌膚腠理層面、經脈層面、臟腑層面和膏肓層面，膏肓即骨髓。如何治療？如果在腠理，可以用熱敷的方法；如果在經脈，可以用針石的方法；如果在臟腑，可以用藥；如果在膏肓，就回天乏術了。

中醫「望」之要義

「望而知之謂之神」，一位好醫生，在病人剛進來時，他只要看病人一眼，不只是疾病，包括病人的性格及其他問題，他都能看出來，他就能知道此人的神明階段是怎樣的。

望五色以知其病

望診，就是「望五色以知其病」，比如胃經的病，我們可以從臉上看出來，就是看迎香穴、鼻子、額頭、耳前、上關、環唇及髮際這些地方，有沒有一些異相？

從臉色看病

腎病：面如漆柴

膽病：面微有塵

肝病：面塵脫色

如果說鼻頭紅，或鼻子上長疙瘩，額頭長痤瘡（青春痘），這都屬於胃火盛。胃火盛是什麼原因造成的？是因為胃寒自然攻出，胃火要破胃寒，就會比平時火盛一些，造成鼻頭紅。如果臉上沿著胃經長黑斑，是胃寒造成的。口歪、嘴唇破這些問題，也都是胃經引起的。

如果人下眼袋特別大，或臉上長蝴蝶斑，是小腸生病。

如果人的兩個顴骨老是粉紅的，說明他肺寒很重。

如果人眼睛發直、不靈活，說明心經有病。因為心經所繫的是目系，眼睛如果不靈活，就是心經出問題。

如果人眼珠子很黃，還經常流淚，是屬於膀胱經氣的問題。

透過看臉色，也能發現很多問題。比如「面如漆柴」，指臉色就像柴火一樣，又黑又乾，是腎病。如果「面微有塵，體無膏澤」，臉上特別不滋潤，就像蒙著一層土一樣，這是膽經的病。如果「面塵脫色」，臉上特別蒼白，「血虛不能上榮於面」，這是肝經的病。

以上，這就是中醫的望診。

中醫的望診

項目	從臉部觀察到的情況	對應相關的疾病
1	鼻頭紅、鼻子上長疙瘩、額頭長痤瘡（青春痘）	胃火盛
2	臉部沿著胃經長黑斑	胃寒
3	下眼袋特別大、臉上長蝴蝶斑	小腸生病
4	顴骨呈粉紅色	肺寒很重
5	眼睛發直、不靈活	心經有問題
6	眼珠子很黃、經常流淚	膀胱經氣有問題
7	臉色像柴火一樣，又黑又乾	腎病
8	臉上特別不滋潤，就像蒙著一層土一樣	膽經的病
9	臉上特別蒼白	肝經的病

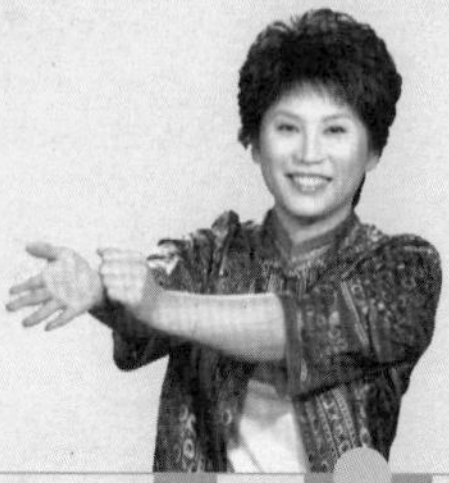

問題1 中醫的「望診」是什麼意思？

「望而知之謂之神」，一位好醫生，在病人剛進來時，他只要看病人一眼，不僅僅是疾病，包括病人的性格及其他問題，他都能看出來，他就能知道此人的神明階段是怎樣的。

一位好醫生還能「望五色以知其病」，可以從臉上的迎香穴、鼻子、額頭、耳前、上關、環唇及髮際這些地方，看出有沒有一些異相。

問題2 扁鵲「望」齊桓公的面色，看見哪四個疾病層面？

扁鵲一共看了四個層面：肌膚腠理層面、血脈層面、腸胃層面、膏肓層面（膏肓即骨髓）。

問題3 上述四個疾病層面，該如何治療呢？

如果在腠理，可以用熱敷的方法；如果在經脈，可以用針石的方法；如果在臟腑，可以用藥；如果在膏肓（骨髓），就回天乏術了。

問題4 為什麼扁鵲最後一次看見齊桓公要跑掉？

因爲當時齊桓公病在骨髓，如果疾病已經深入骨髓，哪怕是掌管壽命的神仙，都沒有辦法，病人必死無疑。扁鵲治不好齊桓公可是會被殺頭，所以他要趕快跑掉。

問題5 胃火盛是什麼原因造成的？

如果說鼻頭紅，或鼻子上長疙瘩，額頭長痤瘡（青春痘），這都屬於胃火盛。胃火盛是什麼原因造成的？是因爲胃寒自然攻出，胃火要破胃寒，就會比平時火盛一些，造成鼻頭紅。如果臉上沿著胃經長黑斑，是胃寒造成的。口歪、嘴唇破這些問題，也都是胃經引起的。

問題6 疾病的真正內涵及治療手段是什麼？

疾病可能會存在於四個層面：肌膚腠理層面、經脈層面、臟腑層面和膏肓層面，膏肓即骨髓。如何治療？如果在腠理，可以用熱敷的方法；如果在經脈，可以用針石的方法；如果在臟腑，可以用藥；如果在膏肓（骨髓），那麼就回天乏術了。

3

中醫看病之「聞」

聽病人的聲音，和說話時表達的情感，可診斷出疾病

由病人聲音診斷出疾病

「聞而知之謂之聖」，「聞」不是用鼻子去聞的意思，而是「聽」的意思。這句話就是說：如果能夠透過聽病人的聲音，診斷出他疾病之所在，就是聖人。「聖」，就是能聽從本性的人。

「聖」字（如左下所示）左邊一個口，右邊一個耳，口耳放在一起就是繁體字「聽」的意思，底下甲骨文是一個人字，後來寫作「王」。所謂聖人，就是聽從自己本性的人，也就是能掌控自己身體和欲望的人。既能掌握自己的身體和欲望，又能使他人聽從自己，就可以由「人」而「王」。

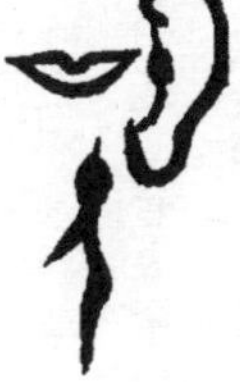

聖

名詞小辭典

聖人

聖人，就是聽從自己本性的人，能掌控自己身體和欲望的人。既能夠掌握自己的身體和欲望，又能使他人聽從自己，就可以由「人」而「王」。

名詞小辭典

甲骨文

商代人在占卜時，刻於龜甲、獸骨上的卜辭文字，清光緒二十五年在殷商都城河南省安陽縣小屯村發現，是中國目前有實物可證的最早文字。也稱為「卜辭」、「龜甲文字」、「殷墟文字」、「契文」、「貞卜文字」、「殷契」、「殷墟書契」、「殷墟文字」、「殷墟卜辭」。

名著檔案

紅樓夢

古典文學名著，清代著名傑出的章回寫實小說，共一二〇回，對紅樓夢的研究考據蔚為風潮，後有所謂「紅學」。據近代考證，前八十回是曹雪芹撰寫，後四十回由高鶚增續，小說結局為悲劇收場，而非傳統小說大團圓的喜劇。內容主要描寫貴族賈府家族的由盛而衰，以賈寶玉、林黛玉、薛寶釵三角戀情，及其他親屬、侍婢的悲歡生死為緯。也稱為「石頭記」、「風月寶鑑」、「金玉緣」、「情僧錄」。

觀察語調及聲音

所謂聞診，就是「聞其聲而言其情」。其實，人每發出一個聲音，都代表著一種情感的表達。中國傳統文化，非常強調聽話聽音，即一定要知道他這句話背後要傳達的意思，一定要從他的語調、聲音上去把握，這是很重要的。

黛玉臨終之聲

在章回小說《紅樓夢》裏面，林黛玉臨死前，書上的描寫只有幾個字，就是「寶玉，你好……」，然後氣絕身亡。大家就可以去想像，林黛玉臨死之前，那個「你好……」後邊她到底要說的是什麼，是「你好狠心」、「你好糊塗」，還是「你好可

惡」？是咬牙切齒地說，還是無可奈何地說？這全靠我們對小說的熟知程度，還有每個人的心境來領悟，可能每個人的感覺都不一樣。

其實，這句話的情感色彩非常濃烈，但是林黛玉又一直憋著，她覺得身為一個大家閨秀，不能講太露骨的話，可是她的感情又要表達出來，才會說出「你好……」這樣的話來。

中醫聞「五聲」觀五臟

我們經常說「言為心聲」，聲音是表達情感的，而情感又是從身體裏發出來的。如果是高明的醫生，他就能聽出人的哪一個臟器出現問題。

五聲及五臟關係

1. 肝聲為呼
2. 心聲為笑
3. 脾聲為歌
4. 肺聲為哭
5. 腎聲為呻

❶ 肝聲為呼

如果人肝氣虛，就會狂呼亂喊，因為「肝聲為呼」，呼是紓解的象。如果是被壓抑，在辦公室裏挨訓了，肯定不能狂呼亂喊，只能輕輕地噓口氣而已。

目前在日本，有一些專門供人發洩的地方，在那裏面，人可以對著另外一個人拼命地扔標槍、摔東西，或說一些罵人的話，這個時候人肯定是發出「啊」的聲音，或說一些罵人的話。這些其實都是人自己在排解抒發。

五臟與五聲、五臭關係表

五臟	肺	肝	腎	心	脾
五聲	哭	呼	呻	笑	歌
五臭	腥	臊	腐	焦	香

❷ 心聲為笑

如果人老是呵呵笑著、開心過度，就是心神將散。

❸ 脾聲為歌

脾的正氣是唱歌嘹亮，邪氣是「登高而歌」，就像有精神病症狀的人。我們經常發現有精神病症狀者的特點：力大無窮、本領高強，不管多高的牆，他們「噌」一下子就能上去，然後在上面發瘋。

一般正常人如果要有爆發力，除非有武功，才會突然一下躥到牆上，否則做不到。而有精神病症狀的人能做到，因為身體內部陽邪盛。

❹ 肺聲為哭

如果一個人總是哭哭啼啼，或他的聲音裏老帶著悲氣，就是肺有毛病。

❺ 腎聲為呻

如果人總是哼哼唧唧，腎肯定不好。

從說話判斷臟器問題

如果是一位好醫生，病人一說話，他就能聽出病人哪個臟器有問題，比如是否腎虛、肺是否有問題等。其實在臨床上，有一些很有趣的判斷標準：

肺病的聞診

比如肺咳，一個人總是咳嗽，如果是實證，就是「膨膨而喘咳」，咳聲特別響亮；如果肺氣特別虛，叫做「少氣不足以息」，咳嗽起來特別弱，而且氣下不去，他總在上面虛咳，咳一小聲一小聲的。

有人會認為，咳得響亮的人比咳得微弱的人病得厲害，其實恰好相反，咳聲響亮，說明人還有勁咳；如果咳嗽時都沒勁、很弱，反而更糟糕。

小腸病的聞診

比如小腸病，小腸循經兩頰到鼻孔，假如有的人聲音很有磁性，鼻音很重，說話很好聽，很吸引人，他很可能小腸有病。有的人有鼻炎，說話的時候「嘟嘟囔囔」的，聲音很好聽，其實是肺氣上鬱。

脾病的聞診

脾生病的人「善噫」，即經常打嗝。脾經生病是嗝，聲音比較低沉。

胃病的聞診

胃生病的人總是哈欠連天。哈欠，也是一種聲音，說明人胃氣虛、胃寒，藉由打哈欠，胃可以舒展。

腎病的聞診

腎咳更加厲害，唾裏會有血絲，有點像哮喘，說明腎不納氣。

膽經生病的聞診

膽經生病的人，總是唉聲嘆氣。為什麼會唉聲嘆氣？因為他生發不起來，他就總想生發起來，所以他特別愛嘆氣或喜歡出長氣。像這種人，在現實生活當中要怎麼辦？可以多做做手臂運動，抻拉膽經，最關鍵的是要調整好自己的睡眠，讓膽氣能夠按時生發起來。

中醫小辭典

呃逆

打嗝。由於橫膈膜收縮太急，空氣進入肺裏，因而顫動聲帶而發出聲音。

肝經生病的聞診

肝經生病是「呃逆」，就是胸脹滿感，一聲一聲不斷打嗝。

以上都是透過聲音來聞診，透過聽人的聲音、聽人說話時表達的情感，知道他目前最強烈表現的那個臟器的病變到底是什麼？這是中醫的聞診裏面，最重要的一部分。

在《史記・扁鵲倉公列傳》裏面，扁鵲問完三個問題之後，跟太子老師中庶子說他能夠治好虢太子的病，中庶子不相信扁鵲，扁鵲就說「聞得其陽，斷得其內」，只要聽說了他外部的表現，就知道他內部的表現是什麼，就能治好虢太子的病。中醫在聞診方面，也是非常有效果的。

聞診、聞味有不同

現在有些人認為聞診（聽診）就是聞味，其實聞味不是聞診的主要內容。不過也有人聞味，「五臭」就是五臟對應人體時，有五種味道。比如得腎病的人，身上可能帶著一種腐氣，就是腐爛的東西化漚的那種味道。但這並不是中醫聞診裏很重要的東西。在中醫聞診裏，最重要的就是聽聲音。

聽聲音判斷臟器病變

病變的臟器	聲音的表現	聞診說明
肺	虛咳	如果肺氣特別虛，咳嗽起來特別弱，而且氣下不去，總在虛咳。
小腸	有磁性，鼻音很重	有人有鼻炎，說話的時候「嘟嘟囔囔」的，聲音很好聽，其實是肺氣上鬱。
脾	經常打嗝	脾經生病是打嗝，聲音比較低沉。
胃	哈欠連天	哈欠也是一種聲音，說明人胃氣虛、胃寒，藉由打哈欠，胃可以舒展。
腎	咳嗽，有血絲	腎咳更加厲害，唾裏會有血絲，有一點像哮喘，說明腎不納氣。
膽	總是唉聲嘆氣	因為生發不起來，他就總想生發起來，所以他特別愛嘆氣或喜歡出長氣。
肝	呃逆	胸脹滿感，一聲一聲不斷打嗝的呃逆之症。

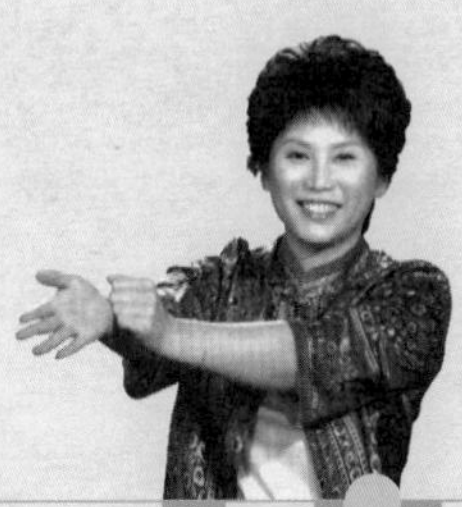

問題1 中醫裏的「聞診」是什麼意思？

「聞」不是用鼻子去聞的意思，而是「聽」的意思。「聞而知之謂之聖」，這句話是說：如果能透過聽病人的聲音，診斷出他疾病之所在，就是「聖人」。

其實，人每發出一個聲音，都代表著一種情感的表達。中國傳統文化，非常強調聽話聽音，即一定要知道他這句話背後要傳達的意思，一定要從他的語調、聲音上去把握，這是很重要的。

問題2 「聖人」是什麼意思？

「聖」就是能聽從本性的人。「聖」字左邊一個口，右邊一個耳，口耳放在一起就是「聽」的意思，底下甲骨文是一個人字，後來寫作「王」。

所謂聖人，就是聽從自己本性的人，也就是能掌控自己身體和欲望的人。既能夠掌握自己的身體和欲望，又能使他人聽從自己，就可以由「人」而「王」。

問題3 如何聞「五聲」以觀察五臟疾病？

五聲對應五臟：(1)肝聲爲呼：肝氣虛，就會狂呼亂喊。(2)心聲爲笑：老是呵呵笑，就是心神將散。(3)脾聲爲歌：脾的正氣是唱歌嘹亮，邪氣是「登高而歌」。(4)肺聲爲哭：總是哭哭啼啼，或聲音裏老帶著悲氣，就是肺有毛病。(5)腎聲爲呻：哼哼唧唧，腎肯定不好。

問題4 咳得響亮的人和咳得微弱的人，哪個病得較嚴重？

一個人總是咳嗽，如果是實證，就是「膨膨而喘咳」，咳聲特別響亮；如果肺氣特別虛，叫做「少氣不足以息」，咳嗽起來特別弱，而且氣下不去，他總在上面虛咳，咳一小聲一小聲的。有人會認爲：咳得響亮的人比咳得微弱的人病得厲害，其實恰好相反，咳聲響亮，說明人還有勁咳；如果咳嗽時都沒勁、很弱，反而更糟糕、病得較重。

問題5 為什麼人會唉聲嘆氣？

因爲這個人生發不起來，他就總想生發起來，所以他特別愛嘆氣或喜歡出長氣。像這種人，在現實生活當中要怎麼辦？可以多做做手臂運動，抻拉膽經，最關鍵的是要調整好自己的睡眠，讓膽氣能夠按時生發起來。

4 中醫看病之「問」

醫生問診要很清楚，病人也要盡量描述清楚

中醫問診要義—「工」

問診，就是「問而知之謂之工」，這是需要醫生做得很細緻的一個層面。能夠問出很多問題的，就叫做「工」。「工」是什麼概念？在某一行當中，很頂尖的人物，就是「工匠」。以現在的概念來說，就是「專業」。

問二便（大小便）、腿痛

比如說中醫問二便，實際上就是在問心肺的功能；問小便，實際上是在問腎的功能或肺氣的功能。

比如上樓，如果在上樓的過程中，小腿肚子痛，應當是屬於膀胱經痛。因為膀胱經一直貫穿的是小腿；如果下樓時大腿痛，就應當是屬於胃經痛，因為胃經正好走大腿的前緣。

名詞小辭典

工

在某一行當中，很頂尖的人物叫「工」。有專門技術或從事勞動生產的人。如「木工」、「礦工」。工匠，則是指具工藝專長的人。

醫生怎麼問頭痛、牙痛？

醫生問病人頭痛，一定要問是兩邊痛，還是前後左右痛；是表面痛，還是中空痛。

比如牙痛，也要分清楚是上牙痛，還是下牙痛。上牙痛，就屬於胃經疼痛，可以在胃經的足三里穴或腳面的陷谷穴上扎針，很管用。如果是下牙痛，就屬於大腸經痛，可以針刺合谷穴。

頭痛分成很多種，腿疼也分成很多種，其他疼痛和不舒服，肯定也有很多種。醫生不僅要問得清楚，病人自己也要盡量描述清楚。這都是中醫問診裏很核心的內容。

從「咽喉要道」看中醫問診

「咽喉要道」一共涉及八條經脈，咽喉疼痛的時候，一定要問清楚到底是哪兒的問題。咽喉分為「咽」和「喉」。兩邊為咽，當發「咽」這個聲音的時候，實際上用的是兩邊的勁。如果發「喉」這個音，用的是中間的力氣。凡是病已經到了咽喉的話，就要格外小心，因為它很快就會上到腦部。

中醫小辭典

津

津不是指液體，它是一個動詞，是液體向外滲的功能和過程。

喉嚨乾痛：大腸經問題

同樣是咽喉的問題，怎麼去判斷它是哪條經脈的病症呢？如果是喉痹，就是喉出現了疼痛或乾痛，是大腸經的問題，因為大腸經屬於陽明燥火盛。為什麼會出現乾痛？陽明燥火把液全都津出去了，所以會造成喉乾痛。

脖子粗：胃經問題

如果是「頸腫喉痹」，就是脖子粗的喉病，這是屬於胃經的病。因為胃經是循喉嚨走一圈的，胃經也屬於陽明燥火，它如果出現陽明燥火盛的話，也會津過度，把液過度地津出去，形成腫痛的現象。

咽喉兩邊痛：脾經和心經問題

如果是兩邊痛，就屬於脾經和心經的問題。心是「挾咽嗌乾」，嗌的部分在喉結以上，這個在男人身上顯現得比較清楚。心火盛，就會造成上半部的疼痛。像喉結以上部位的疼痛，以及腮幫子的腫大，就是小腸病。

中醫小辭典

嗌

喉嚨、咽喉。如「嗌塞」，就是指喉嚨塞住不通。

咽腫、上部乾痛：腎經問題

如果咽已經腫，且上邊乾痛，就是腎經的病。腎經也循喉嚨。

咽喉乾：肝經生病

同樣是「嗌乾」，也可以是肝經生病。不過肝經喉部的症狀，基本上偏喉嚨的後部。

同樣一個咽喉，涉及這麼多的經脈，不是說「大夫，我喉嚨疼」就完了，醫生一定要問得很清楚才可以。這就是中醫問診裏很重要的一個方面。

咽和喉有什麼不同？

什麼是咽喉？咽喉實際上由咽和喉兩部分組成。「咽」是食物上下的通道，咽是走兩邊的；喉是走中間的，喉主聲音的，它是氣上下的通道。

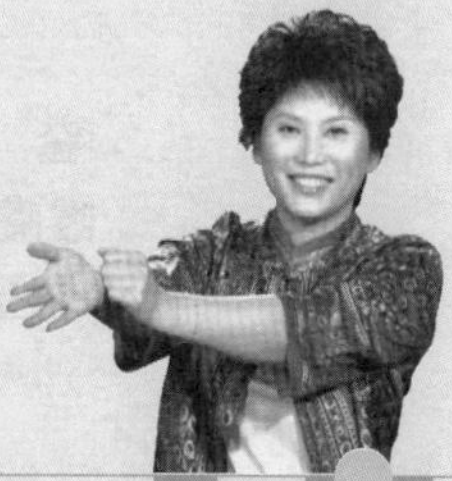

問題1 中醫裏的「問診」是什麼意思？

問診，就是「問而知之謂之工」，這是需要醫生做得很細緻的一個層面。能夠問出很多問題的，就叫做「工」。

「工」是什麼概念？在某一行當中，很頂尖的人物，就是「工匠」。以現在的概念來說，就是「專業」。醫生不僅要問得清楚，病人自己也要盡量描述清楚。這都是中醫問診裏很核心的內容。

問題2 上下樓時腿痛表示有什麼問題？

如果在上樓的過程中，小腿肚子痛，應當是屬於膀胱經痛。因爲膀胱經一直貫穿的是小腿；如果下樓時大腿痛，就應當是屬於胃經痛，因爲胃經正好走大腿的前緣。

問題3 咽和喉有什麼不同？

什麼是咽喉？咽喉實際上由咽和喉兩部分組成。「咽」是食物上下的通道，咽是走兩邊的；「喉」是走中間的，喉主聲音的，它是氣上下的通道。

當發「咽」這個聲音的時候，實際上用的是兩邊的勁。如果發「喉」這個音，用的是中間的力氣。

問題4 為什麼咽喉疼痛時，一定要問清楚是哪裏的問題？

「咽喉要道」一共涉及八條經脈，咽喉疼痛的時候，一定要問清楚到底是哪個部位的問題。因爲凡是病已經到了咽喉的話，就要格外小心，因爲它很快就會上到腦部。

5 中醫看病之「切」（把脈）

「切」就是把脈，手指搭在脈搏上，能夠感悟到生命

「切」是對生命的體驗與把握

「切而知之謂之巧」，指的是切脈的問題，這是中醫特有的一種方法，它相信人的身體對生命的感悟，比如手指一搭在脈搏上，就能夠感悟到一些東西，而這些東西對人生命的認知，也是有一定作用。

古代的把脈法

現在的中醫一般是切寸口的脈，就是左右手腕處的。而古代比現在複雜多了，古代是切「三部九候脈」。三部九候脈是什麼？首先，中國古代認為頸部兩側有脈動，是人迎脈；其次，是寸口脈；然後，有一個趺陽脈，在人的腳面處。趺陽脈針對的是人體的胃經，因為中國古代對胃非常關注，一定會把一

把腳面的趺陽脈。這就是古代的「三部」。

《素問•三部九候論》中說：「上部天，兩額之動脈；上部地，兩頰之動脈；上部人，耳前之動脈。中部天，手太陰也；中部地，手陽明也；中部人，手少陰也。下部天，足厥陰也；下部地，足少陰也；下部人，足太陰也。」即把每部分為「天、地、人」三種，三三得九，一共是九部脈。

現代的把脈法

現在把脈沒那麼複雜，中醫基本都是遵循扁鵲的寸口脈法，也就是把寸口。把寸口這裏邊實際上也有九層。寸口脈分寸、關、尺三部，每部各以輕、中、重指力按脈，分浮、中、沉。每當把脈的時候，實際上是要把浮取三部脈、中取三部脈和沉取三部脈，這樣就能把出九個層面的東西。

把脈講求悟性

在中醫裏，把脈是很要求悟性的一門技巧。因為從脈象裏，能看出人氣血的大小、多少，這樣才能決定藥量。藥量實際上就相當於火候，就像煮藥時，是用文火還是武火一樣，有相似的內涵在裏邊。

望聞問切是中醫診病的四種方法

望：觀察氣色　**聞**：診聽聲息

問：詢問症狀　**切**：摸脈象

因為過去「傳方不傳火」，即方子可以傳給後人，但是量不可以傳，因為量是針對每個人而有不同的。每個人的身體、氣血狀況不一樣，就不能用同樣的量。所以中醫是一門很個性化的醫學，它是針對個人、因人而異的。

三部九候脈是什麼？

三部是指人迎脈、寸口脈、趺陽脈。而三部又分成「天、地、人」三種，一共是九部脈。

古代和現在的把脈有什麼不同？

古代是切「三部九候脈」。現在中醫基本都遵循扁鵲的寸口脈法，也就是把寸口。把寸口這裏邊實際上也有九層。當把脈的時候，實際上是要把浮取三部脈、中取三部脈和沉取三部脈，這樣就能把出九個層面的東西。

名醫列傳

張機

張機，字仲景，東漢人。生卒年不詳。主張「辨證論治」的診療方法，先辨別病人的具體狀況，再對症下藥，才能治癒病人，在中醫臨床醫學上樹立劃時代新的里程碑。為後世醫生所尊崇，有「醫聖」的美稱。著有《傷寒雜病論》、《金匱玉函要略》。

什麼醫生才是好醫生？──大醫精誠

張機批評不負責任的醫生

東漢醫聖張機（仲景）在自己的《傷寒論》序中，曾經批評那些不負責任的醫生：「觀今之醫，不念思求經旨，以演其所知，各承家技，始終順舊。省疾問病，務在口給，相對斯須，便處湯藥」。

上面意思是說：你看現在的醫生，不好好去讀古書，只憑腦子裏已經有的東西看病，只繼承家裏祖傳的東西，自始至終按這種方法去治病，只會浮誇其談、隨便說說，還沒有瞭解病人情況，沒有把望、聞、問、切這四項進行綜合分析，就開始下處方，他認為這是醫生很不負責任的地方。

在「切」上，他也舉了一個實例。他說有的醫生就喜歡把脈的時候「按寸不及尺，握手不及足」，就是按寸脈沒有按尺脈，把了寸口脈，又不把趺陽脈，「明堂闕庭，盡不見察，所謂窺管而已。夫欲視死別生，實為難矣！」「明堂」是指鼻子，「闕庭」指眉間，因為在望診裏邊，這一部分是很重要的，這部分可以表現人現在的脾胃和心火的情況。這些都沒觀察到，想要弄清楚生死大事，實在很難。

名醫列傳

孫思邈

唐代華原人（生年不詳～682年），是著名中醫醫藥學家，能懸絲診脈。著有《備急千金要方》、《千金翼方》，被譽為是史上最早的臨床醫學百科全書。據說他活了120歲，也有一說他活了140歲。隱居於世，知識淵博，通百家之學，兼擅醫學，民間奉為「藥王」。

怎樣的醫生才是好醫生？

這是張仲景對當時一些醫生不負責任現象的批評。什麼樣的醫生，才是好醫生呢？醫生應具備什麼樣的素質？唐代藥王孫思邈曾經寫過一篇非常有名的文章，叫「大醫精誠」，他強調醫生應具備的素質：第一，要學術精；第二，要有慈悲心，有一份對生命的尊重，這是很重要的醫者態度。

中醫診病的4種方法：望聞問切

診病方法	要義	說明	注意事項
望	望而知之謂之神	觀察氣色	望五色以知其病
聞	聞而知之謂之聖	診聽聲息	聞五聲以觀五臟
問	問而知之謂之工	詢問症狀	醫生要問得很清楚，病人也要盡量描述清楚
切	切而知之謂之巧	摸脈象（把脈）	**古代把脈法：**切「三部九候脈」 **現代把脈法：**把寸口

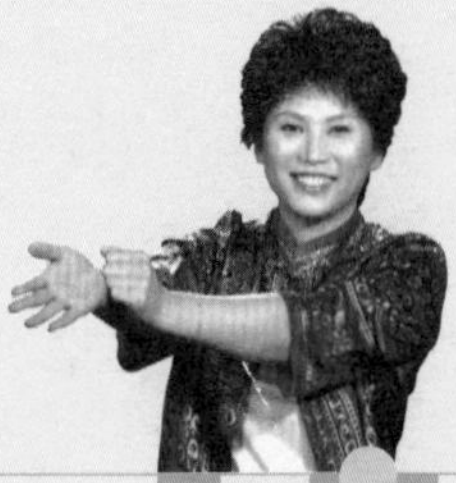

曲黎敏養生講堂

問題1 中醫裏的「切診」是什麼意思？

「切而知之謂之巧」，指的是切脈的問題，這是中醫特有的一種方法，它相信人的身體對生命的感悟，比如手指一搭在脈搏上，就能感悟到一些東西，而這些東西對人生命的認知，也是有一定作用。

問題2 古代如何把脈？

古代是切「三部九候脈」。三部九候脈是什麼？首先，中國古代認爲頸部兩側有脈動，是人迎脈；其次，是寸口脈；然後，有一個趺陽脈，在人的腳面處。

趺陽脈針對的是人體的胃經，因爲中國古代對胃非常關注，一定會把一把腳面的趺陽脈。這就是古代的「三部」，再把每部分爲「天、地、人」三種，三三得九，一共是九部脈。

問題3 現代中醫是如何把脈？

現在的中醫一般是切寸口的脈，就是左右手腕處的。把寸口，這裏邊實際上也有九層。寸口脈分寸、關、尺三部，每部各以輕、中、重指力按脈，分浮、中、沉。

每當把脈的時候，實際上是要把浮取三部脈、中取三部脈和沉取三部脈，這樣就能把出九個層面的東西。

問題4 為什麼「把脈」是很要求悟性的一門功夫？

因爲從脈象裏，能看出人氣血的大小、多少，這樣才能決定藥量。藥量實際上就相當於火候，就像煮藥時，是用文火還是武火一樣，有相似的內涵在裏邊。

因爲過去「傳方不傳火」，即方子可以傳給後人，但量不可以傳，因爲「量」是針對每個人而有不同。每個人的身體、氣血狀況不一樣，就不能用同樣的量。所以中醫是一門很個性化的醫學，它是針對個人、因人而異的。

問題5 醫聖張機批評哪種醫生不負責任？

張機（仲景）在所著的《傷寒論》序中，曾經批評那些不負責任的醫生：他認爲現在的醫生，不好好去讀古書，只憑腦子裏已經有的東西看病，只繼承家裏邊祖傳的東西，自始至終按這種方法去治病，只會浮誇其談，還沒有眞正瞭解病人，沒有把望、聞、問、切這四項進行綜合分析，就開始下處方。他認爲這是醫生很不負責任的地方。

問題6 什麼樣的醫生才是好醫生呢？

唐代藥王孫思邈曾寫過一篇非常有名的文章，叫「大醫精誠」，他強調醫生應具備的素質：第一，要學術精；第二，要有慈悲心，有一份對生命的尊重。這兩點都是很重要的。

6

生病的四個層次與中醫對治法

疾病層次分：肌膚、經絡、臟腑及膏肓的病變

現在我們來細說生病的四個層次和中醫對治方法，仍以「扁鵲望齊侯之色」這個故事為例子。首先，它涉及一個「望診」的問題，扁鵲都是每隔五天去齊桓公那裏看望，為什麼是每隔五天？

《黃帝內經》認為：「五日謂之侯，三侯謂之氣」。即五天為一「侯」，三個五天為一個「氣」，這樣，十五天就為一個節氣。這句話是說每過五天，事物就會發生一些很微妙的變化，而這些微妙的變化，只有像扁鵲這樣的大醫，才能夠透徹地看到。

為什麼扁鵲是「每隔五天」去看齊桓公？

《黃帝內經》認為：「五日謂之侯，三侯謂之氣」。即五天為一侯，三個五天為一個氣，十五天就為一個節氣。這句話是說每過五天，事物就會發生一些很微妙的變化，而這些微妙的變化，只有像扁鵲這樣的大醫，才能夠透徹地看到。

第1個層次：肌膚受邪及中醫對治法

在「扁鵲望齊侯（齊桓公）之色」故事中，我們講了疾病的四個層面和對應的治療方法。疾病在中醫學裏，基本上分為四個層面。第一層是肌膚受邪，就是所謂的腠理受邪。

針對這一個層面，它會有一些特定的治療方法，比如像熱敷法、薰蒸法，還有刮痧、拔罐等，現在眾所周知的有推拿、足底按摩等，這些都可以解決肌膚受邪的問題。

第2個層次：經絡受邪及中醫對治法

扁鵲過了五天，再去看齊桓公的時候，就發現他的病已經到血脈，這是第二層，叫經絡受邪，一般採用針刺療法。其實，經絡學說是中醫裏最獨特的學說，這也是到目前為止，全世界的醫學對中醫認識的一個要點。中醫一向很強調經絡，從某種意義上說，經絡是一種「活體版」，人活著時氣血旺盛，就能夠形成經絡，但是，人死了之後，經絡就沒有了。

比如，目前在屍體解剖的時候，就找不到經絡。經絡是一種生命現象，是一種活體現象，人活著，有氣血的話，經絡就是通暢的；如果人氣血衰敗，慢慢不用它了，它就荒廢掉了，這一條脈絡可能就會不存在了。

經絡一定要通

中醫認為經絡可以斷決生死，因為經絡是連綴著五臟六腑，人的哪個臟器出現衰敗，經絡就會有所顯現，所以說它可以判斷生死。經絡也可以「處百病」，即判斷百病，還可以知道虛實。關於經絡有一句很重要的話，叫做經絡「不可不通」。目前中醫治病也是因循這條原則，就是通經脈。

人體是最精密的組織結構，它會知道哪個部位氣血虛了，如果有餘力，它自然會往那兒補，或往那兒運行，如果它沒有做到這一點，就說明它現在氣血不夠。

先保命再解決疾病問題

人體有一個最經濟的原則，就是一定要先保住命。如果得了病，現在治不好，那麼我要先活著，我先保命，等氣血慢慢補足了後，再去解決疾病的問

題。我們說到人體的時候，經常會提到一個觀點：在人生當中，人做事是可以努力的，如果身體負擔不了你的需求，你就不要去過分地使用它，不要過分地去努力。

在現實生活當中，我們經常會看到這樣的情形，有人身體已經很不好了，但是他會對醫生說：「你等我十天，等我把這件事忙完了，我肯定會回來看病。」可是沒等到十天，他就已經倒下了。身體比大腦更聰明，大腦意志可以繼續撐，但是身體已經不能撐了。即使勉強撐著，也會像「泡沫經濟」一樣，等泡沫一落下去，人就是虛證了。

虛證的人扎針要小心

針刺療法有一個很重要的內涵，扎針等於是把別的經絡的精氣調一下，暫時補給需要精氣的經絡，如果人是虛證，扎針就要很小心，假如別的經脈精氣也不太足，這個時候將氣調來調去，對身體就會有影響。

為什麼體虛的人不建議做按摩治療？
按摩，其實也是調元氣到肌膚這個層面。如果人體內部元氣已經很空了，按摩師還拼命地在表層調他的氣，他當時會覺得很輕鬆，能得到緩解，但是過後他身體裏邊會更虛，身體的疼痛還會繼續加重。

體虛者為何不宜按摩？

在按摩裏也存在這個現象，如果特別虛的人，我們一般不建議他進行按摩治療，因為按摩其實也是調元氣到肌膚這個層面。如果人體內部元氣已經很空了，按摩師還拼命地在表層調他的氣，他當時會覺得很輕鬆，能得到緩解，但是過後他身體裏邊會更虛，身體的疼痛還會繼續加重。

第3個層次：臟腑受邪及中醫對治法

第三個層面，是臟腑出現病變。一般臟腑出現病變，就要用藥。中醫用藥，有一個基本原則，就是「用藥如用兵」。中醫說開藥是「開方子」，為什麼？「方乃正也」，也就是說開的是一個正確的方向。中藥講究配伍，配伍的原則是要守「方正」的原則，不能亂來。亂來就是希望瞎貓可以碰上死耗子。

比如說有人咳嗽，就把中藥裏能治咳嗽的藥都用上，這就是亂來。這樣亂開處方，不僅治不好病，還會延誤病情。中藥裏有九味藥是去胃酸的，如果大夫把這九味藥都開在藥方裏，他毫無疑問是庸醫。那只能叫「開藥」，不能叫「開方子」，方子是有「道」的。

中醫小辭典

桂枝湯

在《傷寒論》裏，有一個藥方叫「桂枝湯」。它是《傷寒論》的第一方，也叫群方之首。當感冒發燒剛開始時，就可以喝這副湯藥。

開方子配伍要精準

上醫開方子，就像在為我們的生命畫一幅畫，或譜一首美妙的曲子，就好比「桂枝湯」一方，是由五味藥組成：桂枝、白芍、甘草、生薑、大棗，裏面沒有一味治感冒的藥，可是把它們放在一起，就可以把感冒給治好了，這就是因為它配伍精準，非常和諧。

作為醫生，就要和上戰場的將軍一樣，明白自己到底要做什麼？要集合幾支部隊去打敵人，並不是自己人多就可以打敗敵人，將軍打勝戰最關鍵的是要靠排兵佈陣。

第4個層次：病入膏肓（骨髓）及中醫對治法

病入骨髓和病入膏肓，是一個概念，扁鵲說人病入骨髓時，司命之神也沒有辦法進行救治。但是在中醫裏，還有一種方法，就是灸法。現在國家也在大力提倡這種方法，正在努力研究。比如大家會去採艾草，然後用艾絨在身體的某一個部位實施灸法，灸法就是用火法。

中醫小辭典

刮痧

對中暑、感冒、患痧症者，流行於民間的一種治療法。是用銅幣、牛角板等物，蘸水或油，刮擦患者頸部、胸背等處，使其局部充血、皮膚呈現紫紅色，以減輕內部的炎症和疼痛。

拔罐

一種中醫治療方法，也作「拔火罐」、「拔罐子」。通常用於腰痛、頭痛、關節炎、神經痛和哮喘等病症。以竹筒、陶瓷等製成的小罈或寬口瓶，作為火罐，將點燃的酒精棉或油紙條，置於罐內點火燃燒片刻，趁熱再將罐倒扣在皮膚上，罐內燃燒因而空氣減少，產生負壓，皮膚被吸住，引起局部充血或瘀血現象，以達到治療目的。

灸法

灸是燒灼之意。灸法是一種中醫的治病方法。點燃由艾葉等藥物製成的艾炷或艾卷，利用灼熱的方式，置於人體穴位上，利用灼熱的方式，燻熱人體的體穴表面，藉著艾條所產生的氣味和溫度，刺激人體上一定的體表部位，以達到治療功效。

功效：刺激穴位、激發經絡生理功能，有溫熱、行血、抗病、促進代謝的能力，以達到治療、補益目的。

中國傳統的治療方法，叫「針石湯火」，這個「火」指的就是灸法。古代是拿灸法當做養生藥法來進行，每年都要固定灸身體的某些穴位，最後達到養生目的。

以上就是中醫裏所謂的四診和疾病的四層，以及相應的治療方法。

中醫小辭典

邪

即「邪氣」，與人體正氣相對而言，泛指各種致病因素，如風、寒、暑、濕、燥、火、六淫和疫癘之氣（外邪），特指風邪。

開中藥為什麼叫「開方子」？

「方乃正也」，也就是說開的是一個正確的方向。中藥講究配伍，配伍的原則是要守「方正」的原則，不能亂來。

生病的四個層次與中醫對治法

生病的四個層次	中醫對症療法	說明與注意事項
❶ 肌膚受邪	特定的治療方法	熱敷、薰蒸、刮痧、拔罐、推拿，以及足底按摩等，都可以解決肌膚受邪的問題。
❷ 經絡受邪	扎針（針刺療法）	扎針，等於是把別的經絡的精氣調一下，暫時補給需要精氣的經絡，但如果人是虛證，扎針就要很小心。
❸ 臟腑受邪	用藥（開方子）	中藥講究配伍，配伍的原則就是要守「方正」的原則，不能亂來。
❹ 病入膏肓	過去：無藥可治 現在：可用「灸法」	古代是拿灸法當做養生藥法，每年都要固定灸身體的某些穴位，達到養生目的。

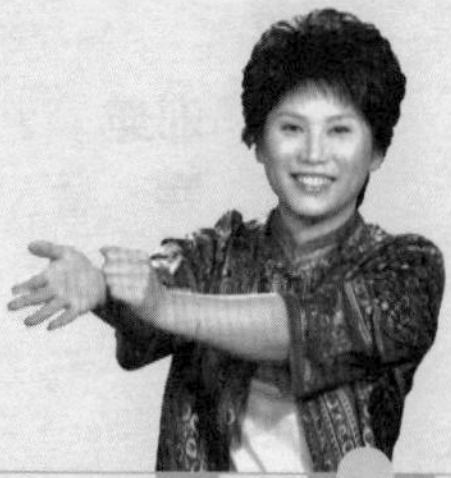

問題1 為什麼扁鵲要「每隔五天」去看齊桓公？

《黃帝内經》認爲：「五日謂之侯，三侯謂之氣」。即五天爲一侯，三個五天爲一個氣，十五天就爲一個節氣。這句話是説每過五天，事物就會發生一些很微妙的變化，而這些微妙的變化，只有像扁鵲這樣的大醫，才能夠透徹地看到。

問題2 疾病有哪四個層次？又該如何治療？

疾病的四個層次是：(1)肌膚受邪：針對這一個層面，有一些特定的治療方法，比如像熱敷法、薰蒸法，還有刮痧、拔罐、推拿、足底按摩等。(2)經絡受邪：一般採用針刺療法。(3)臟腑受邪：一般臟腑若是出現病變，就要用藥。(4)病入膏肓（骨髓）：扁鵲説人病入骨髓時，掌管壽命的司命之神，也沒有辦法進行救治。但是在中醫裏，還有一種方法，就是灸法。

問題3 「經絡學說」為什麼是中醫裏最獨特的學說？

經絡學說，是中醫裏最獨特的學說，這也是到目前爲止，全世界的醫學對中醫學認識的一個要點。中醫一向很強調經絡，從某種意義上說，經絡是一種「活體版」，人活著時氣血旺盛，就能夠形成經絡，但是，人死了之後，經絡就沒有了。

問題4 經絡為什麼可以斷生死？

中醫認爲經絡可以斷決生死，因爲經絡是連綴著五臟六腑，人的哪個臟器出現衰敗，經絡就會有所顯現，所以說它可以判斷生死。經絡也可以「處百病」，即判斷百病，還可以知道虛實。關於經絡有一句很重要的話，叫做「不可不通」。目前中醫治病也是因循這條原則，就是通經脈。

問題5 扎針（針刺療法）的注意事項？

針刺療法有一個很重要的內涵，扎針等於是把別的經絡的精氣調一下，暫時補給需要精氣的經絡，但如果人是虛證，扎針就要很小心，假如別的經脈精氣也不太足，這個時候將氣調來調去，對身體就會有影響。

問題6 為什麼體虛者不宜按摩？

如果特別虛的人，不建議他進行按摩治療，因爲按摩其實也是調元氣到肌膚這個層面。

如果人體內部元氣已經很空了，按摩師還拼命地在表層調他的氣的話，他當時會覺得很輕鬆，能得到緩解，但是過後他身體裏邊會更虛，身體的疼痛還會繼續加重。

問題7 開中藥為什麼叫「開方子」？

「方乃正也」，也就是說開的是一個正確的方向。中藥講究配伍，配伍的原則是要守「方正」的原則，不能亂來。

問題8 病入膏肓還有得救嗎？

扁鵲說人病入膏肓（骨髓）時，司命之神也沒有辦法進行救治。但是在中醫裏，還有一種方法，就是「灸法」。現在國家也大力提倡這種方法，正在努力研究。比如大家會去採艾草，然後用艾絨在身體的某一個部位實施灸法，灸法就是用火法。

第三章 人生智慧與養生智慧

- 扁鵲的醫術傳奇與境界
- 壽限與養生
- 人生的道德修養與養生

在日常生活和道德修養上調理自己，使氣血能順暢發展，達到養生目的。

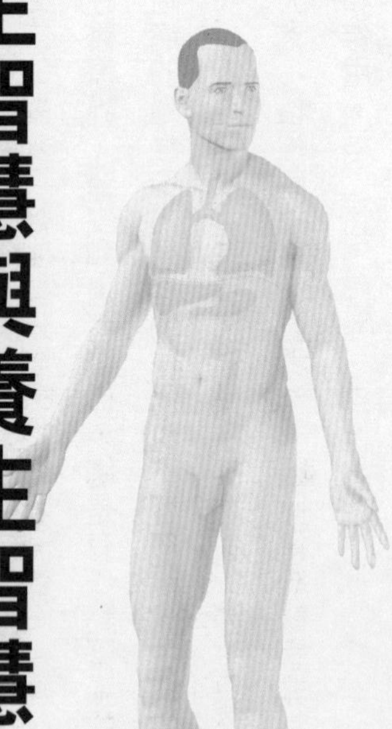

1 扁鵲的醫術傳奇與境界

扁鵲有高明醫術和慈悲心，是醫生最高典範

什麼是大醫？

1. 高人
2. 妙方
3. 慈悲心

傳統醫學極重視患者地位

我們講了對醫生的要求：醫生要做到「精」和「誠」，醫術要高，要有慈悲心。但是目前在醫療界，醫生和患者關係，總是有一點緊張的。其實，從某種意義上來說，治病的過程中，患者的作用也不容忽視。生病的是患者，傳統醫學認為祛除疾病、恢復健康，主導因素是在於患者，醫生只不過是一個重要的有影響的外在因素（積極或消極的影響）。因此傳統醫學非常重視醫病關係中，患者的地位和作用。

《史記．扁鵲倉公列傳》最後提到：扁鵲「故病有六不治」，也就是說：有六種病人他不去治，是哪六種呢？

人物檔案

郭玉

東漢時廣漢人，和帝時的御醫，是與華佗齊名的神醫。為人謙沖溫和，郭玉行醫不論是皇宮貴族，或平民百姓，都不分貴賤給與醫治，因此十分受到大眾推崇。

扁鵲的「六不治」—扁鵲不治哪六種病人？

❶ 驕恣不論於理（不講道理）

如果這個病人特別不講道理，醫生就不給他治病。比如當扁鵲第一次看見齊桓公時，說齊桓公有病在腠理，不趕快治，將加重病情。但齊桓公很多疑，認為扁鵲很缺德，只是想賺他的錢。醫生好心告訴他，他還誤解醫生，像這種情況下，醫生就不要給他治了。

醫生有「四難」

《後漢書》記錄東漢神醫郭玉的《郭玉傳》裏，也講過醫生有「四難」，是哪四難？

醫者第一難：是人「自用意不任臣」，就是病人他自己有一套思維觀念，不相信別人，即使醫生是這行裏的專家，他也不相信，這樣子醫生就很難為他治病。

醫者第二難：是「將身不謹」，病人對待自己的身體非常輕忽、不愛惜。

醫者第三難：是病人身體非常虛弱，不能用藥，也很難治。

醫師面對病人有「四難」

❶ 自用意不任臣（不相信醫生）
❷ 將身不謹（對自己不認真、不愛惜）
❸ 病人身體非常虛弱
❹ 病人好逸惡勞

醫者第四難：是病人好逸惡勞，醫生讓他去多運動，他就是不去；醫生讓他好好服藥，他就是不好好服藥，三天打漁兩天曬網，這種情況下，醫生一般都沒有辦法治療。

❷ 輕身重財（重錢輕命）

「輕身重財」一方面是說人心疼錢，寧死不看病；另一方面，有些人拼命工作，拼命賺錢，儲蓄了金錢，透支了健康。現在有這樣一種說法：四十歲之前拼命賺錢，四十歲之後花錢買命。殊不知，等到那個時候，人的元氣已經虧失透支太多了，再想花錢買命，不見得就能買到命。

現在很多人英年早逝，就是因為透支太多，元氣都沒了，神仙也救不了。像這種對自己的身體，從來就不知道愛惜，只追求外在事物的人，統統都屬於「輕身重財」，像這種人扁鵲也不會治療。

❸ 衣食不能適（好逸惡勞）

「衣食不能適」相當於東漢神醫郭玉所說的「好逸惡勞」型。比如醫生叫他吃飯、喝酒要有節制，但是他不聽，仍然暴飲暴食、大量飲酒。現在很多人

現代病的三大原因
1. 膳食不合理
2. 運動過少
3. 壓力大

都知道喝酒過度不好，但是男人在外面工作壓力大，再加上應酬多，仍舊會喝酒過量。所以男性得肝病、腎虛的特別多。

有些人明明知道喝酒對肝不好，可是還要喝，他們說戒不掉，像這種都屬於「衣食不能適」。醫生教他怎麼穿衣、如何吃東西？他都不肯聽，不願意建立一種健康的生活方式，醫生對這種病人也沒辦法。

現代人死於不健康的生活方式

現在很多人不是死於疾病，而是死於不健康的生活方式。比如現代病有幾大原因：第一，膳食不合理；第二，運動過少；第三，壓力大。這樣一來，人不可能不生病。

《黃帝內經》裏談到天地萬物，無所不包，它不是在講一個單純的生病治療的道理，而是在講天地萬物一個總體的規律。它並沒有過多提到藥的問題，它就是告訴大家，如果能夠去掉或減少自己的欲望，「因天之序」，好好生活，人就會不生病。

《黃帝內經》實際上講的是如何不生病的道理，它的前提不是建立在如何治病上？而是建立在如何不生病？我個人認為，古人對健康教育非常重視。

❹ 陰陽並藏氣不定（氣血錯亂）

所謂「陰陽」，在人體裏指的是氣血。如果五臟氣特別足，神明就會顯現出來；如果人的氣血錯亂，五臟神明就會亂。人的神魂意魄志受到干擾，藏氣就不再定了，魂魄也都會亂，這種情況下，醫生也沒法醫治。

有人認為不一定要找最好的醫生，找水準中等的醫生治也行，只要不碰上庸醫就好。其實，無論什麼醫學，醫生絕對沒有中等之說，要麼就是好醫生，要麼就是庸醫，因為一旦下錯了藥，就會出現很大的問題，好醫生也變成庸醫。如果病人曾被庸醫下錯過藥，弄得陰陽錯亂，藏氣不定，即使找到扁鵲，扁鵲也沒法治了。

❺ 形羸不能服藥（身體特別弱）

「羸」就是特別虛弱，如果病人身體特別弱，連湯藥也服不進去，就沒法治了。如果病人碰到合適的醫生，可以試一試灸法，否則基本上就沒法治了。

❻ 信巫不信醫

就是病人只相信巫師，不相信醫生。在扁鵲那個年代，有醫生和巫師這兩

種互相對立的職業。以現在來說，就是只信中醫不信西醫，或只信西醫不信中醫。其實，只要你看醫生能不能把醫理講得很透徹？或看療效如何？就可以自行判斷選擇哪一種治療方法。

這就是扁鵲的「六不治」，有以上的六種情況，病人就沒法治了。

扁鵲的六不治

不治六種病人	為什麼不能治？
❶驕恣不論於理	病人特別不講道理，醫生就不要給他治病。
❷輕身重財	人心疼錢，寧死不看病；另一方面則是說，有些人拼命工作、拼命賺錢，儲蓄了金錢，卻透支了健康。
❸衣食不能適	相當於東漢醫家郭玉所說的「好逸惡勞」型。病人不願意建立一種健康的生活方式，醫生對這種病人也沒辦法。
❹陰陽並藏氣不定	如果人的氣血錯亂，五臟神明就會亂。人的神魂意魄志受到干擾，藏氣就不再定了，魂魄也會亂，醫生也沒法治。
❺形羸不能服藥	病人身體特別弱，連湯藥也服不進去，就沒法治了。
❻信巫不信醫	只相信巫師，不相信醫生。以現代而言，就是只信中醫不信西醫，或只信西醫不信中醫。

名詞小辭典

慍

慍是怨恨。

《論語・學而》：「人不知而不慍，不亦君子乎？」，這句話的意思是說：雖然自己的才學不被人所知道，卻不會怨天尤人，這不是有修養的君子作為嗎？意謂名聲不必強求。

中醫「病有十不治」

中國古代還有「病有十不治」的說法。

❶ 縱欲淫不自珍重（放縱欲望，不愛惜自己）

即人過分放縱自己的欲望，不知道愛惜自己的身體，這種人不能治。作為病人，首先要學習愛自己，如果不愛自己，就談不上去愛別人，如果不珍惜現在的這條生命，也不會去想未來的問題。

❷ 窘苦拘囚無瀟灑之趣（每天鬱悶，沒有嗜好）

假如這個人整天鬱悶難受，總是不開心，沒有一點情趣嗜好，醫生也沒法給他看病。這種情況在現實生活中有很多，比如有人對任何事情都不感興趣，已經灰心喪氣。最簡單的方法，就是培養愛好，比如讀書、園藝、刺繡等，老了以後，即使喜歡遛鳥也可以，這也是人生的一點點寄託。

❸ 怨天尤人，廣生煩惱

古人認為君子是「人不知而不慍」，而「小人多怨」。就是說別人要是不

成語小辭典

杞人憂天

古代杞國有一個人，他每天都擔心天會塌下來，因此每天吃也吃不好，睡也睡不著。典出《列子》。後來比喻無謂的煩惱、不必要的擔心。相似的成語有「庸人自擾」、「杞天之憂」等。

瞭解他，他也不怨怒別人，這樣的人才可以稱之為「君子」；而反過來，如果他總是在那兒抱怨，永遠覺得天底下的人都對不起他，這種人會廣生煩惱，而煩惱不去，病就不會好。所以人要正確地看待人生。

君子與小人

項目＼人物	含義
君子	❶在位者或君王 ❷才德出眾的人 ❸稱謂。妻子對丈夫的稱呼。《詩經》・召南・草蟲：「未見君子，憂心忡忡」
小人	❶平民百姓 ❷人格卑劣、無德慧修養的人 ❸自稱的謙詞 ❹形體較小的人（相對於巨人來說）

❹今日預愁明日，一年常計百年（杞人憂天）

這就是典型的杞人憂天。有一些老人就是這樣，一天到晚瞎操心，明明知道兒女不會聽自己的，還沒完沒了地管，兒女若不聽話，他們就生氣、得病。如果不把這種瞎操心的毛病改掉，即使吃藥，恐怕也很難對身體有好處。

❺ 室人噪聒，耳目盡成荊棘（妻子太嘮叨）

「室人」就是「屋裏人」，指「妻子」。這條是對女人的一個要求。女人若一天到晚在屋子裏嘮嘮叨叨，丈夫回到家，也沒個清靜之所。其實，家是最自由的地方，家也是人最隨性的地方，在家裏，我們就應該保持一種最放鬆的狀態。

如果丈夫在外面辛苦工作一天，回到家之後，妻子還沒完沒了地嘮叨，即使丈夫自己想快點把病養好，也辦不到。這條對太太的要求就是：女人要寬厚、要仁慈，這樣家庭才能夠健康、有序地向前發展。

❻ 聽信巫師禱賽，廣行殺戮（用殺生延續性命）

過去巫師作法的時候，經常要殺雞或宰羊，取點動物的血。中醫裏有一句話叫做「殺生求生，去生更遠」，如果病人透過殺生的方法，來延續自己的這條命，就離生命的本意更加遠了。

❼寢興不適，飲食無度（違反寢食規律）

「寢興不適」就是該睡覺的時候不睡，不該睡覺的時候總睡；「飲食無度」就是該吃飯的時候不吃，不該吃飯的時候總在吃。違反自然規律的事，當然對身體不好。

❽諱疾忌醫，使虛實寒熱妄投（一直換醫生）

即討厭別人說自己有病，或今天相信這個醫生，明天又相信另一個醫生，這對治療是很不利的。其實這種人是急功近利，他希望有個醫生用一兩服藥，就能馬上把他的症狀消除。但人得病不是一天兩天得的，是「積勞成疾」，是有時間延續關係。

如果病人看了一個醫生，吃了一兩服藥，沒解決，就馬上換醫生，這對治療一點好處都沒有。因為醫生的水準參差不齊，這個醫生說是寒證，開了補藥；那個醫生又說是熱證，開寒藥；你胡亂把虛實寒熱的藥，都給吃下去，麻煩會越來越多，不僅治不好病，身體還會越來越虛弱。

名詞小辭典

元氣

❶ 指人的精氣。

❷ 指大化之氣，是天地未分之前的混沌之氣。

❾ 多服湯藥而滌蕩腸胃，元氣漸耗（喜歡用偏方）

有些患者不明醫理，喜歡用偏方。他今天聽來一個方子，就開始用這個方子，喝了幾天藥之後，又聽來另一個方子，趕緊換著喝。他沒考慮到這些藥是否真的對身體有益。胡亂吃藥，只會造成元氣漸耗。

❿ 以死為苦，與六親眷屬常生難割捨之想（想不開，怕死）

這種人就叫思想不通透的人，所謂「不通透的人」，就是「想不開的人」，一天到晚想著自己如果死了怎麼辦，恨不得天天吃點長生不老藥。經常和家人說「我捨不得你們，我不能死……」，態度就是很貪生怕死。

扁鵲的「六不治」和中醫的「十不治」，實際上都是想讓大家在醫病關係方面，處理得更好一些，患者一定要相信自己的力量，一定要改變自己的生活方式，以及自己的求醫態度，或去讀書，認真地學習，培養情趣，這樣也會使人生得到某種放鬆。

中醫的十不治

十種不治的病患	為什麼不能治？
❶ **縱欲淫不自珍重**（放縱欲望，不愛惜自己）	過分放縱自己的欲望，不知道愛惜自己的身體，這種人不能治。
❷ **窘苦拘囚無瀟灑之趣**（每天鬱悶，沒有嗜好）	整天鬱悶難受，總是不開心，沒有一點情趣嗜好，醫生也沒法給他看病。
❸ **怨天尤人，廣生煩惱**	總是在抱怨，這種人會廣生煩惱，而煩惱不去，病就不會好，人要正確地看待人生。
❹ **今日預愁明日，一年常計百年**（杞人憂天）	典型的「杞人憂天」，一天到晚瞎操心。
❺ **室人噪聒，耳目盡成荊棘**（妻子太嘮叨）	女人不要嘮叨，要寬厚、要仁慈，這樣家庭才能夠健康、有序地向前發展。
❻ **聽信巫師禱賽，廣行殺戮**（用殺生延續性命）	透過祭祀殺生的方法，來延續自己的這條命，離生命的本意更加遠了。
❼ **寢興不適，飲食無度**（違反寢食規律）	該睡覺時不睡，不該睡覺的時候總睡；該吃飯時不吃，不該吃飯時總在吃。
❽ **諱疾忌醫，使虛實寒熱妄投**（一直換醫生）	討厭別人說自己有病；或一直換醫生，胡亂地把虛實寒熱的藥，都給吃下去。
❾ **多服湯藥而滌蕩腸胃，元氣漸耗**（喜歡用偏方）	不明醫理，喜歡用偏方。亂吃藥，只會造成元氣漸耗。
❿ **以死為苦，與六親眷屬常生難割捨之想**（想不開、怕死）	就是老想不開的人，一天到晚想著自己如果死了怎麼辦，很怕死。

扁鵲是中國醫生的最高境界和典範

扁鵲到處行醫，給天下的人治病，他走到洛陽，發現這裏的人非常尊敬老人，因為洛陽是周朝的故都，是推崇孝道的地方，所以他在洛陽就當老年人的醫生，專門治耳目病症，因為老人經常出現眼花、耳聾這些毛病。

自古燕趙出美女，邯鄲的女人可以嫁王侯，她們為了爭寵，就爭強鬥勝，又好嫉妒、生氣，結果傷及乳房和子宮，出現婦女帶下症，扁鵲到了燕趙，就做婦科醫生。

等他到了秦國，秦國人很喜歡小孩子，因為秦國經常和別的國家打仗，特別注重對後備軍的培養，扁鵲到這兒以後，就專門治小孩子的病症。可是沒想到，秦國的一個太醫令叫李醯（醯讀西），他非常嫉妒扁鵲的才華，就派人把扁鵲殺死了。

中醫注意醫理不分科

我們可以看到，扁鵲既做婦科醫生，也做老年科醫生，還做兒科醫生，實際上說明了中醫注重的是醫理，中醫是不分科的。

中醫認為：不管男女老幼，人的所有病症，都圍繞著兩個字—陰陽。如果把醫理陰陽弄清楚，什麼樣的病都可以治。扁鵲成為中國醫生的最高境界和典範，他高妙的醫術和慈悲的心地，永遠值得我們後人去懷念。

陰與陽

屬性	空間	方位	時間	溫度	濕度	亮度	事物狀態	質地狀況
陰	下、內、右、地、裏	北、西	夜、秋、冬	寒涼	潮濕	晦暗	靜、下降、衰退、抑制	重、濁
陽	上、外、左、天、表	東、南	晝、春、夏	溫熱	乾燥	明亮	動、上升、前進、興奮	輕、清

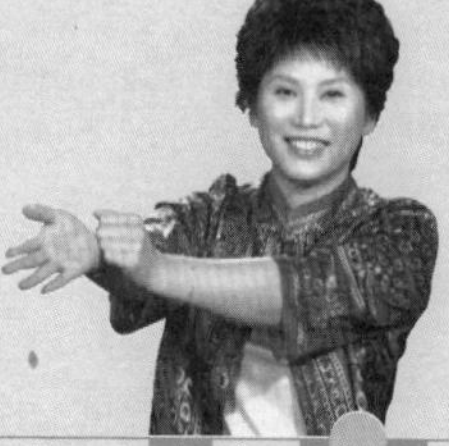

問題1 為什麼傳統醫學很重視患者的地位？

從某種意義上來說，治病的過程中，患者的作用也不容忽視。生病的是患者，傳統醫學認爲祛除疾病、恢復健康的主導因素，在於患者，醫生只不過是一個重要的有積極或消極影響的外在因素。因此傳統醫學非常重視醫病關係中，患者的地位和作用。

問題2 扁鵲不治哪六種病人？

神醫扁鵲說不治療六種病人：(1)驕恣不論於理：不講道理的人。(2)輕身重財：重錢輕命的人。(3)衣食不能適：好逸惡勞的人。(4)陰陽並藏氣不定：氣血錯亂的人。(5)形羸不能服藥：身體特別虛弱的人。(6)信巫不信醫：以現代說法，指只信西醫不信中醫，或只信中醫不信西醫的人。

問題3 醫生面對病人有哪「四難」？

醫生最怕遇到四種難纏的病人。第一難，是人「自用意不任臣」：就是病人他自己有一套思維觀念，不相信別人。第二難，是「將身不謹」：病人對待自己非常不認眞。第三難，病人身體非常虛弱：不能用藥。第四難，是病人好逸惡勞：醫生要他去多運動或好好服藥，他都不聽。在這種情況下，醫生一般就沒有辦法治療。

問題4 《黃帝内經》說要如何才能不生病？

《黃帝内經》裏談到天地萬物，無所不包，它不是在講一個單純的生病治療的道理，而是在講天地萬物一個總體規律。它並沒有過多提到藥的問題，它就是告訴大家，如果能夠去掉或減少自己的欲望，「因天之序」，好好生活，人就會不生病。

《黃帝内經》實際上講的是如何不生病的道理，它的前提不是建立在如何治病上？而是建立在如何不生病上？所以，我個人認爲，古人對健康教育是非常重視的。

問題5 不找最好的醫生治病，找一般中等的醫生治病也可以嗎？

有人認爲不一定要找最好的醫生，找水準中等的醫生治病也行，只要不碰上庸醫就好。

其實，無論什麼醫學，醫生絕對沒有中等之說，要麼就是好醫生，要麼就是庸醫，因爲一旦下錯了藥，就會出現很大的問題，好醫生也變成庸醫。

如果病人曾被庸醫下錯過藥，弄得陰陽錯亂，藏氣不定，即使找到神醫扁鵲，扁鵲也沒法治了。

問題6 為什麼看病一直換醫生不好？

如果病人看了一個醫生，吃了一兩服藥，沒解決，就馬上換醫生，這對治療一點好處都沒有。

因爲醫生的水準參差不齊，這個醫生說是寒證，開了補藥；那個醫生又說是熱證，開寒藥，你胡亂把虛實寒熱的藥，都給吃下去，麻煩會越來越多，不僅治不好病，身體還會越來越虛弱。

問題7 中醫為什麼不分科呢？

我們看到，扁鵲既做婦科醫生，也做老年科醫生，還做小兒科醫生，實際上說明中醫注重的是醫理，中醫是不分科的。

中醫認爲：不管男女老幼，人的所有病症，都圍繞著兩個字——陰陽。如果把醫理陰陽弄清楚，什麼樣的病都可以治。

2 壽限與養生

人活不到天年的主因，是人的站立導致各方面的變化

人為什麼活不到自然壽限？

世界衛生組織（WHO）日前發布「2009年世界衛生統計」顯示，全球人類的平均壽命是71歲。日本人的平均壽命是83歲，仍是世界最長壽的國家。據日本共同社報導，如果按性別來分，日本女性的平均壽命是86歲，也居世界第一。

古時傳統文化認為人的壽命：應該是「上壽百二十，中壽百歲，下壽八十」，用這種觀點來說，人應該活到的最高壽限，實際上是一百二十歲。

現代科技對人類自然年齡有三種推算，一種是用「自然係數」學說：生長期乘以壽命係數，是約一百二十五歲；另外是「細胞分裂」學說和「性成熟期」學說，兩者都認為人的正常壽限，應該是一百一十歲到一百四十歲之間。

古時傳統文化認為人的壽命：

上壽：120歲

中壽：100歲

下壽：80歲

世界衛生組織（WHO）
發布「2009年世界衛生統計」：
全球人類的平均壽命：71歲
日本人的平均壽命：83歲
日本女性的平均壽命：86歲

為什麼不能活到天年？

為什麼在天地之間，所有的動物都能活到自然壽限，而只有人活不到自己的自然壽限？原因何在？其實，最根本的原因，就是人站立起來了。

人的直立，導致人的呼吸方式和運動姿勢，以及消化功能各方面的變化。

原因❶人的呼吸方式發生改變

首先，是人的呼吸方式發生改變。除了人以外，動物均是腹式呼吸，因為動物都是趴著。其實，大家可以觀察一下，自己躺著和站著時，呼吸方式不一樣。

人的壽命

項目	學說	說明	人的壽命有多長？
第一種	自然係數	此學說認為壽命係數是5～7年，一般哺乳動物的壽命是：生長期（年）×壽命係數。 人類的生長期是25年，25年×5或7年＝125～175年。	125～175年
第二種	細胞分裂	此學說用細胞分裂次數，以推算人的壽命。人的肺或纖維細胞約分裂40～60次，因此推算人的壽命為110年。	110年
第三種	性成熟期	人的性成熟期約在14歲，故14×8～10＝112～140年。	112～140年

胎息一道教呼吸法有益養生

中國的道教醫學試圖用「胎息」的方法，來解決人活不到自然壽限的原因。所謂胎息，就是盡量把口鼻呼吸轉為腹式呼吸。比如我們現在認為，呼吸就是喘氣，但是道教醫學對呼吸有嚴格要求，比如說鼻子是用來吸清氣的，嘴巴是用來吐濁氣的，在這一呼一吐之間，有一個標準叫做「綿綿若存」，這是一種很沉緩的呼吸法。

人的站立，決定了人會產生很多問題。動物採爬的姿態，導致它們的呼吸以腹式呼吸為主，腹式呼吸的優點，就是可以充分發揮肺細胞的功能，增加肺活量。

胸式呼吸減少肺的活性

人類只有在胎兒期和嬰兒期，是以腹式呼吸為主的。人自從學會走路，就從腹式呼吸轉變為胸式呼吸，這是一個很大的轉變。胸式呼吸，導致人大部分的肺細胞長期閒置不用，減少肺的活性。這是人活不到自然壽限的一個原因。

道教的「胎息」養生法

中國的道教醫學，試圖用胎息的方法來解決這個問題。所謂「胎息」，就是盡量把口鼻呼吸轉為腹式呼吸。比如我們現在認為，呼吸就是喘氣，但是道教醫學對呼吸有嚴格要求，比如說鼻子是用來吸清氣的，嘴巴是用來吐濁氣的，在這一呼一吐之間，有一個標準叫做「綿綿若存」，即放一根羽毛在前面，吸氣時不可以讓羽毛吸到鼻孔裏，呼氣

時也不能讓這根羽毛動，這是一種很沉緩的呼吸法。

後來道教在胎息方面，還有一些具體方法，比如說行氣、吐氣的方法，還有存思、守竅等。比如中國有少林易筋經、太極拳，都講究以形領氣，就是透過擺一定的姿勢，來改變呼吸方式。

現在有人認為要用意念的方式去呼吸，但是這種方式容易打亂人的氣機。我們是普通人，不見得要去練腹式呼吸，但是可以透過鍛鍊的方式，來增加自己的肺活量。

胸式呼吸與腹式呼吸

項目	胸式呼吸	腹式呼吸
使用者	人會走路後，就從腹式呼吸轉變為胸式呼吸。	❶動物以腹式呼吸為主。 ❷人在胎兒期和嬰兒期，以腹式呼吸為主。
說明	導致人大部分的肺細胞長期閒置不用，減少肺的活性。	可以充分發揮肺細胞的功能，增加肺活量。
注意事項：我們是普通人，不見得要去練腹式呼吸，但是可以透過鍛鍊的方式，來增加自己的肺活量。		

名詞小辭典

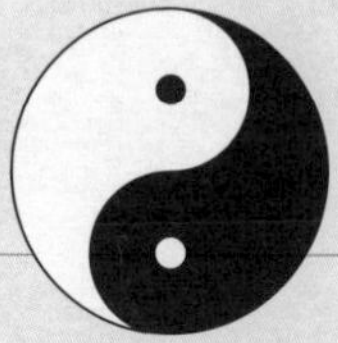

太極圖

圓形中，畫陰陽文各半、交互之形。

太極拳

1. 是一種健身拳術，也是極佳養生運動，老少咸宜、隨處可練，相傳為宋朝武當派道士張三丰所創。既可用於技擊，又能強健體質、預防疾病。按陰陽生剋之理，合八卦、五行為十三式。太極拳的特點是：外動內靜、氣和神寧、輕巧靈活，動作如棚、捋、擠、按等，對平衡人體陰陽、強壯臟腑、調節三焦，都有保健作用。練習時要用細、勻、長緩的腹式呼吸，養氣蓄勁，柔中帶剛，精神內斂，意守丹田，以「綿、軟、巧」為功法要旨；應敵時能屈就伸，黏連不脫，可因人之勢、借人之力，以克敵於敗。
2. 比喻是處理事情態度推拖，推卸負責。即「打太極」、「打太極拳」。

太極

1. 天地混沌未分以前稱為「太極」。
2. 指天宮、仙界。

什麼是太極？

《易傳・繫辭傳》：「易有太極，是生兩儀。兩儀生四象，四象生八卦」。這是太極概念最早的詮釋。到了宋代，對太極的解釋是：宇宙萬物即將湧動變化前的狀態，而一變動之後，即形成陰陽兩儀，進而衍生四象八卦，從此生生不息。太極的概念也影響其他國家，如韓國國旗即為「太極旗」，可見韓國深受中華傳統文化之影響。

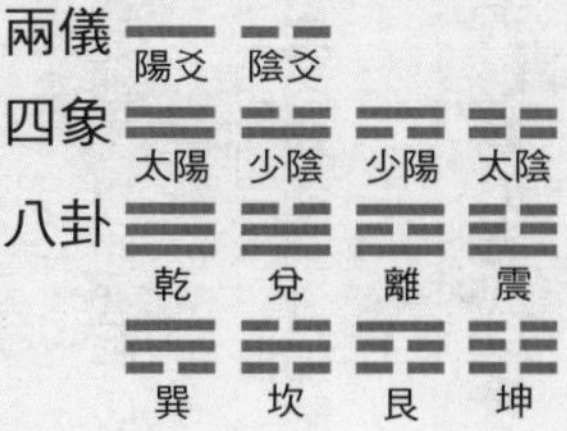

原因❷人的運動姿勢發生改變

為什麼現在有很多人患心腦血管病？這和人的一個姿勢有關，就是人的站立。由於人的直立姿勢，使大腦極容易缺血、缺氧，所以容易發生心腦血管疾病。

脊柱負荷過大

人用直立的運動代替爬行，使身體的一個部位負荷過大，這個部位就是脊柱。現代醫學中，有一些人就試圖透過調整脊柱來治病。比如人若感到胸悶，有可能是和脊柱錯位有關，有人會覺得頸椎不舒服等，而這種不舒服，會導致手腳的指尖麻木。

中國養生法強調：人應該從行走坐臥當中去養生，就是站要有站相，坐要有坐相。站的時候，一定要找到身體的中軸線，使它不偏移，就是從天門到地戶、從百會到會陰的這條中軸線不偏移，人體的氣機基本上就是順暢的。

直立壓迫直腸造成痔瘡

還有「十人九痔」的現象，也和人的站立姿勢有關。動物很少患痔瘡，而

導引術的好處

1. 調節人的氣血
2. 消化水穀（食物）
3. 去風邪
4. 長氣血

在人類的身上就會經常出現痔瘡，這實際上是和動物的直腸不會受到很多壓迫有關，動物是趴著的姿勢，而人是直立的姿勢，會造成直腸壓迫感。現實生活當中，有很多人得腸癌，也都和人的站立姿勢相關。

面對痔瘡，如何解決？比如在家裏可以經常保持趴著、躺著或爬的姿勢，爬的姿勢是很重要的，如果小孩子在成長過程中爬得好，他整個身體的協調性就會很好。也可以經常蹲下，就像蹲著用抹布擦地的姿勢一樣，痔瘡都會有所改善。

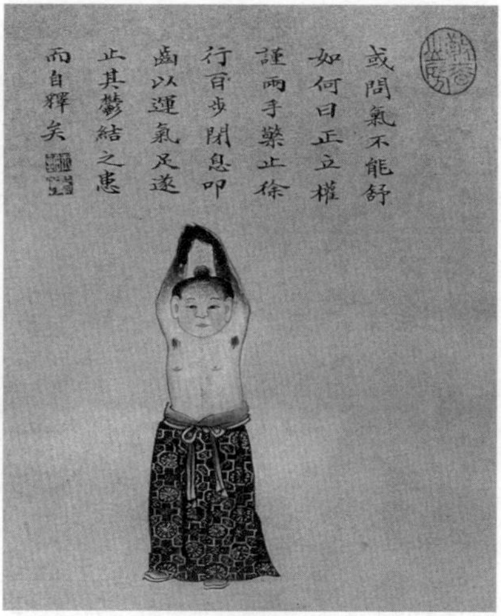

導引圖

站立造成腳腕傷害

為什麼現在「足療」這麼熱門？也和直立這個問題有關，因為站立姿勢會造成對腳腕的傷害。我們的足部每天承受的壓力，是超出我們想像的。足部是人的第二個心臟，有六十多個穴位，它需要一定的休養生息。

心臟功能減退

由於站立的姿勢，使人的心臟壓力變大，心臟只會產

日常簡易養生法

❶ 熨目 ❷ 引耳
❸ 摩面 ❹ 叩齒
❺ 收足 ❻ 鳴天鼓

生一些微小的運動，導致心臟的功能減退。針對這種情況，中國傳統醫學基本上，是採取「導引」的方法。導引術有幾大好處，它可以調節人的氣血，可以消化水穀（食物），還可以去風邪、長氣血。如果人掌握傳統醫學當中的某一個導引術，比如二十四節氣導引圖（見118頁），或學學易筋經，或練練六字訣（吹、呼、嘻、呵、噓、呬），對人的身體都有益處。

日常簡易養生法

對於老百姓來説，導引術還是比較陌生的，其實，在日常生活中，也有幾個很簡便的方法可以用。還有一些方法，比如熨目、引耳、摩面等。

叩齒：比如剛剛睡醒時，就可以採取「叩齒」的方法，叩齒就是敲擊牙齒，可以強腎，使腎和膀胱的氣化功能增強。叩齒，可以使唾液增多，然後慢慢地咽下這些唾液，一口分三十六次咽下，剛開始很難做到，如果每天持續去做，對身體會有很大的幫助。

收足：睡覺之前，可以抻拉膀胱經，就是你要收足，即使勁抻你的腳後跟，腳尖向內收。

為什麼動物很少得痔瘡，而人卻很容易得痔瘡？

動物很少患痔瘡，而在人類的身上就會經常出現痔瘡，這實際上是和動物的直腸不會受到很多壓迫有關，動物是趴著的姿勢，而人是直立的姿勢，會造成直腸壓迫感。現實生活當中，有很多人得腸癌，也和人的站立姿勢相關。

鳴天鼓：最關鍵的一個方法是「亥寢鳴天鼓」，就是到夜裏十點左右要睡覺的時候，一定要鳴天鼓。（亥時是晚上九點到十一點）如何鳴天鼓？就是敲打後腦勺，天鼓指的就是後腦勺部分，用兩手的掌心，也就是勞宮穴，捂住耳門，即兩耳孔，用後面的食指和中指敲打，可以敲三十六下或七十二下。

人的站立容易造成的病症

站立易造成的病症	調養身體的方法
❶ 脊柱不舒服	站的時候，一定要找到身體的中軸線，使它不偏移
❷ 痔瘡	在家可以經常保持趴著、躺著或爬的姿勢
❸ 腳腕受傷	足療、休養生息
❹ 心臟功能減退	採取導引的方法，比如學易筋經，或練六字訣等

要怎麼改善痔瘡？

在家裏可以經常保持趴著、躺著或爬的姿勢，爬的姿勢是很重要的，如果小孩子在成長過程中爬得好，他整個身體的協調性就會很好。也可以經常蹲下，就像蹲著用抹布擦地的姿勢一樣，痔瘡都會有所改善。

名詞小辭典

易筋經

《易筋經》的來源眾說紛紜，其中有一說相傳是達摩所著。它是習武者練習的一種內功功法，可以強壯身體、強化肌肉。

導引

1. 引導。
2. 一種道家的養生方法，也可以說是呼吸運動與肢體結合的一種醫療保健操。在《莊子》中最早提出「導引」的說法：「吹呴呼吸，吐故納新，熊經鳥伸，為壽而已矣；此導引之士，養形之人，彭祖壽考者之所好也」。

六字訣

古代流傳下來的養生法，是一種吐納法，六字為「吹、呼、嘻、呵、噓、呬」，都是長息吐氣之法。只要能長期練習，從讀字、口形、呼吸動作一直到意念，循序漸進，就可以調整虛實，延年益壽。

抻

抻讀臂或嗔。以輾、壓的方式，將其拉長。《廣韻》中解釋「抻」是：「展物長也」。

四季飲食小叮嚀

春：多吃糧食

夏：不吃冷飲，多吃一些溫熱的東西

秋：可以吃一些醬類

冬：略飲一些酒

原因❸人的消化功能發生改變

人活不到自然壽限，和消化功能的改變是有關的。人和動物相比，人的消化功能現在處在一種極度萎縮的狀態，比如動物可以吞食食物，而人現在的吞食能力已經很弱了，這極易導致現代人的一些所謂「代謝病」（如高血脂、高血壓、糖尿病等）。中醫一向以脾胃為本，在過去的道教醫學裏，是用吃丹藥的方法，來增強人的消化功能。

清淡飲食增強消化力

現在我建議大家，只要好好吃飯就可以，不過要吃一些清淡的食物。因為我們講過，人之所以活下來，是靠每天調一點點元氣，而調元氣的東西是鹽，如果人吃得很鹹，就會過多地調動元氣，過猶不及。如果保持清淡，又能夠合理得宜地去吃，對消化系統就很好。

比如春天的時候，一定要多吃主食。如果家裏有老人，而且有老病根，一般不能讓他們吃新糧食，因為新糧食生機太旺，容易把老人的老病勾出來，老人最好吃陳糧。夏天的時候不吃冷飲，多吃一些溫熱的東西，秋天可以吃一些醬類，冬天可以略微飲一些酒，這些對我們的消化功能都非常有益。

人活不到天年的原因

❶ 呼吸方式改變 ❷ 運動姿勢改變
❸ 消化功能改變 ❹ 循環功能改變
❺ 情志因素

原因❹人的循環功能發生改變

人的循環功能的改變，也使人活不到自然的壽限。如今在我們的生活當中，已經很難去感受什麼叫春夏秋冬，比如夏天用空調、冬天有暖氣，人的微循環系統，就會慢慢變得薄弱，會越來越不適應外面的氣候。這也會造成人體的一些變化，比如說心血管會極容易硬化，以至於縮短壽命。

原因❺情志因素

人是有情志的動物，人的情緒變化多端，也會造成人活不到自然的壽限。有人會「大戚而亡」，有的人經常情緒陰晴不定。過去認為只有大人會有情志，其實現在很多小孩子，也會有情志、心理問題，比如會有過度壓抑的問題，這都是由於欲望所造成的。

就是以上五種因素，造成人現在很難活到天年（自然壽限）。

人活不到自然壽限的原因

壽命縮減的原因	為什麼很難活到天年（自然壽限）？
❶ 呼吸方式改變	胸式呼吸，導致人大部分的肺細胞長期閒置不用，減少肺的活性
❷ 運動姿勢改變	人的直立姿勢，容易造成心血管疾病、痔瘡、腳腕受傷等問題
❸ 消化功能改變	吞食能力已經變弱，極易導致現代人的一些所謂「代謝病」
❹ 循環功能改變	微循環系統慢慢變得薄弱，會越來越不適應外面的氣候
❺ 情志因素	人的情緒變化多端，也會造成人活不到自然的壽限

晉嵇康的「養生五難」

中國古代一再強調：「養生」實際上是很難的一件事，難在哪裏呢？嵇康寫過《養生論》，他曾經提出養生有五個難處：

❶ 名利不滅

如果人對名利的欲望不消除，要想養生，難上加難。因為欲望總在那裏調著人的元氣，這樣會對人的身體，造成極大的傷害。很多老人說，現在利也不

晉嵇康的「養生五難」

❶ 名利不滅 ❷ 喜怒不除
❸ 聲色不去 ❹ 滋味不絕
❺ 神慮轉發

要了，名也不要了，就可以養生了。但是他肯定還有一點想要，就是希望別人說他好。

我們每個人現在都有這個迷思：覺得做什麼事，都要得到大家的肯定。這是不可能的，因為眾口難調。

如果這個想法也去掉的話，人就沒煩惱，這樣才能夠養生。如果一個人總想著「我做這件事，讓這個人不高興，讓那個人不高興」，那日子就很難過了，別說養生，連自己的生活都不可能好好過。

❷ 喜怒不除

如果人不能合理地控制喜怒，就會很有問題。中國文化不是說讓人不喜不怒，「喜怒不形於色」這種事情，不是一般人能做到的。

人會喜怒形於色也不見得是壞事，只要不過度、懂得節制就好。一個人不可以總讓自己處在發怒的狀態，或憂鬱、恐懼的狀態，這需要大家有意識地去克制。

❸聲色不去

人活著是需要一些享樂的，但是享樂要透過讀一些書、培養一些情趣來獲得，而不能靠縱情聲色，這種東西會造成人的很多疾病。比如「伐欲」，就像斧頭一樣會削伐人的壽命。

❹滋味不絕

所謂「滋味不絕」，表面上是指人好吃、好逸惡勞，實際上還是指欲望——總想吃的欲望。其實我們會發現再好吃的東西，到最後人也可能會忘記，當人得到滿足以後，他肯定會把這個欲望忘掉。

窮苦人在最餓的時候所吃的東西，他可能會記住。但是享樂的時候，人對能夠吃到的美味，都不會留下很強烈的記憶。過分地滿足自己的欲望，會對身體造成某種損傷。

比如過去八國聯軍攻打北京城，慈禧太后倉皇出逃，又餓又累時吃到農民進獻的粗食窩窩頭，彷彿人間美味。等到回宮後，對御廚作的精緻窩窩頭，就覺得沒有當時吃到的好吃。

癌症性格

所謂癌症性格表現：

1. 心情長期處於鬱悶、壓抑的狀態
2. 心境不開朗
3. 遇事喜憂不喜樂，看暗不看明

5 神慮轉發

「神慮轉發」，就是指這個人一天到晚胡思亂想。中醫認為人「多思則神怠」，想得多了，人的心神會疲憊；「多念則神散」，念頭太多的話，人的神明就會散失；「多欲則損志」，如果人欲望太多，會對腎精造成一些不好的影響；「多事則形疲」，如果不管大事小事，一定親力親為的話，人的形體就會受到傷害；「多語則氣喪」，如果說得太多，就會使人的氣機混亂。像這些都是「神慮轉發」。

人如果拼命運轉自己的頭腦，就會傷五臟之神明。「多怒則百脈不定，而多惡則憔悴無歡。」「多惡」是什麼意思？就是什麼東西都討厭，如果這樣，人會慢慢地沒有生活快樂的感覺。

癌症性格—得癌症與情緒有關

比如前幾年社會新聞中，有一個因「二手煙」得癌症的事件。這事是說在一個辦公室裏邊，只有一個女的不抽煙，其餘十二個人都抽煙，她現在得了癌症，就控告這十二個同事，因為她吸了他們的二手煙才得肺癌。

為什麼她會得癌，而別人不得癌？這裏有可推敲的地方。她屬於那種「多惡則憔悴無歡」的人，因為她首先接受了一種觀念：認為抽二手煙就會得癌，每當她身邊的人抽煙的時候，她就開始不愉快、很痛苦，覺得人生特別難受，可是她又不敢說什麼，總是壓抑著自己。而旁邊那十二個同事整天在那裏高高興興地抽煙，說著自己開心的事，只有她憋在心裏，於是就她得了癌。

在某種意義上，她得癌是和她的情緒有很大的關聯。她要擺脫掉這些不好的想法，不要總壓制自己，如果真的討厭同事抽煙，可以大聲說出來，改變環境，或去尋找新的工作，反正就是把這個情形改變掉，而不能以悶悶不樂的方式，讓自己生病。

西方醫學也承認，得癌症的人一般都有「癌症性格」。所謂癌症性格表現為：心情長期處於鬱悶、壓抑的狀態，心境不開朗，遇事喜憂不喜樂，看暗不看明。

人物檔案

嵇康

嵇康（西元233～262年），三國時期曹魏的文學家、音樂家，著有《養生論》、《聲無哀樂論》、《廣陵散》等。「竹林七賢」中的領袖人物，後因得罪司馬昭被殺。

嵇康的「養生五難」

養生五難	說明	調養改善方式
❶ 名利不滅	欲望總在調著人的元氣，這樣會對身體造成極大傷害。	去掉名利的欲望，人就沒煩惱，這樣才能養生。
❷ 喜怒不除	人不能合理控制喜怒，就會產生問題。	人會喜怒形於色，也不見得是壞事，只要不過度，懂得節制就好。
❸ 聲色不去	縱情聲色，會造成人的很多疾病。	享樂要透過讀一些書、培養一些情趣來獲得，而非縱情聲色。
❹ 滋味不絕	表面上是指人好吃、好逸惡勞，實際上還是指欲望，總想吃的欲望。	不要過分地滿足自己的欲望，以免對身體造成某種損傷。
❺ 神慮轉發	一天到晚胡思亂想，拼命運轉自己的腦袋，就會傷害五臟之神明。	不要想太多，不要壓抑自己。

人的生命週期與生命狀態

《黃帝內經》中關於人的生命週期的一些說法，具體闡述人在人生的某個特定階段，血氣和行為的某種關聯性。

10歲：氣血在根部，臟器剛穩定下來

比如「人生十歲，五藏始定」。少年時期，人體的臟器剛剛穩定下來，這個時候人的「血氣已通，其氣在下」，此時人的氣血都在根部，因此小孩子喜歡跑，而且是跳著跑。

20歲：血氣旺盛，長肌肉，喜歡快走

二十歲時，人「血氣始盛，肌肉方長，故好趨」，「趨」是快走的意思。即二十歲的時候人的血氣開始旺盛，並且長肌肉，喜歡快走。

30歲：五臟六腑安定，肌肉生長達到頂點

三十歲時，人「五藏大定，肌肉堅固，血脈盛滿，故好步」。人三十歲的時候，身體五臟六腑基本都已安定下來了，肌肉的生發和生長都已達到頂點，

這個時候人就開始喜歡慢慢地走路。

40歲：器官開始衰退，愛坐不愛動

四十歲時，人「五藏六府，十二經脈，皆大盛已平定，故好坐」。即人四十歲的時候，人的身體各個器官都已經開始走下坡，肌膚腠理都開始出現變化，出現衰退現象。比如「榮華頹落」，「榮華」指面色，即人的面色也不像年輕時紅潤光澤；人的頭髮也開始變白，開始喜歡坐著，不太願意活動。

一直不動也會耗散元氣

但「久坐濕地傷腎」，人總坐在一個地方不動的話，也會慢慢耗散元氣。不活動了，還會耗散元氣，有這種事情嗎？會有的，因為人不太活動，濕氣就偏重，濕氣如果偏重，身體中的寒邪之氣，就會化不開、帶不走，總在身體裏淤積。這樣會造成經脈不通暢，人體就會多調元氣上來，把寒邪破掉。從這個角度來講，人最起碼從四十歲開始，就應該注重養生的問題。

我建議大家中年以後要多活動，讓自己的氣血充分運化起來，增強自己的代謝，把濕氣帶走。因為在現實生活中，大家經常會發現人到了四十歲以後，

體態各方面都會發生很大的變化，實際上這和人身上的氣血有關，也和日常生活當中的一些不良習慣，比如不愛運動有關。

50歲：氣機減弱，肝氣衰退、眼花

五十歲時，人「肝氣始衰，肝葉始薄，膽汁始減，目始不明」。即人的生發之機，已經開始衰退。《上古天真論》曾說過：人一般到四、五十歲的時候，生機已經很弱。

比如老年人得病，吃藥會吃很長時間，因為他的整個氣機減弱，生發能力極度衰退，只能靠不斷吃藥，來慢慢恢復自己的臟腑功能，帶走一些疾病。此時人眼睛也開始花了，有一種說法，叫「花不花四十八」，即人到了四十八歲左右，眼睛就開始花了。眼睛花這個象，實際就是肝氣衰退的象。

60歲：氣血不足，思維減退，喜歡躺著

六十歲時，人「心氣始衰，苦憂悲，氣血懈惰，故好臥」。六十歲時，人想問題就很難周全，因為只有心氣很旺時，人的思維才能夠健全；心氣不足，思維能力會減退。這個時候人的情緒上，也會出現一些不穩定的狀態，人身體

名詞小辭典

譫語

譫讀詹。譫語，指病中說話語無倫次，神智不清時的胡言亂語。

的氣血處在一種停滯的狀態，在日常生活當中，人就總喜歡躺著。

70歲：脾胃虛弱，皮膚乾枯

七十歲時，人「脾氣虛，皮膚枯」。即人的後天脾胃已經很虛弱，脾胃一弱，吃得就少，變化出來的水穀精微就少，氣血能往外帶動的能量也會降低，皮膚腠理得到的氣血和精華，也就少了很多，皮膚就會出現乾枯這種現象。

80歲：肺氣衰敗，說話不清楚

八十歲時，人「肺氣衰，魄離，故言善誤」。即人輸布全身氣血的功能開始減退，會出現魂魄分離的象，導致說話經常說不清楚，或說顛倒話，或像中醫裏所說的是「譫語」（胡言亂語，譫讀詹）一樣，一句話沒完沒了總在說，這些都是人八十歲時肺氣衰敗的象。

90歲：腎氣衰敗，四臟跟著空虛

九十歲時，人「腎氣焦，四藏經脈空虛」。即人的腎氣開始衰敗，其餘四臟也都跟著空虛了。人在生命當中，大家一定要記住，只要腎氣一衰，人的全

身氣血都會衰。而腎精又是從中焦脾胃來的，中焦脾胃一衰，人全身肯定開始虛弱，都是有一定相關性。

100歲（將死時）：五臟六腑很虛弱，魂魄全都分離

一百歲時，人「五藏皆虛，神氣皆去，形骸獨居而終矣」。這裏的「百歲」實際指的是人的一種「將亡之象」，就是人要死的時候，五臟六腑會很虛弱，魂魄全都分離，思維能力、想像力全都沒有了。

以上說明，我們可以看出人體的行為、思維和臟腑，都是由氣血和精來支撐，如果精不足，氣血缺失，就會造成身體的衰敗和衰亡。

人不動會耗損元氣嗎？

會的，因為人不活動，濕氣就偏重，濕氣如果偏重，身體中的寒邪之氣，就會化不開、帶不走，淤積在身體裏。這樣會造成經脈不通暢，人體就會多調元氣上來，把寒邪破掉。

《黃帝內經》說人的生命週期與生命狀態

年齡	生命狀態	生理特徵說明
10	人生十歲，五藏始定	少年時期，人體的臟器剛剛穩定下來。
20	血氣始盛，肌肉方長，故好趨	血氣開始旺盛，並且長肌肉，喜歡快走。
30	五藏大定，肌肉堅固，血脈盛滿，故好步	五臟六腑基本都已安定下來了，肌肉的生發和生長，都已達到頂點。
40	五藏六府，十二經脈，皆大盛已平定，故好坐	人四十歲的時候，人的身體各個器官，都已經開始走下坡，肌膚腠理都開始出現變化，出現衰退現象。
50	肝氣始衰，肝葉始薄，膽汁始減，目始不明	整個氣機減弱，生發能力極度衰退，此時人眼睛也開始花了。
60	心氣始衰，苦憂悲，氣血懈惰，故好臥	人身體的氣血，都是處在一種相對停滯的狀態，在日常生活當中，人就總喜歡躺著。
70	脾氣虛，皮膚枯	即人的後天脾胃已經很虛弱，脾胃一弱，吃得就少，皮膚就會乾枯。
80	肺氣衰，魄離，故言善誤	人輸布全身氣血的功能開始減退，而且會出現魂魄分離的象，導致說話經常說不清楚。
90	腎氣焦，四藏經脈空虛	人的腎氣開始衰敗，其餘四臟也就都跟著空虛了。
100	五藏皆虛，神氣皆去，形骸獨居而終矣	人要死的時候，五臟六腑會很虛弱，魂魄全都分離。

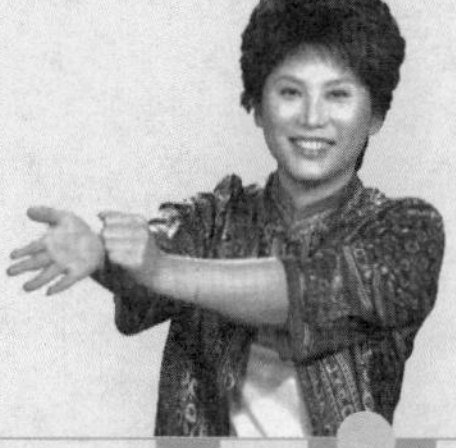

問題1 人的正常壽命應該可以活到幾歲？

傳統文化認爲：人的壽命應該是「上壽百二十，中壽百歲，下壽八十」，用這種觀點來說，人應該活到的最高壽限，實際上是一百二十歲。

現代科技對人類自然年齡有三種推算，一種是「壽命係數」學說，用生長期乘以壽命係數，是約活到一百二十五歲；另外兩種是「細胞分裂」學說和「性成熟期」學說，這兩者都認爲人的正常壽限，應該是一百一十歲到一百四十歲之間。

問題2 人活不到自然壽限的根本原因？

爲什麼在天地之間，所有的動物都能活到自己的自然壽限，而只有人活不到自己的自然壽限？原因何在？其實，最根本的原因，就是人站立起來了。人的直立，導致人的呼吸方式和運動姿勢，以及消化功能各方面的變化，以至於縮短了壽命。

問題3 人活不到自然壽限的五大因素？

人活不到自然壽限，共有五大原因：(1)呼吸方式改變：胸式呼吸，減少肺的活性。(2)運動姿勢改變：直立姿勢，容易造成心血管疾病、痔瘡、腳腕受傷等問題。(3)消化功能改變：吞食能力變弱，極易導致現代人的「代謝病」。(4)循環功能改變：微循環系統慢慢變得薄弱，就會越來越不適應外面的氣候。(5)情志因素：情緒變化多端，也會造成人活不到自然的壽限。

問題4 為什麼有越來越多的人患心腦血管病？

這和人的姿勢有關，就是人的站立。由於人的直立姿勢，使大腦極容易缺血、缺氧，所以易發生心腦血管疾病。

問題5 為什麼動物很少得痔瘡，而人卻很容易得痔瘡？

動物很少患痔瘡，而在人類身上就會經常出現痔瘡，這實際上是和動物的直腸不會受到很多壓迫有關，動物是趴著的姿勢，而人是直立的姿勢，會造成直腸壓迫感。現實生活當中，有很多人得腸癌，也都和人的站立姿勢相關。

問題6 要怎麼改善痔瘡？

在家裏可以經常保持趴著、躺著或爬的姿勢，爬的姿勢是很重要的，如果小孩子在成長過程中爬得好，他整個身體的協調性就會很好。也可以經常蹲下，就像蹲著用抹布擦地的姿勢一樣，痔瘡都會有所改善。

問題7 人要如何增強消化功能？

在過去的道教醫學裏，是用吃丹藥的方法，來增強人的消化功能。但是現在，我建議大家，只要好好吃飯就可以，但要吃一些清淡的食物。

人之所以活下來，是靠每天調一點點元氣，而調元氣的東西是鹽，如果人吃得很鹹，就會過多地調動元氣，過猶不及。如果保持清淡，又能夠合理合法地去吃，對消化系統就很好。

問題8 導引術有什麼好處？

導引術有幾大好處，它可以調節人的氣血，可以消化水穀（食物），還可以去風邪、長氣血。如果人掌握傳統醫學當中的某一個導引術，比如二十四節氣導引圖，或學學易筋經、練練六字訣（吹、呼、嘻、呵、噓、呬），對人的身體都有益處。

問題9 嵇康的「養生五難」是哪五難？

晉代嵇康說「養生五難」是指：(1)名利不滅：欲望總在調著人的元氣，這樣會對人體造成極大傷害。(2)喜怒不除：人不能合理地控制喜怒，就會很有問題。(3)聲色不去：縱情聲色，這種東西會造成人的很多疾病。(4)滋味不絕：表面上是指人好吃、好逸惡勞，實際上還是指欲望—總想吃的欲望。(5)神慮轉發：一天到晚胡思亂想，拼命運轉自己的頭腦，就會傷五臟之神明。

問題10 為什麼小孩子好動、喜歡跑？

《黃帝内經》說：「人生十歲，五藏始定」。少年時期，人體的臟器剛剛穩定下來，這個時候人的「血氣已通，其氣在下」，此時人的氣血都在根部，因此小孩子喜歡跑，而且是跳著跑。

問題11 人不動會耗損元氣嗎？

會的。因爲人不太活動，濕氣就偏重，濕氣如果偏重，身體中的寒邪之氣，就會化不開、帶不走，總在身體裏淤積。這樣會造成經脈不通暢，人體就會多調元氣上來，把寒邪破掉。

問題⑫ 幾歲以後更應該注重養生？

人最起碼從四十歲開始，就應該注重養生的問題。建議大家人過中年，在這個年紀要多活動，讓自己的氣血充分運化起來，然後增強自己的代謝，把濕氣帶走。

因爲在現實生活中，大家經常會發現人到了四十歲以後，體態各方面都會發生很大的變化，實際上這和人身上的氣血有關，也和日常生活當中的一些不良習慣，比如不愛運動有關。

問題⑬ 身體的衰敗和衰亡是由於什麼原因？

人體的行爲、思維和臟腑都是由氣血和精來支撐的，如果精不足，氣血缺失，就會造成身體的衰敗和衰亡。

3

人生的道德修養與養生

五臟六腑和諧，身體就健康，社會也會平和有禮

孔子說「君子三戒」

關於養生的問題，孔子曾經提出過君子有「三戒」。所謂「三戒」是指什麼呢？

第一戒：少年時戒色

首先，「少之時血氣未定，戒之在色」。就是說人在很小的時候，氣血未定，身體還沒有很成熟，不要過早地開始性生活。性欲不可以開始得太早，如果男孩子欲望開始太早，將來就有可能導致不育，女孩子欲望開始太早，有可能導致不孕。在年輕的時候，要從欲望上掌控好自己。

孔子說「君子三戒」
第一戒：少年時戒色
第二戒：壯年期戒鬥
第三戒：老年期戒得

第二戒：壯年期戒鬥

其次，「及其壯也，戒之在鬥」。人到壯年的時候，血氣方剛，此時，就不要過分地好強，不要過分超越自己身體的極限，去做某些事，不然會強行拉動自己的元氣，這樣對氣血會造成很大的傷害。

第三戒：老年期戒得

再次，「及其老也，血氣既衰，戒之在得」。人老的時候，氣血已經衰退，人要從欲念上約束自己，不該自己得到的，就不要再去想了。這樣，老人才能有一個健康、平和的晚年生活。

以上就是孔子說的「君子三戒」。從這裏可以看出，中國的傳統醫學很強調，在日常生活和道德修養去把握自己，只有這樣才能讓自己的氣血，能夠得以順暢地發展。

君子的養生三戒

時期	養生三戒	原因	養生法
少年	戒色	血氣未定	從欲望上掌控好自己
壯年	戒鬥	血氣方剛	不要過分超越自己身體的極限，去做某些事
老年	戒得	血氣既衰	從欲念上約束自己，不該自己得的，就不要再去想了

《論語・季氏第十六》：「孔子曰：君子有三戒；少之時，血氣未定，戒之在色；及其壯也，血氣方剛，戒之在鬥；及其老也，血氣即衰，戒之在得」。

中國傳統文化養生祕方

在日常生活中，我們應該如何去調理自己？有沒有一些具體的方法？傳統文化中確實有一些讓我們的生活更豐富、養生有道的方法。

中國傳統文化養生祕方

❶ 靜坐　❷ 讀書　❸ 遠眺山水花木

❹ 經常與朋友談天說地　❺ 教子弟讀書（教化）

❶ 靜坐

如果能夠靜坐下來，就可以讓自己的氣血，長期保持一種穩定和生發的狀態。但由於現代人靜坐不得法，反而造成氣血淤滯。所以一定要得法，不然就避免這種方法。

❷ 讀書

人一定要多讀書，而且要讀聖賢書、經典書，比如《黃帝內經》、《老子》、《論語》、《佛經》等。如果讀了這些書，人會明白一個道理：醫藥並不能解決人的全部問題，因為除了身體的選擇以外，人還有靈魂的選擇，如果多讀書，人就能夠對世事看得通透一些。

多讀聖賢書、經典書

多讀史書，就會使人明鑒，會看透歷史到底是怎麼回事？多讀經書，就能明白世間的規律到底是什麼？讀了醫書，人最起碼會知道，應該規避什麼？應該怎麼去做？

比如生病的問題。透過讀書，大家會知道：所謂醫學的要點，就是「因天

有朋自遠方來，不亦樂乎！

樂是快樂、喜悅之意，這句話是說：「有朋友從遠方來拜訪，不是很快樂嗎？」原文出自《論語・學而》：子曰：「學而時習之，不亦說乎？有朋自遠方來，不亦樂乎？人不知而不慍，不亦君子乎？」

之序」，即人一定要按照規律去生活。書上還告訴你「天作孽猶可活，自作孽不可活」，如果出現天災，人不會都死掉。比如碰到瘟疫，總有人能活下來。但如果人自己不珍惜自己，那就沒辦法了。聖人已經告訴人很多規避災難的方法，而有人偏偏背道而馳，不好好吃飯、不好好睡覺、沒日沒夜去上網，就沒有人能救他。

③ 遠眺山水花木

人要看看天地自然的變化，如果只讀書，不去看大自然的話，照樣不能理解什麼叫木火土金水？什麼是陰陽的變化？遠眺山水花木，就會知道什麼叫生發？什麼叫日落？什麼叫花落？人老的時候，看到花落和日落，就會懂得生老病死，只不過是人生之常態，而不會認為得了病，就像天塌下來似的難以接受。這樣的話，以平常心看待，我們對人生的很多問題，都能看得很平淡。

④ 經常與朋友談天說地

人活在世上，需要有一些志同道合的朋友，就像孔子所說「有朋自遠方來，不亦樂乎」。如果能有朋友和你共同交流人生的意義，分享你的幸福和苦

惱，你的人生會很快樂。人畢竟不是一個人活在這世上的，在社會裏，每個人都要與他人和諧穩定地相處。

社會的組成，需要人能正常地交流，所謂正常地交流，是指人彼此之間可以和氣、穩定、長久地交流，這種交流對每個人的身體來說，都是一種財富。

為什麼是「財富」？因為西醫認為人的健康包括幾個方面：身體的健康、精神的健康、社會交往的健康。社會交往的健康，就是指人與人之間和氣、穩定、長久的交流。

西醫認為人的健康包括的方面？

1. 身體的健康
2. 精神的健康
3. 社會交往的健康

健康的定義

「世界衛生組織（WHO）」關於健康的定義有這樣一句話：健康不僅僅是疾病或羸弱之消除，而且是體格、精神和社會交往的健康狀態。這就是說健康包括三個方面：一個是身體，一個是精神，一個是社會交往，就是和別人相處得怎麼樣。三者都具備，才是健康的正常狀態。

成語小辭典

氣宇軒昂

氣宇是胸襟氣度。氣宇軒昂形容人的神采洋溢，氣度不凡，儀表精神飽滿。也作「器宇軒昂」、「軒昂氣宇」。

5 教子弟讀書（教化）

即「教化」（教導感化）。人類文化是靠不斷地傳承，才能繼續下去，如果能把自己經驗、人生感悟，不斷地教給後人，也是一種享受，也是一種養生。

健康建立在五臟六腑的和諧上

當人明白人體氣血、陰陽、五臟六腑，都是怎麼一回事的時候，就會明白一個道理：身體的健康，首先建立在五臟六腑的和諧之上，當五臟六腑都和諧時，陰陽就會和諧，陰陽的和諧，就是指人與人之間的和平共處。

社會文明程度用什麼做判斷？

有位哲人曾經說過，看一個社會的文明程度有多高？不是看它建了多少高樓、建了多少豪華的設施？關鍵是要看這個民族、看這個社會，培育出什麼樣的男人和什麼樣的女人？看男人是否氣宇軒昂？女人是否溫柔敦厚？其實人情緒的不穩定，都是源於身體五臟六腑的不穩定。如果男人都能做到氣宇軒昂，女人都能做到溫柔敦厚，這個國家就是一個君子國，這個社會就是一個和諧的社會。

曲黎敏養生講堂

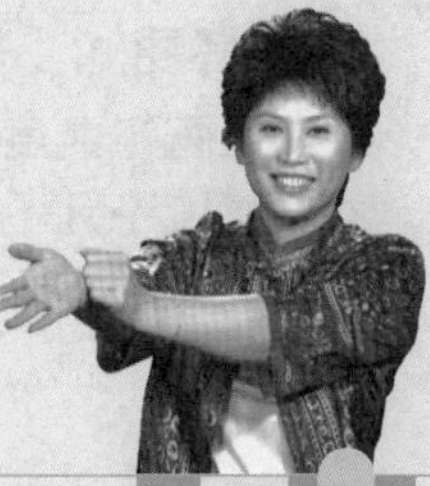

問題1 孔子說君子有哪三戒？

孔子說君子有三戒：（1）少年時戒色：因此時血氣未定，要從欲望上掌控好。（2）壯年期戒鬥：壯年時候血氣方剛，此時就不要過分好強，不然會強行拉動自己的元氣，對氣血造成很大的傷害。（3）老年期戒得：人老的時候，氣血已經衰退，人要從欲念上約束自己，不該自己得的，就不要再去想了。

問題2 中國傳統文化養生的方法？

中國傳統文化養生方法：（1）靜坐：讓自己的氣血，長期保持一種穩定和生發的狀態。（2）讀書：尤其要讀聖賢書、經典書。如果多讀書，人就能對世事看得通透一些。（3）遠眺山水花木：要看看天地自然的變化，這樣對人生很多問題，都能看得很平淡。（4）與朋友談天說地：有朋友和你共同交流人生的意義，分享你的幸福和苦惱，你的人生會很快樂。（5）教子弟讀書（教化）：如果能把自己的經驗、人生感悟，不斷地教給後人，也是一種享受，也是一種養生。

問題3 為什麼要多讀聖賢書、經典書？

如果多讀書，人會明白：醫藥並不能解決人的全部問題，因爲除了身體的選擇以外，人還有靈魂的選擇，如果多讀書，人就能對世事看得通透一些。

多讀史書，就會使人明鑒，會看透歷史到底是怎麼回事？多讀經書，就能明白世間的規律到底是什麼？讀了醫書，人們最起碼會知道，應該規避什麼？應該怎麼去做？才能擁有健康的身體。

問題4 為什麼人際關係交流，對身體也是一種財富？

社會的組成，需要人能正常地交流，所謂正常地交流，就是指人彼此之間可以和氣、穩定、長久地交流，這種交流對每個人的身體來說，可說都是一種財富。

爲什麼是財富？因爲西醫認爲人的健康包括幾個方面：身體的健康、精神的健康、社會交往的健康。社會交往的健康，就是指人與人之間和氣、穩定、長久的交流。

問題5 為什麼人的情緒會不穩定？

其實人情緒的不穩定，都是源於身體五臟六腑的不穩定。身體的健康，首先建立在五臟六腑的和諧之上，當五臟六腑都和諧時，陰陽就會和諧；陰陽和諧，就是指人與人之間的和平共處。

問題6 一個社會的文明程度要如何判斷？

看一個社會的文明程度有多高，不是看它建了多少高樓、建了多少豪華的設施？關鍵是要看這個民族、看這個社會，培育出什麼樣的男人和什麼樣的女人？

看男人是否氣宇軒昂？女人是否溫柔敦厚？如果男人都能做到氣宇軒昂，女人都能做到溫柔敦厚，這個國家就是一個君子國，這個社會就是一個和諧的社會。

第四章

健康的生活方式
—養生的四個方面

- 養性情
- 養睡眠
- 養居處
- 養房事

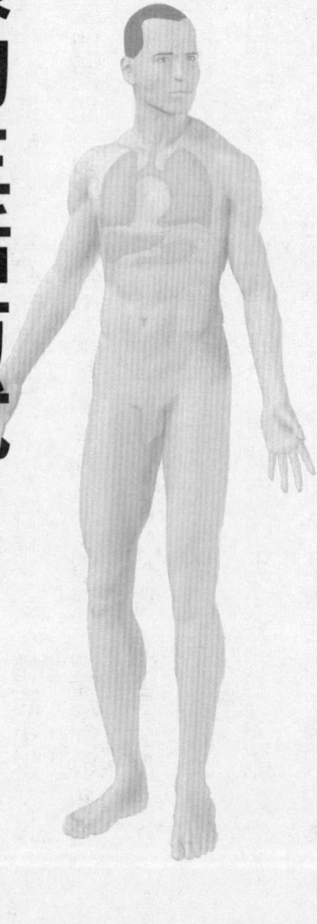

在傳統文化裏面，養生包括四個方面：養性情、養睡眠、養居處、養房事。

1 養性情

建立一種健康的生活方式，才能使生命長生

在傳統文化裏面，養生包括四個方面：養性情、養睡眠、養居處、養房事。我們必須按照這四個方面去做，才能夠使生命長生。

如果人的性情出了很大的問題，人的生命狀態就會隨之出問題。比如我們經常會提到「現代病」，造成現代疑難雜症的三大原因是：**一、情志不遂**：人在性情方面出了很大的問題，壓力、性情使身體受到很多困擾、遭遇到很多困境。**二、暴飲暴食**：人沒有養成很好的生活習性，比如有一些人很喜歡酗酒。**三、缺乏運動**：很多現代人不是死於疾病，而是死於不健康的生活方式。

傳統文化非常強調一點：人應該建立起一種健康的生活方式，才能夠使生命長生。一個人的性情好了，他的生活就會很愉快，就會活出一種很快樂的狀態。

造成現代疑難雜症的3大原因

原因❶：情志不遂

原因❷：暴飲暴食

原因❸：缺乏運動

所謂的「養性情」，不是讓人不去生氣。我們在日常生活當中，經常勸別人說你就不要再生氣了，這是沒有用的。有用的是，讓人一開始就不去生氣。這個如何做到？傳統文化非常強調解決任何問題的時候，一定要有方法，方法要很到位。

怎麼養性情？「恬澹虛無，真氣從之，精神內守，病安從來。」大家可能會說，誰都想恬澹，可是在現實生活當中，沒有幾個人能恬澹的。所以傳統文化非常強調：在解決人生困境的時候，無論如何都要尋找到一種方法，去應對困難才可以。

「養性情」的具體方法

1. 止怒莫若詩
2. 去憂莫若樂

「養性情」的具體方法

1 止怒莫若詩

首先，古人說「止怒莫若詩」，假如你的性情比較暴躁，比較容易發怒，那就去學詩。從傳統文化的角度來講，中國是一個詩教大國，很多古人都會寫詩。不過現在大家很少寫詩，倒是經常喝酒，可是大家又不知道喝酒是為了什麼？好像就是為了買醉一樣，而古代人喝酒是為了什麼？是為了通神明、通

經脈，愉悅情志，在陶醉到微醺的境界時，能寫出好詩來。

「止怒莫若詩」，不一定要求現代人非要學會寫詩，但最起碼要會讀詩，人一定要受教育、懂人情，透過讀詩，來放鬆自己的心情。

② 去憂莫若樂

「去憂莫若樂」，即去除煩憂，一定要懂音樂。因為只有音樂，可以作用於神明，而且古代所有的詩，都是可以吟誦、有音律的，它就能放鬆人的心情。傳統文化認為：五臟都對應著「五音」和「五聲」，一個人發出什麼樣的聲音，會說明他內在是一種什麼反映，而詩也是一個人情志的一種反映，所以人要去學音樂、學詩、學禮儀，然後安靜地去欣賞。

名詞小辭典

止怒莫若詩

古人說「止怒莫若詩」，假如你的性情比較暴躁，比較容易發怒，那就去學詩。不一定要求現代人非要學會寫詩，但最起碼要會讀詩，人一定要受教育、懂人情，透過讀詩，來放鬆自己的心情。

出自《管子》內業篇第四十九：「凡人之生也，必以平正；所以失之，必以喜怒憂患，是故止怒莫若詩，去憂莫若樂」。

去憂莫若樂

即去除煩憂，一定要懂音樂。因為只有音樂，可以作用於神明，古代所有的詩，都是可以吟誦、有音律的，它能放鬆人的心情。傳統文化認為：五臟都對應著「五音」和「五聲」。

五臟對應表

臟腑項目	五行	季節	五色	五味	方位	開竅	五聲	在體	在志	變動
心臟	火	夏季	赤色	苦	南方	舌	笑	脈	喜	憂
肝臟	木	春季	青色	酸	東方	目	呼	筋	怒	握
脾臟	土	長夏	黃色	甘	中	口	歌	肉	思	噦
肺臟	金	秋季	白色	辛	西方	鼻	哭	皮毛	悲	咳
腎臟	水	冬季	黑色	鹹	北方	耳	呻	骨	恐	慄

2

養睡眠

睡眠對我們的生命有重要意義

從生命的角度來講，睡眠和長壽的關係最密切。曾經有人做過這樣的試驗：有三個人，一個不讓他吃、一個不讓他喝，還有一個不讓他睡，看哪個人先受不了？結果一定是不讓他睡的人先垮下來，這就是睡眠對我們生命的重要意義。

在《黃帝內經養生智慧》中，我已經充分探討睡眠的問題，比如說一定要「睡子時覺」（子時，夜裏11點到凌晨1點），睡子時覺是為了陽氣的生發；一定要「睡午時覺」（午時，上午11點到下午1點），午時是陰陽交替的時候，我們一定要在陰陽交接的時候，保持休息的狀態；一定要「睡丑時覺」（丑時，凌晨1點到3點），睡丑時覺是養肝的一個重要方法；一定要「睡寅時覺」，因為夜裏三點到五點，寅時氣血全身輸布，此時休息可以養氣血。所以，《黃帝內經》從生命的角度，已經告訴大家應該怎麼去睡。

《黃帝內經》告訴您應該怎麼睡？

時辰	睡眠	重要意義	當令經脈
子時（夜裏11點到凌晨1點）	睡子時覺	為了陽氣的生發	膽經當令
午時（上午11點到下午1點）	睡午時覺	午時是陰陽交替的時候，我們一定要在陰陽交接的時候，保持休息的狀態	心經當令
丑時（凌晨1點到3點）	睡丑時覺	這是養肝的一個重要方法	肝經當令
寅時（凌晨3點到5點）	睡寅時覺	因為夜裏三點到五點，氣血全身輸布，此時休息可以養氣血	肺經當令

12時辰養生

序號	時辰	當令經脈	說明
❶	子時（夜裏11點到凌晨1點）	膽經當令	膽經在子時值班
❷	丑時（凌晨1點到3點）	肝經當令	肝經在丑時值班
❸	寅時（凌晨3點到5點）	肺經當令	肺經在寅時值班
❹	卯時（早晨5點到7點）	大腸經當令	大腸經在卯時值班
❺	辰時（早晨7點到9點）	胃經當令	胃經在辰時值班
❻	巳時（上午9點到11點）	脾經當令	脾經在巳時值班
❼	午時（上午11點到下午1點）	心經當令	心經在午時值班
❽	未時（下午1點到3點）	小腸經當令	小腸經在未時值班
❾	申時（下午3點到5點）	膀胱經當令	膀胱經在申時值班
❿	酉時（下午5點到7點）	腎經當令	腎經在酉時值班
⓫	戌時（晚上7點到9點）	心包經當令	心包經在戌時值班
⓬	亥時（晚上9點到11點）	三焦經當令	三焦經在亥時值班

3 養居處

風水學把人居住的地方，分為陰宅和陽宅

中國古代有一門學問，即所謂的風水學，它把人居住的地方分為「陰宅」和「陽宅」。古時有句話，叫「室大多陰，台高多陽」。我們現在買房子，很多人都喜歡買大房子，但是在中國古代，房屋大小是有講究的。

古人認為客廳可以是大的，但臥室不可以大，因為臥室的大小和人的氣密切相關，如果太大，就會耗人的氣。大家去北京故宮看皇帝住的臥室，會發現它實際上很小。

臥室多大才算合適？

到底臥室多大才算合適？合適的標準又是什麼？古人認為，陽光從窗戶照進來以後，光線正好打在床沿的前邊，整個房間是陰陽對半的，即在房間裏會形成一個太極之象，陰陽正好各守一半，這個臥室是合乎標準大小的。

名詞小辭典

太極圖

圓形中，畫陰陽文各半、交互之形。

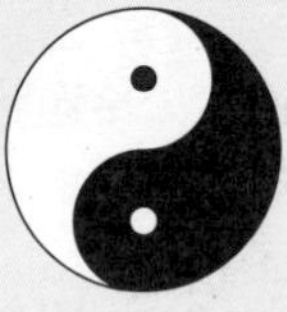

中醫小辭典

厥逆

中醫理論中四肢發冷為「逆」，冷過肘膝為「厥」。如果只是手腳掌冰冷，屬於「逆症」；一旦發冷超過手肘與膝蓋，就叫做「厥症」。

古代說「室大多陰」，中醫認為「多陰則厥」。「厥」就是四肢厥逆症（手腳冰涼），如果陰氣太盛，人就會出現四肢厥逆症，說明此時人體功能出了很大問題。假如一個人手腳冰涼，傳統醫學就認為：這個人心氣大虛。

手腳冰涼的女性較溫順？

手腳冰涼的女孩子，比較容易讓人憐惜，讓人覺得她們非常乖巧。如果用中醫的理論解釋，手腳冰涼的女孩子的乖巧，實際上是由於她們身體的原因造成的，因為她們心氣不足、心血不足。如果心氣不足，血液循環不暢，末梢神經循環不好，血就很難流到身體末梢，導致人手腳冰涼。

這種女孩子，基本上都是比較溫順的，男性和她們談戀愛的時候，她們會很溫順，什麼都聽男性的，但是結婚以後，如果她被養得很好，心氣足了、心血旺盛，她慢慢就會變得有主見、主意很多。現實生活中，也不乏這樣的例子。

經典檔案

呂氏春秋

為戰國時代秦相呂不韋的門客所作，稱為「呂覽」，共二十六卷，分八覽、六論、十二紀，漢高誘作注。綜合百家學說，以儒術為主，加入道家、墨家之說，取材廣泛，其中保存大量古代史料。

中醫認為「多陽則萎」

中醫認為「多陽則萎」，萎症指四肢無力症，即四肢瘦軟。《呂氏春秋》中說「此陰陽不適之患也，是故先王不處大室，不為高台」。所以，古人很強調房屋大小。

其實，不住大房子，還有另外一個含義，即不要去培養奢侈、享受的習慣，要多運動，人要經常出去走動，不要老在屋子裏待著。房子再大，也要出去走動才可以。

陰與陽對照表

屬性	空間	方位	時間	溫度	濕度	亮度	事物狀態	質地狀況
陰	下、內、右、地、裏	北、西	夜、秋、冬	寒涼	潮濕	晦暗	靜、下降、衰退、抑制	重、濁
陽	上、外、左、天、表	東、南	晝、春、夏	溫熱	乾燥	明亮	動、上升、前進、興奮	輕、清

4

養房事

養房事，是指要陰陽調和

房事，指男女性交的事。養房事，其實是指要陰陽調和，即一個人首先要把自己的性情、睡眠調理好。在人生當中，我們是社會群體的一分子，每個人都不是一個人在生活，所以也要與別人保持和諧。

從某種意義上來説，首先就要家庭和諧，也就是陰陽和諧，這就是養房事。家庭陰陽和諧了，社會才會和諧。

人體是最複雜的系統，中醫不可能是簡單思維，比如説缺鈣就補鈣，這是一種簡單的思維，但從中醫的角度出發，一個人缺鈣時，補鈣能否真正補進去？如果一個人沒有一定的消化和吸收能力，補什麼東西都補不進去。

現在生活條件變好了，很多人都去買大量的保健食品來養生，但是，養生不是吃補藥，養生是一種健康的、非常有序的生活習慣。

食材小辭典

人參

功效：人參味甘微苦，性微溫。自古即為益氣補血、強壯、興奮之藥。有大補元氣、抗老防衰、興奮中樞、補脾益肺、生津止渴、安神鎮靜、調解免疫、養陰調氣、強心益智、保肝抗癌、驅風利尿的功效。

草本記事：為五加科人參屬，多年生草本植物。主根肥大，形狀似人，故稱為「人參」，也作「人蔘」、「玉精」、「神草」。葉呈掌狀複葉，花小色白，果實為扁圓形。根和葉都可入藥，有滋補養生功效。中國東北、韓國、美國、日本，皆為著名人參產地。種類很多，如東洋參、花旗參，以野生品種最為珍貴，名為「山參」，其色紅者稱為「血參」。

窩窩頭

一種用玉米或高粱粉製成的麵食。呈圓錐形，底下有個窩，也稱為「窩頭」。

《黃帝內經》中強調的養生要點其實就是：人一定要建立起一種健康的生活習慣和生活方式。一個人如果沒有很好的消化吸收能力，整天吃人參也沒用，很多東西都是補不進去的。

如果建立起一種良好的、健康的生活習性，就會使心情愉悅，睡眠品質提高，倒頭便睡，醒來特別有精神，人生就會特別陽光、特別燦爛，即使天天啃饅頭、吃窩窩頭，人也會高興。

從某種意義上來說，中醫強調的是：要改變生活當中很多殘缺、不正確的觀念。人只有不斷地修正自己、不斷地學習，然後不斷地感悟，才能慢慢理解中醫的一些真正內涵，並使自己的生活更加健康、有序地向前發展。

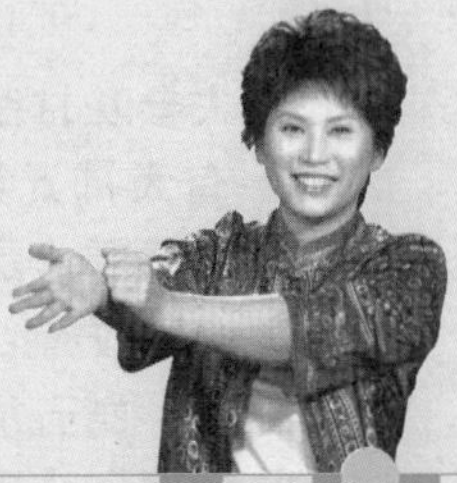

問題1 造成現代疑難雜症的原因是什麼？

造成現代疑難雜症的三大原因是：(1)情志不遂：人在性情方面，出了很大的問題；壓力、性情，使身體受到很多困擾、遭遇到很多困境。(2)暴飲暴食：人沒有養成很好的生活習性，比如有一些人很喜歡酗酒。(3)缺乏運動：很多現代人不是死於疾病，而是死於不健康的生活方式。

問題2 如何去「養性情」呢？

養性情的具體方法有兩個：止怒莫若詩、去憂莫若樂。

(1)止怒莫若詩：假如你的性情比較暴躁，比較容易發怒，那就去學詩。從傳統文化的角度來講，中國是一個詩教大國，很多古人都會寫詩。「止怒莫若詩」，不一定要求現代人非要學會寫詩，但最起碼要會讀詩，人一定要受教育、懂人情，透過讀詩，來放鬆自己的心情。

(2)去憂莫若樂：即去除煩憂，一定要懂音樂。因爲只有音樂，可以作用於神明，古代所有的詩，都是可以吟誦、有音律的，它能放鬆人的心情。傳統

文化認爲：五臟都對應「五音」和「五聲」，一個人發出什麼樣的聲音，就說明他內在是一種什麼反映，而詩也是一個人情志的一種反映，所以人要去學音樂、學詩、學禮儀，然後安靜地去欣賞。

問題3 《黃帝內經》說睡眠養生的祕訣？

《黃帝內經》說：(1)要睡子時覺：睡子時覺，是爲了陽氣的生發；(2)要睡午時覺：午時是陰陽交替的時候，我們一定要在陰陽交接的時候，保持休息的狀態；(3)要睡丑時覺：睡丑時覺，是養肝的一個重要方法；(4)要睡寅時覺：因爲夜裏三點到五點，氣血全身輸布，此時休息可以養氣血。

問題4 睡眠對我們的生命，有何重要意義？

從生命的角度來講，睡眠和長壽的關係最密切。曾經有人做過這樣的試驗：有三個人，一個不讓他吃、一個不讓他喝，還有一個不讓他睡，看哪個人先受不了？結果一定是不讓他睡的人先垮下來，這就是睡眠對我們生命的重要意義。

問題5 為什麼不鼓勵人住大房子？

古時有句話，叫「室大多陰，台高多陽」。我們現在買房子，很多人都喜歡買大房子，但是在中國古代，房屋大小是有講究的。

古人認爲客廳可以是大的，但臥室不可以大，因爲臥室的大小和人的氣密切相關，如果太大，就會耗人的氣。大家去北京故宮看皇帝住的臥室，會發現它實際上很小。

其實，不住大房子，還有另外一個含義，即不要去培養奢侈、享受的習慣，要多運動，人要經常出去走動，不要老在屋子裏待著。房子再大，也要出去走動才可以。

問題6 到底臥室多大才算好？

古人認爲，陽光從窗户照進來以後，光線正好打在床沿的前邊，整個房間是陰陽對半的，即在房間裏會形成一個太極之象，陰陽正好各守一半，這個臥室是合乎標準大小的。

問題7 為什麼手腳冰涼的女性較乖巧溫順？

手腳冰涼的女孩子，比較容易讓人憐惜，會覺得她們非常乖巧。如果用中醫的理論解釋：手腳冰涼的女孩子的乖巧，實際上是由於她們身體的原因造成的，因爲她們心氣不足、心血不足。如果心氣不足，血液循環不暢，末梢神經循環不好，血就很難流到身體末梢，導致人手腳冰涼。

問題8 「養房事」是指什麼？

房事，指男女性交的事。養房事，其實是指要陰陽調和，即一個人首先要把自己的性情、睡眠調理好。在人生當中，我們是社會群體的一分子，每個人都不是一個人在生活，所以也要與別人保持和諧。

問題9 《黃帝內經》中強調的養生要點是什麼？

人一定要建立起一種健康的生活習慣和生活方式。一個人如果沒有很好的消化吸收能力，整天吃人參也沒用，很多東西都是補不進去的。

如果建立起一種良好的、健康的生活習性，就會使心情愉悅，使睡眠品質高，倒頭便睡，醒來特別有精神，人生就會特別陽光、特別燦爛。

或問氣
如何曰 立構
謹兩手攀止徐
行百步閉息叩
齒以運氣足遂
止其鬱結之患
而自釋矣

第二篇 身體大奧祕

—解讀五臟六腑的身體智慧

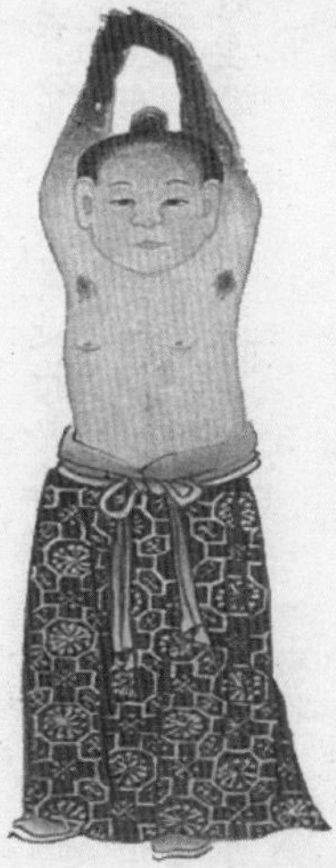

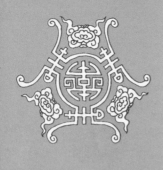

第一章 五臟與中醫意象思維

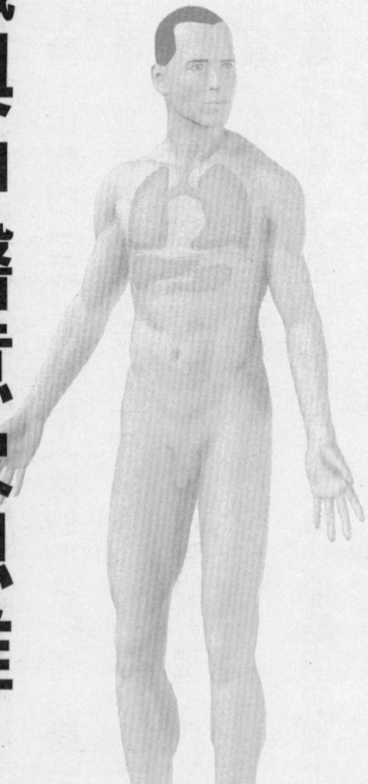

- 中醫五藏和西醫五臟的不同？
- 什麼是五行？
- 人體五臟之象

中醫五藏—心、肝、脾、肺、腎，是指心運動系統、肝運動系統、脾運動系統、肺運動系統、腎運動系統。

1

中醫五藏和西醫五臟的不同？

《黃帝內經》說的「五藏」，不是解剖學上的「五臟」

《黃帝內經》講了中醫的五藏和意象思維的關係。民國初年的中醫名家惲鐵樵先生曾經說過：《黃帝內經》裏面的「五藏」，不是解剖學上的「五臟」，而是氣化的五藏。中醫的「藏」，是指內藏的系統，而「臟」是血肉的五臟。中醫所講的五藏，都有內藏和外象的一個關係。

所以惲鐵樵說：《黃帝內經》裏面的五藏，是四時的五藏，就像春夏秋冬一樣。比如春天主生發，肝膽也是主生發。

「藏象」是中醫理論的核心，是中醫對人體生命功能結構的根本認識，是東方生命科學的基礎。「藏象」二字的意思，簡單地說就是「內藏外象」。「藏」與「象」，一個在內、一個在外，內外相應、內外同構。「藏象」是一個表述內象的「象系統」。

「藏」與「臟」雖只一字之差，但反映兩種不同的思維方式，「藏」反映的是意象思維的方法，「臟」反映的是具象思維的方法。

從《黃帝內經》的思維方法看，應當寫成「五藏」。因為中醫五藏—心、肝、脾、肺、腎，並不等於西醫的心臟、肝臟、脾臟、肺臟、腎臟，它不是指臟器實體，而是指心運動系統、肝運動系統、脾運動系統、肺運動系統、腎運動系統。

但是為了便於大家理解，我在本書中「五藏」統一使用「五臟」。

人物檔案

惲鐵樵

民國初年的中醫名家，本來從事編譯工作，因自己子女多病，被庸醫誤診，轉而自修中醫學。精研《傷寒論》、《金匱要略》等傳統醫書有成，並兩度開辦中醫函授學校。

中西醫看水腫病

惲鐵樵的書裏有一個例子，是講水腫病的。西醫認為，病人水腫，是因為靜脈的血回流出現障礙，或管壁的滲透機能太強。西醫還認為：患心臟瓣膜病的病人，最容易罹患水腫病，但是中醫的理解就完全不同。

中醫認為：病人水腫，是因為腎濕土太過，陽氣不足，即身體內水太多了，而陽氣的氣化功能又不夠，就會造成水腫。氣化功能為什麼會弱？因為寒邪凝聚的力量太強。而氣化的功能太弱，就會傷腎氣，出現水腫。

對相同的病，中醫和西醫在分析或治療當中，都會出現很大的不同，這是由於觀念不同所導致。

五行對應關係表

五行	金	木	水	火	土
五臟	肺	肝	腎	心	脾
五體	皮毛	筋	骨	脈	肌肉

五藏VS.五臟

項目	藏的意義	重點說明
中醫	❶「藏」反映意象思維的方法。 ❷「藏」是指內藏的系統。五藏（氣化的五藏）	●中醫所講的「五藏」，都有內藏以及外象的一個關係。 ●中醫五藏─心、肝、脾、肺、腎，是指心運動系統、肝運動系統、脾運動系統、肺運動系統、腎運動系統。 ●民國初年中醫名家惲鐵樵說：《黃帝內經》裏面的五藏，是四時的五藏，就像春夏秋冬一樣。比如春天主生發，肝膽也是主生發。 ●「藏象」是中醫理論的核心，是中醫對人體生命功能結構的根本認識，是東方生命科學的基礎。 ●「藏象」二字的意思，簡單地說就是「內藏外象」。「藏」與「象」，一個在內、一個在外，內外相應、內外同構。「藏象」是一個表述內象的「象系統」。
西醫	❶「臟」反映具象思維的方法。 ❷「臟」是血肉的五臟。五臟（解剖學上的「五臟」）	●西醫的心臟、肝臟、脾臟、肺臟、腎臟，是指臟器實體。

手指上看五臟：

- 肺主皮毛
- 脾主肌肉
- 心主血脈
- 肝主筋
- 腎主骨

手指上看五臟

中醫不是按照解剖的模式去看待生命，中醫認為五臟內藏在內，它自然會表現出來，即「象」。五臟都有象，一根手指上都關係五臟。

比如皮毛，肺主皮毛，手指上的皮毛問題，都和肺氣相關。如果肺氣好，皮毛就滋潤；皮毛裏面有肉，肉由脾所主，假如手指不飽滿，肉出現一些問題，說明脾有問題；肉裏邊有血，如果是手指冰涼的象，說明心主血脈的功能出問題；還有筋，肝主筋，筋表現的是肝的功能；手指裏有骨頭，腎主骨，從骨頭可以看出腎臟的象。

這是中醫的思維方式，強調的是中醫的意象思維。中醫這個意象思維的總原則，就是「從氣相求」，是從氣的層面去看待身體。

經典檔案

洪範

❶ 也稱為「鴻範」，《尚書》周書篇名。

❷ 指大法。《尚書・洪範》「洪範」句下孔安國所傳：「洪，大。範，法也。言天地之大法。」

2

什麼是五行？

中醫「五行」指五種狀態和運行方式

中醫裏有關於「五行」的概念，即木、火、土、金、水，但此「五行」並不是指五種物質，而是指五種狀態和運行方式。

經典檔案

尚書

也稱為《書經》。相傳是由孔子所傳授，內容記錄夏商周三代以上的典謨訓誥（尚書中的堯典、大禹謨、伊訓、湯誥等，都是古代聖賢的言論）。原本有百篇，於秦末戰火時亡佚，其後分今文、古文尚書。《今文尚書》是漢初伏生口授予晁錯，共二十九篇；《古文尚書》是漢魯恭王破壞孔子舊宅，在屋壁中所得的竹簡，為蝌蚪文，有四十六卷。漢孔安國獻《古文尚書》給武帝，但未立於學官，之後亡佚；東晉時梅賾獻《古文尚書》五十八篇，其中二十五篇，自宋以來即疑其偽作，但自唐代孔穎達作《五經正義》，是用梅賾所獻《古文尚書》為本，流傳至今成為一般誦習的版本。

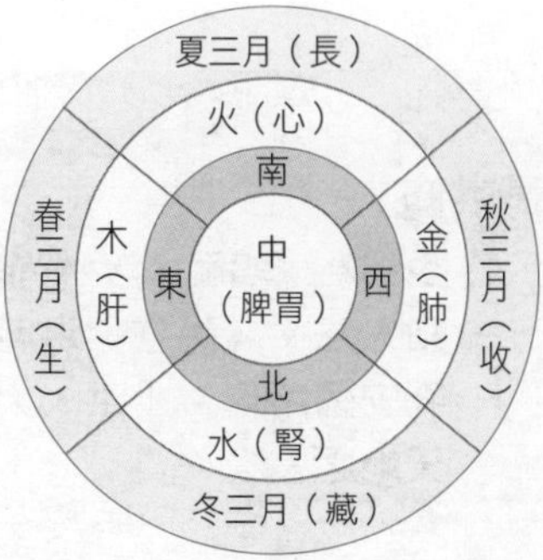

▶《黃帝內經》中的方位圖

五行是一種運動方式

《尚書．洪範》給「五行」下的定義是：

水曰潤下

「水曰潤下」。首先，潤澤是水的一個特性，水的狀態是滋潤、清潤的。水對應的臟器是腎，如果人腎精不強，腎功能不好，再加上膀胱氣化功能不好，人體的滋潤性就不好，人會出現口乾舌燥的狀況。因為舌上的唾液，是由腎精所產生的，如果腎不好，清潤之性就不會存在。

其次，「向下行」是水的另一個特性。比如人失眠就是因為心腎不交，心火在上面飄著，而腎水全都下沉。這是水的狀態和功能。

火曰炎上

「火曰炎上」。炎是炎熱的意思，火的狀態是熱性的，它的性能是熱性，它的運行狀態是上行的，即火都是往上飄的。

何謂「金革」？

「金曰從革」。金指金屬，在傳統文化中，「金」有兩個特性，一個是「從」，代表順從；一個是「革」，代表改變。凡是兵器、金屬類的東西，都具有兩個特性，一個是可以殺人，另一個是可以保護自己。保護自己的特性，就是「從」；殺人的特性，就是「革」。

木曰曲直

首先，樹木有「條達之性」，向上向外舒展。木對應到人體，是指肝臟，肝氣要處在條達舒暢的狀態才好，不能被抑鬱遏制。其次，任何事物都不可能瘋長，不可能無限制地往上生長，所以「曲」指的是收澀之性。

《黃帝內經》「素問篇・陰陽應象大論」說：「東方生風，風生木，木生酸」，「酸」就是指它有「收斂」的特性。

金曰從革

「金曰從革」。金指金屬，在傳統文化中，「金」有兩個特性，一個是「從」，代表順從；一個是「革」，代表改變，所謂「革命」就是指改變我們的命運，重新換一種活法，重新改變自己。

其實，凡是兵器、金屬類的東西，都具有兩個特性，一個是可以殺人，另一個則是可以保護自己。保護自己的特性，就是「從」；殺人的特性，就是「革」。

從這裏，我們可以深刻感受到傳統文化的教誨，它告訴人們看待任何事物，都要從兩個方面或多個方面去考慮，思維不能太過拘束，一定要放開自己的思路。

土曰稼穡

「稼」是種植，「穡」是收穫。（「穡」讀為「色」）把種子撒到土裏就是「種」，是種植象。「土」在中醫裏所對應的是脾，脾具有土性，脾的特性是輸布四方。如果過度輸布，人會呈脾虛的象，脾虛的人就會很肥胖；如果脾土太旺，人又會很瘦。

土的另一個特性就是「收穫」，種下什麼種子，比如「不鍛鍊身體」的種子，人就會得到不鍛鍊身體的後果。胖和瘦，都是內心種下「種子」—生活習性，所得出的結果。

名詞小檔案

稼穡

「稼」是種植，「穡」是收穫（穡讀色）。播種與收穀，是農事的總稱。「稼穡艱難」，指農事勞動十分不易，語本《尚書‧無逸》。

五行的定義

水曰潤下：象徵滋潤與清潔，對應腎
火曰炎上：象徵燃燒與熱性，對應心
木曰曲直：象徵發散與舒暢，對應肝
金曰從革：象徵改變與順從，對應肺
土曰稼穡：象徵種植與收穫，對應脾

五行的定義

五行	五行的意義	五行的象徵	五行對應五臟
水	潤下	滋潤與清潔	腎
火	炎上	燃燒與熱性	心
木	曲直	發散與舒暢	肝
金	從革	改變與順從	肺
土	稼穡	種植與收穫	脾

五行與五氣

五行在大自然中表現的狀態，即是五氣。「五氣」所指的是：風、熱、濕、燥、寒。

木對應風

首先是木，木在自然界中對應風。

中國的風水學認為，最好的院落是四合院，四合院能體現中國文化的特性，坐北朝南的房子是好的，因為「北」在中醫裏邊是腎精，腎精足了，人

才能向南方輸布，輸布即運輸、佈散。一般院落大門，開在南面最好，但對於四合院來説，大門開在東南面最好。

在後天八卦當中，東南方向屬於巽宮，巽宮的整個象是風，門開在東南方向，實際上是開在風門上。為什麼開在風門上好？因為風有一個特性，它可以把世界上萬物的種子不斷傳播出去。如果沒有風，萬物的運化就會很慢，因為風帶著種子到處傳播。

中國古代把四合院的門開在東南方，實際上是告訴大家「風生萬物」之意。一個家族要想生長，需要靠風生萬物的特性，家族的延續和種子一代一代地傳播是一樣的。

火對應熱

火在天上對應熱，因為火有炎上之性。它的方位為南方。

土對應濕

土在天上對應濕。在人體當中，濕的基本概念就是中焦，「中焦如漚」，人們吃進去食物以後，食物要發酵運化，要有一個濕氣運化的過程。

金對應燥

西方之金，對應五氣是燥氣，是收斂。

水對應寒

水在天上對應寒，寒氣主收引，是凝聚。方位為北方。五氣更立，各有所先，非其位則邪，當其位則正。

五行對應五氣

五行	木	火	土	金	水
方位	東方	南方	中央	西方	北方
五氣	風	熱	濕	燥	寒

名詞小辭典

風水

相地葬送、造宅的方法（一種認為房屋或墳地的方向，和周圍的地脈、山勢、水流等，能決定吉凶禍福的傳統見解）。常用於興建房舍或埋葬死者。相地、看風水的風水學，也稱「堪輿學」。而替人勘察風水的人，也稱為「風水先生」、「堪輿家」、「堪輿師」。

四合院

一種傳統的住宅建築樣式。北房是上房（主人房、長輩房，身分較高者所居），左右兩旁是廂房，南房是客廳或下房，四面相對，正中央為庭院空地，狀如口字形，故稱為「四合院」，也稱為「四合房」。

八卦

《易經》中八個基本卦名，八卦為乾（☰）、兌（☱）、離（☲）、震（☳）、巽（☴）、坎（☵）、艮（☶）、坤（☷）。相傳為上古伏羲氏所創作，由陰（⚋）、陽（⚊）二爻組合而成，三爻成卦，象徵宇宙結構和諸事的變化。《易經・繫辭》：「是故易有太極，是生兩儀，兩儀生四象，四象生八卦」。

名詞小辭典

邪氣

即「邪」，與人體正氣相對而言，泛指各種致病因素，如風、寒、暑、濕、燥、火、六淫和疫癘之氣（外邪），或特指風邪。

五氣生剋

如果人坐在那裏，一團太和之氣，沒有病，就顯不出五行來；人一旦有病，就會顯出五行來。

一位好的中醫，可以透過五行去判斷很多事情。比如，中醫裏講五行相生的時候，經常說木生火、火生土、土生金、金生水、水生木。在講相剋的時候，會說木剋土、土剋水、水剋火、火剋金、金剋木。

中醫裏木對應的是人體的肝，即肝主木，如果人一旦生氣，就會吃不下飯，而中焦脾胃就相當於土，這就叫做木剋土。人生氣時，肝氣上升，就會壓抑脾胃的功能，這就是「邪氣」。只有邪氣強盛時，邪氣才會依照五行規律進行變化，而正氣虛弱時，正氣根本不會發生變化，只會被邪氣所影響和制約。

生氣最傷身

《黃帝內經》上說：「百病生於氣」，（《黃帝內經・舉痛論》：「余知百病生於氣也。怒則氣上，喜則氣緩，悲則氣消，恐則氣下，驚則氣亂，思則氣結」）。

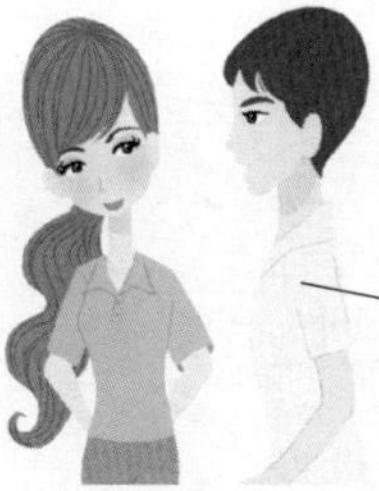

《黃帝內經》說：「百病生於氣」

愛生氣的恐怖疾病警訊

男人經常生氣→ ● 傷肝　● 傷胃

女人經常生氣→ ● 子宮肌瘤　● 乳腺增生　● 乳腺肌瘤

沒病是不會出現木剋土的情形，如果肝氣太旺，或已經出現「怒」這個情形，肝就會壓制脾土。如果男人經常生氣，會傷肝、傷胃。

如果女人經常生氣，又喜歡把氣憋在心裏，可能不會直接傷害胃。不過胃經走乳房，會傷害到女人的乳腺；任脈走子宮，會傷害到子宮，像子宮肌瘤、乳腺增生、乳腺肌瘤等病，都和女性經常生氣、鬱悶很有關係。

愛生悶氣的人壓制了肝，木對應肝，肝被壓制，木就不能生火，火對應心。如果人總是壓抑、苦悶、抑鬱，還會患心臟疾病。

人為什麼生病？

病得於陰：因風雨寒暑等自然界的變化

病得於陽：因飲食無節、起居無常、喜怒無常

《黃帝內經．舉痛論》：

余知百病生於氣也：

怒則氣上

喜則氣緩

悲則氣消

恐則氣下

驚則氣亂

思則氣結

五行相生相剋

木生火，火生土，土生金，金生水，水生木

木剋土，土剋水，水剋火，火剋金，金剋木

五行對應關係表

五行	金	木	水	火	土
五臟	肺	肝	腎	心	脾

五行與五個方位

五行也對應五個方位。比如木對應東方，東方為生發之跡；火對應南方，南方主散；土對應中央，中央主運化；金對應西方，西方有收斂之象；水對應北方，主藏。五方分別用動物來表現：即是青龍、白虎、蚯蚓、朱雀、玄武（蛇）。

五行對應五個方位

五行	木	火	土	金	水
方位	東方	南方	中央	西方	北方
主司	生發之跡	主散	運化	收斂	主藏
動物	青龍	白虎	蚯蚓	朱雀	玄武（蛇）

青龍代表東方

為什麼「東方」一定要用「青龍」這個象去表現？我們在現實生活當中，從來沒有見到過真正的龍，只在一些畫、建築上見過龍。

我們會發現：龍身上所有的組成要素，基本上都帶有生發的特性。

四象對應藏器

左青龍：清揚之肝　**右白虎**：活力之心

南朱雀：虛肅之肺　**北玄武**：神祕之腎

比如說龍角如鹿角，鹿角生於春天，生發力最強，鹿茸用在中藥中，也是取生發力強這個性質和功能；龍頭如駝，靜定而又堅忍；眼睛如兔，瘋狂而又溫柔；頸如蛇，靈活柔軟；腹似蜃（蜃讀腎，一種大的蛤蜊），堅硬；鱗如鯉，多變而美麗；爪似鷹，犀利勇猛；掌如虎，厚重而有力；耳朵像牛。龍鬚像鯰魚鬚，特別長。在傳統文化當中，鬚其實是生發之象，龍鬚特別長，是過度生發之象。

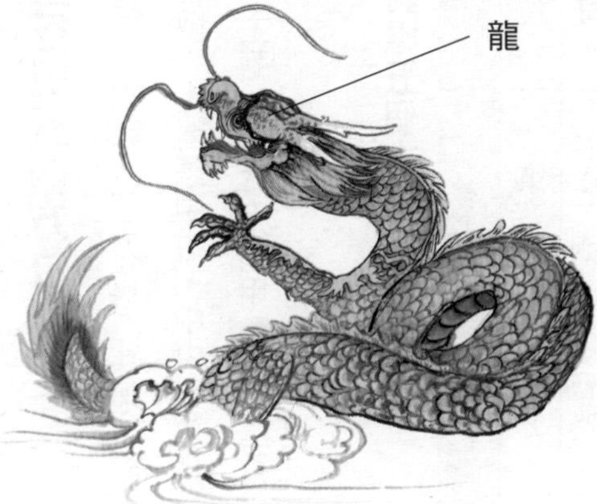

- **龍角**：如鹿角，生發力最強
- **龍頭**：如駝，靜定而又堅忍
- **眼睛**：如兔，瘋狂而又溫柔
- **頸**：如蛇，靈活柔軟
- **腹**：似蜃（一種大的蛤蜊），堅硬
- **鱗**：如鯉，多變而美麗
- **爪**：似鷹，犀利勇猛
- **掌**：如虎，厚重而有力
- **耳朵**：像牛
- **龍鬚**：像鯰魚鬚特別長，是過度生發之象

中藥小辭典

鹿茸

來源：梅花鹿或馬鹿的雄鹿頭上長出，尚未長成硬骨、仍帶茸毛、含血液、色紅的幼角。

說明：是一種珍貴的藥材，中醫作為滋補強壯藥。

性味：味甘鹹，性溫

功效：調腎壯陽，強健筋骨

對應症狀：貧血、骨質疏鬆、提升男女性能力、不孕、骨折、頻尿、青年轉骨

養生料理講堂

鹿茸燉雞

強身健體＋促進性慾

材料：鹿茸3克、嫩雞肉100克

調味料：鹽適量

作法：

1. 將嫩雞肉洗淨、切片，置於燉盅內。
2. 再加鹿茸、清水適量，燉煮1小時，加鹽調味即可。

養生功效：溫補腎陽。主治腎虛腰痠、腿腳無力、陽萎、頭暈耳鳴、女子宮冷不孕等。

養生料理講堂

鹿茸粥

補腎助陽＋增強性功能

材料：鹿茸3克、白米50克

調味料：鹽適量

作法：

❶ 先將鹿茸加水燉煮1小時。

❷ 去渣取汁熬白米粥，再加適量鹽即可。

養生功效：補腎壯陽。主治腎虛陽萎、早洩、性功能減退、小兒發育遲緩等。

三子鹿茸茶

補腎壯陽＋防衰抗老

材料：覆盆子11克、菟絲子19克、韭菜子15克、枸杞19克、鹿茸7.5克、淫羊藿7.5克

作法：

❶ 將藥材（枸杞、鹿茸除外）用棉布袋包起來，用水過濾。

❷ 所有藥材放入電鍋內鍋中，加入3碗水，外鍋放1杯水，煮至開關跳起，去渣取汁即可服用。

養生功效：鹿茸可促進性慾，改善男性的性功能障礙，緩和女性更年期症狀。主治陽萎遺精、早洩、頻尿。

人物檔案

張飛

字翼德，一作益德（生年不詳～西元221年），謚桓。三國蜀漢涿郡人（今河北省涿縣）。少時和關羽、劉備「劉關張桃園三結義」，和關羽共事劉備。蜀中大將號萬人敵，官至車騎將軍，封西鄉侯。劉備伐吳，張飛率兵會合，出兵前被部下暗殺。

過度生發有害養生

在現實生活當中，也可以舉出例子，比如張飛的長相。張飛長著醒目的鬍鬚，根根都是豎的，也就是說他的過度生發之象特別強，這說明張飛心計特別少，因為他全散掉了，憋在心裏的東西很少。

而那種天生不長鬍鬚的人，叫「天宦」，這種人血特別旺，工於心計，想法複雜，因為他把氣機全都收斂在臟腑當中，沒有過度外散。

從養生學的角度講，過度生發這種人，很可能沒有那些「天宦」長壽，因為「天宦」這種人，把東西全都藏在內裏；而能涵在裏邊，是一個很好的象。

胖和尚，瘦道士

西方人練肌肉，喜歡把肌肉練得特別壯，但是中國人養生不強調這一點，中國那些真正很有養生修為的人士，他們的肌膚一定是非常柔軟的，而且肯定不胖。

一般來講，我們會說「胖和尚，瘦道士」，因為道士都是講究修行，和尚都是講究佈散、佈施的。相從心生，如果像和尚，講究佈施之道，可能就越養

越胖，最後就像彌勒佛那個象。道士都講究內斂，道士穿的衣服也都是青黑色的，外表看上去柔柔弱弱，但是內裏的勁道很足。

鬥雞厲不厲害怎麼看？

莊子曾經在《達生篇》裏舉了一個鬥雞的例子，以解釋什麼叫做「涵在裏邊」。有一個高手養鬥雞，他抱出一隻雞跟國王說，這隻雞不能參加戰鬥，因為它鬥志太高、好勝心太強，它一出來就想鬥，還得養一段時間。終於有一天他把雞養好了，抱出來以後一看，大家發現那隻雞全身毛都耷拉下垂著，傻傻的、弱弱的。可是，別的雞一看到這隻雞，轉身就跑。因為這隻雞把力量全部都收回到身體裏，一旦爆發出來是非常強大的。

名詞小辭典

三世佛

佛教用語。

❶ 指過去、現在、未來三世的一切佛。

❷ 過去佛是迦葉諸佛或特指燃燈佛，現在佛是釋迦牟尼佛，未來佛是彌勒佛。

經典檔案

莊子

書名，又稱《南華經》，戰國時莊周撰。中國古代的道家經典，以無為、師法自然為主要思想，其書要旨和老子相近，文辭汪洋宏肆，意趣深奧。漢志著錄五十二篇，今傳為晉郭象本，僅餘三十三篇，唐時改稱《南華經》。古注有晉司馬彪、向秀、郭象等，另有唐朝成玄英疏、清朝王先謙集解、郭慶藩集釋。

名詞小辭典

玄武

❶ 指北方的神。即今道教所祭祀的真武大帝，宋代因避諱，改玄為真。

❷ 指水神。因其位居北方，北方屬水，故又有一說指玄武為水神。《後漢書》卷二十二・王梁傳：「玄武，水神之名」。（唐）章懷太子注：「玄武，北方之神，龜蛇合體」。

❸ 星座名。是由位於北方的斗、牛、女、虛、危、室、壁等七宿所組成星座，即今西洋的人馬、摩羯、水瓶等星座。

南朱雀，右白虎

「南朱雀」，在人體象心。南方主散，像朱雀般，永遠在佈散。「右（西方）白虎」，白虎可以吞噬萬物，故代表著肅殺、收斂、秋天之象，在人體象肺。白虎，就是白茫茫一片，把一切都吞噬的象，所以它有收斂之象。

北玄武

北方，在人體象腎。「玄武」這兩個字，代表一種神祕而偉大的力量。「玄」即神祕，「武」指「止戈為武」，即「敵人」一看到它，就能夠把武器放到腳下，它不戰而勝，是一種很偉大的力量。

中國古代，只要帝王廟號稱為「武帝」，都有個特性，就是力量特別強，他可以指揮控制一切。如漢武帝好戰，同時力量也很大。

北方玄武之象，用龜和蛇來表現，龜和蛇都是陰氣很足、很安靜的動物，它們代表長生、長壽。腎主藏精，而且元氣藏在腎裏邊，元氣是決定人的生命能否長生、長壽、活到天年的關鍵，它代表一種非常神祕而偉大的力量，這是北方之象。

名詞小辭典

四象

古代中國天文學，將天上分為二十八個星宿，再將二十八星宿依東西南北，分為四象：左（東）青龍，右（西）白虎，前（左）朱雀，後（右）玄武。

中蚯蚓

中央在人體象脾胃。蚯蚓生在土地裏面，它的鑽土能力特別強，脾主運化，蚯蚓就代表運化之象。在傳統文化當中，黃顏色對應的也是中央脾土。比如東方大帝是伏羲青帝，南方是神農炎帝，而中央是黃帝。

為什麼這本古老醫書叫《黃帝內經》，而不是《神農內經》或《伏羲內經》？它實際上是告訴我們很重要的一個內涵：脾胃是人體的後天，人只要一出生，都是活在後天。如果能養護、護佑好自己的脾胃，就能使自己的生命，往前健康地發展。

人都活在後天，先天帶來的元氣，會被慢慢消耗掉，因為人每天活下去，都要用一點點元氣，如果沒有元氣，人就沒有力氣去工作。

元氣一般是補不了的，如果人的脾胃是好的，就能夠積攢一些。元氣靠的是天天吃飯和天天睡覺才來的，而不是靠吃補藥。

人物檔案

漢武帝

漢代第六位皇帝劉徹（西元前156～前87年），漢景帝之子，十六歲即位，在位共五十四年崩，享年七十歲，廟號武帝。在位時，文治武功昌盛，東西文化交流密切，南海通商繁盛。文治方面：一改漢初以來的黃老治術，罷黜百家、獨尊儒術；立樂府，採集民歌；用司馬遷等人之議，修改曆法，以正月為歲首。財經方面：統一貨幣用五銖錢；採桑弘羊之法，收鹽稅，鐵、酒採公賣制，實行平準法和均輸法，使國庫財富大增，社會安康繁榮。武功方面：對外征戰，擴增國土版圖。一改漢初以來對匈奴的消極政策，不再和親納幣，以武力積極對外用兵。派張騫通使西域，衛青、霍去病等人討伐匈奴、西南夷、南越和朝鮮。

伏羲

傳說上古時代的一位皇帝。教人民打漁、耕種及畜牧，始畫八卦、造字（書契）的創始人。也作羲皇、庖犧、庖羲等。

神農氏

傳說上古的一位帝王，發明耒耜農具（務農翻土所用的工具。耒為其柄，耜為其刃），教民種植穀物，發展農業，親自嚐試百草，始作方書（有關方術的書），以治療百姓疾病，是我國傳說中務農、製藥的始祖，故稱之為「神農」。

黃帝

古代帝王，姓公孫氏，因生於軒轅之丘，故稱「軒轅氏」。建國於有熊，也稱為「有熊氏」。當時蚩尤殘暴無道，侵略兼併諸侯，涿鹿之戰黃帝擒殺蚩尤後，諸侯尊其為天子，以取代神農氏，成為天下共主。「因有土德之瑞」，土色黃，故稱為「黃帝」。在位時間很長，國力強盛，社會、政治安定，文化有長足進步，創作許多發明，如文字、音樂、曆數、舟車、宮室、衣裳和指南車等。相傳堯、舜、禹、湯等均是後裔，因此黃帝被奉為中華民族共同始祖。

五行與人事

道家有一個很好的比方，可以幫助我們去理解五臟之象。比如「五臟說」像人事，像人與人之間的關係。

它把肝比喻為「木母」，因為肝為東方，為木，但是又加了一個陰陽的特性，像母親；西方是「金公」，西方屬金，是陽性；南方像「姹女」，姹女就是少女（姹讀岔）；北方像「嬰兒」，嬰兒是純陽之體；中央代表「黃婆」，黃婆實際上相當於媒婆，「婆」既不是母也不是少女，相當於老齡的婦女，指一般人歲數大了以後，陰陽的特性已不太明顯。

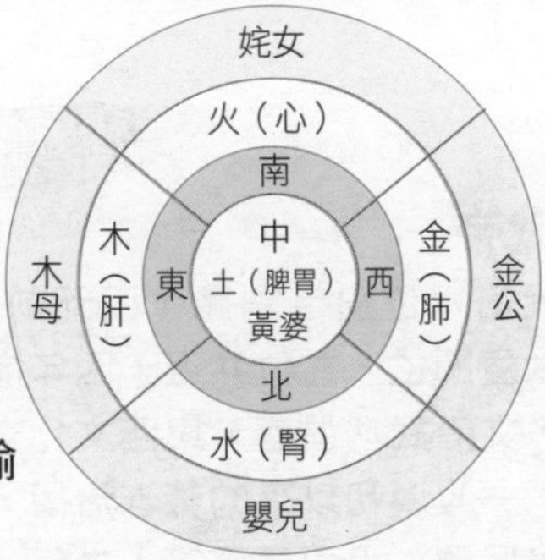

▶五臟的擬人化比喻

五行對應關係表

五行	五臟	五色	五方	對應人事
金	肺	白	西方	金公
木	肝	青	東方	母親（木母）
水	腎	黑	北方	嬰兒
火	心	赤	南方	少女（姹女）
土	脾	黃	中央	媒婆（黃婆）

降龍伏虎是什麼？

呼吸是利用胸膈上下的運動，來升降氣機，中醫非常強調如何調理全身氣機的問題。藥王殿裏孫思邈的像，都是坐在老虎身上，手裏擒著一條龍，叫做「降龍伏虎」。

人體的氣機當中，最難以掌控的就是主條達的「肝」和主肅降的「肺」，這一升一降之間的掌控和平衡，在治療裏非常重要。如果能將肝和肺的功能調節好，使其各司其職、各盡其力，就叫「降龍伏虎」。

對醫生來說，能否透過調整肝肺二臟，來達到調理全身氣機順暢運轉的目的，也是衡量一名醫生高明與否的指標。

黃婆，在中國傳統文化當中相當於媒婆，這個媒婆叫官媒，是國家、政府親自指定的一些人。為什麼要這麼做？因為中央的問題如果解決了，社會就能夠相對安定。官媒在古代可不是一般的人，不是小角色，她們必須耳聽八方、眼觀六路，是非常精明的一類。

比喻來說，黃婆主要協調的就是木母和金公的關係，她讓木母不要太亢盛，因為女人在家庭裏是主婦，首先，不能生得太亢盛，就像肝不可以生發過度一樣，如果生發過度，會出現很多問題；其次，也不可以太壓抑，一個女人在家庭當中的位置，一定要擺得很正確才可以。同樣，在說媒的時候，她也會讓男性不要收斂得太過度。

降龍伏虎，維持和諧

古代的做媒是非常有趣的，現在大家是自由戀愛，這是新舊社會的很大不同。古代如果沒有媒婆的介紹，這個婚姻就有很多不穩定的因素。

成語小辭典

門當戶對

指男女結親的雙方家庭，在社會和經濟地位上，是相等匹配的。也作「戶對門當」、「當門對戶」。

中醫小辭典

心腎相交

心在上焦屬火，腎在下焦屬水。心陽下降至腎，可溫養腎陽；腎陰上升至心，能涵養心陰。心火和腎水相互升降、交通，保持平衡，就叫「心腎相交」，亦即水火相濟。

心腎不交

若心火過盛、腎陰虧虛，水火失衡、不能相濟，會產生失眠、心煩、不安等，稱之為「心腎不交」。

過去是講究門當戶對，開雙扇門的人和開單扇門的人家，貧富社經地位有差異，在觀念上自然會有很大的不同，把這種觀念上的不同，帶到生活當中來，夫妻就會出現很大的問題。

媒婆需要從很多方面，去找他們之間的關係和互補，然後來讓他們和諧。她的最終目的，就是要讓木母和金公非常和諧。在人體裏，實際上就是指降龍伏虎，要把肝和肺治好。在家庭裏，夫妻關係和諧，這個家庭就能穩定。

媒婆對於姹女和嬰兒又起什麼作用？現實生活當中，很多的奶奶、外婆都要撫育第三代。這些小孩子，從心和腎的角度看，他們都很純，只要讓他們能天真無邪地結合在一起，能玩得很好，不打架，這就叫「心腎相交」，如果做不到這一點，黃婆也要擔一定責任。

名詞小辭典

中庸

1. 待人處事的態度，不偏不倚、無過與不及。《論語．雍也》：「中庸之為德也，其至矣乎！」《禮記．中庸》：「君子中庸，小人反中庸。」
2. 中庸是《禮記》的篇名。相傳為孔子的弟子子思所作，闡述中庸之道。宋朱熹將其從禮記中獨立抽出，和大學、論語、孟子合稱為「四書」。

「中」到底指什麼？

中國人為什麼叫中國人？中醫為什麼也有「中」字？「中」到底指什麼？

實際上「中」指的是一種能力。比如我們經常談到「中庸」，中庸是什麼？是指一種不左不右、不上不下的均衡能力，一個人有沒有這種能力？能不能達到這個境界？是很重要的。「中和」就是指運化和協調的能力，看這個人能否讓萬物的運化和協調，都能達到很高的層次。

在人體當中，中央的脾胃就是這種能力的顯現，如果中央脾胃很好，人體就能夠達到一種和諧狀態。中央黃婆對應的是土性，土能夠生萬物，有土才能涉及種植和收穫的問題，才能涉及長久發展下去的問題。

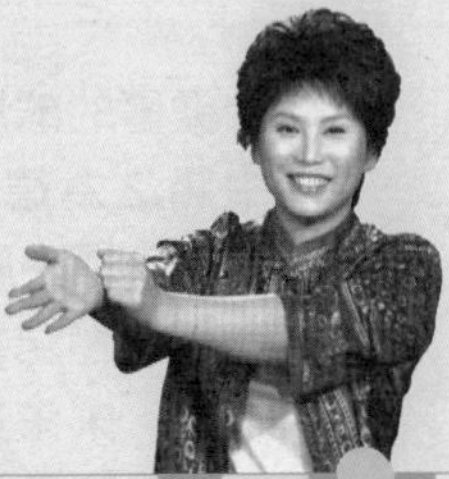

問題1 《黃帝內經》說的「五藏」是指什麼？

《黃帝內經》說的「五藏」，不是解剖學上的「五臟」。《黃帝內經》講中醫的五藏和意象思維的關係。民國初年的中醫名家惲鐵樵先生曾說過：《黃帝內經》裏面的「五藏」，不是解剖學上的「五臟」，而是氣化的五藏。中醫的「藏」，是指內藏的系統，而「臟」是血肉的五臟。中醫所講的五藏，都有內藏和外象的一個關係。

所以惲鐵樵說：《黃帝內經》裏面的五藏，是四時的五藏，就像春夏秋冬一樣。比如春天主生發，肝膽也是主生發。

問題2 「五藏」和「五臟」有什麼不同？

從《黃帝內經》的思維方法看，應當寫成「五藏」。因爲中醫五藏——心、肝、脾、肺、腎，並不等於西醫的心臟、肝臟、脾臟、肺臟、腎臟，不是臟器實體，而是指心運動系統、肝運動系統、脾運動系統、肺運動系統、腎運動系統。但是爲了便於大家理解，我在本書中「五藏」統一使用「五臟」。

問題3 中醫說的「藏象」是什麼意思？

「藏象」是中醫理論的核心，是中醫對人體生命功能結構的根本認識，是東方生命科學的基礎。「藏象」二字的意思，簡單地說就是「內藏外象」。「藏」與「象」，一個在內，一個在外，內外相應、內外同構。「藏象」是一個表述內象的「象系統」。

「藏」與「臟」雖只一字之差，但反映兩種不同的思維方式，「藏」反映的是意象思維的方法，「臟」反映的是具象思維的方法。

問題4 中醫說的「五行」是指什麼？

中醫裏有關於「五行」的概念，即木、火、土、金、水，但此「五行」並不是指五種物質，而是指五種狀態和運行方式。

問題5 有家公司叫「金革」，典故出處由來？

「金曰從革」。金指金屬，在傳統文化中，「金」有兩個特性，一個是「從」，代表順從；一個是「革」，代表改變，所謂「革命」就是指改變我們的命運，重新換一種活法，重新改變自己。

凡是兵器、金屬類，都具有兩個特性，一個是可以殺人，另一個是可以保護自己。保護自己的特性，就是「從」；殺人的特性，就是「革」。

從這裏，我們可以感受傳統文化的教誨，它告訴人看待任何事物，都要從兩個方面或多個方面去考慮，思維不能太拘束，一定要放開自己的思路。

問題6 中國的風水學為什麼認為住四合院最好？

四合院能夠體現中國文化的特性，坐北朝南的房子是好的，因爲「北」在中醫裏邊是腎精，腎精足了，人才能向南方輸布，輸布即運輸、佈散。一般院落大門開在南面最好，但對於四合院來説，大門開在東南最好。

在後天八卦當中，東南方向屬於巽宮，巽宮的整個象是風，門開在東南方向，實際上是開在風門上。爲什麼開在風門上好？因爲風有一個特性，它可

以把世界上萬物的種子不斷地傳播出去。如果沒有風，萬物的運化就會很慢，因爲是風帶著種子到處傳播。

中國古代把四合院的門開在東南方，實際上是告訴大家「風生萬物」之意。一個家族要想生長，需要靠風生萬物的特性，家族的延續和種子一代一代地傳播是一樣的。

問題7 愛生氣的人容易有什麼毛病？

如果肝氣太旺，或已經出現「怒」這個情形，肝就會壓制脾土。如果男人經常生氣，會傷肝、傷胃。

如果女人經常生氣，又喜歡把氣憋在心裏，可能不會直接傷害胃。不過胃經走乳房，會傷害到女人的乳腺；任脈走子宮，會傷害到子宮，像子宮肌瘤、乳腺增生、乳腺肌瘤等病，都和女性經常生氣、鬱悶很有關係。

愛生悶氣的人壓制了肝，木對應肝，肝被壓制，木就不能生火，火對應心。如果人總是壓抑、苦悶、抑鬱，還會患心臟方面的疾病。

問題8 為什麼東方一定要用青龍這個象去表現？

五行也對應五個方位。比如木對應東方，東方爲生發之跡，東方以龍來表現。我們在現實生活當中，從來沒有見過眞正的龍，只在一些畫、建築上見過龍。

我們會發現：龍身上所有的組成要素，基本上都帶有「生發」的特性。

比如說龍角如鹿角，鹿角生於春天，生發力最強，鹿茸用在中藥中，也是取生發力強這個性質和功能；龍頭如駝，靜定而又堅忍；眼睛如兔，瘋狂而又溫柔；頸如蛇，靈活柔軟；腹似蜃（蜃讀腎，一種大的蛤蜊），堅硬；鱗如鯉，多變而美麗；爪似鷹，犀利勇猛；掌如虎，厚重而有力；耳朵像牛。

龍鬚像鯰魚鬚，特別長。在傳統文化當中，鬚其實是生發之象，龍鬚特別長，是過度生發之象。

問題9 中國人為什麼叫「中」國人？「中」到底指什麼？

中國人爲什麼叫中國人？中醫爲什麼也有個「中」字？而「中」到底指什麼？

實際上「中」指的是一種能力。比如我們經常談到「中庸」，中庸是什麼？是指一種不左不右、不上不下的均衡能力。「中和」就是指運化和協調能力，看這個人能否讓萬物的運化和協調，都達到很高的層次。

在人體當中，中央的脾胃，就是這種能力的顯現，如果中央脾胃很好，人體就能達到一種和諧狀態。中央黃婆對應的是土性，土能夠生萬物，有土才能涉及種植和收穫的問題，才能涉及長久發展的問題。

問題10 什麼是「中庸」？

「中庸」指待人處事的態度，不偏不倚、無過與不及，是指一種不左不右、不上不下的均衡能力。一個人有沒有這種能力，能不能達到這個境界，是很重要的。「中和」就是指運化和協調能力，看這個人能否讓萬物的運化和協調，都達到很高的層次。

問題11 「降龍伏虎」是什麼？

呼吸，是利用胸膈上下的運動，來升降氣機，中醫非常強調如何調理全身氣機的問題。藥王殿裏孫思邈的像，都是坐在老虎身上，手裏擒著一條龍，叫做「降龍伏虎」。

人體的氣機當中，最難以掌控的就是主條達的「肝」和主肅降的「肺」，這一升一降之間的掌控和平衡，在治療裏非常重要。如果能將肝和肺的功能調節好，使其各司其職、各盡其力，就叫「降龍伏虎」。

對醫生來說，能否透過調整肝肺二臟，來達到調理全身氣機順暢運轉的目的，也是衡量一名醫生高明與否的指標。

名詞小辭典

五臟六腑

五臟，是指肺、腎、肝、心、脾。六腑，是指大腸、小腸、三焦、膀胱、膽、胃。五臟六腑，是人體內臟器官的總稱。

3

人體五臟之象

人體的五臟是肝、心、脾、肺、腎

我要具體來說：五行怎麼對應人體的五臟和六腑，它各方面的表現到底是什麼？這是很重要的部分。

人體的五臟之象是什麼？人體的五臟是肝、心、脾、肺、腎，也是按照東、西、南、北、中排列。五臟對應的是五腑，可是我們都知道是「五臟六腑」，怎麼對應五腑？這裏有一個相表裏的關係。

五臟對應五腑

五臟	五腑
肺	大腸
肝	膽
腎	膀胱
心	小腸
脾	胃

成語小辭典

肝膽相照

比喻赤誠相處，也作「肝膽照人」。《幼學瓊林》卷二・朋友賓主類：「肝膽相照，斯為腹心之友」。

五臟與五腑

在傳統文化中，肝對應的腑是膽，所以有「肝膽相照」這個詞。膽氣生發起來，肝氣才能為之生發。

心對應的腑是小腸。在日常生活中，中午的十一點到一點午時是心經當令，但是心不受邪，所以小腸可能會代君受過，假如吸收這方面出問題，會出現一些小腸病。小腸經當令時（未時，下午一點到三點），如果人出現臉紅、心慌、胸悶這些象，實際上是心和小腸的表裏關係有問題，是心臟病前兆的一種象。

脾對應的是胃，它和胃是一種表裏夫妻的關係。脾不好，胃就不好；胃不好，脾也不好。

肺和大腸相表裏，人要大便時，一定是靠肺氣把大便排出。人皮膚的一些症狀也和大腸有關，有些問題中醫可能不直接扎肺經，而直接取大腸經，泄大腸經的火，就可以解決問題。

腎和膀胱相表裏。膀胱的氣化功能，取決於腎氣的盛衰，腎氣充足，才能促進膀胱司開合的功能，尿液才能正常儲存和排泄。

五臟對應五腑

- 肝和膽相表裏
- 心和小腸相表裏
- 脾和胃相表裏
- 肺和大腸相表裏
- 腎和膀胱相表裏

12時辰養生

序號	時辰	當令經脈	說明
1	**子時**（夜裏11點到凌晨1點）	膽經當令	膽經在子時值班
2	**丑時**（凌晨1點到3點）	肝經當令	肝經在丑時值班
3	**寅時**（凌晨3點到5點）	肺經當令	肺經在寅時值班
4	**卯時**（早晨5點到7點）	大腸經當令	大腸經在卯時值班
5	**辰時**（早晨7點到9點）	胃經當令	胃經在辰時值班
6	**巳時**（上午9點到11點）	脾經當令	脾經在巳時值班
7	**午時**（上午11點到下午1點）	心經當令	心經在午時值班
8	**未時**（下午1點到3點）	小腸經當令	小腸經在未時值班
9	**申時**（下午3點到5點）	膀胱經當令	膀胱經在申時值班
10	**酉時**（下午5點到7點）	腎經當令	腎經在酉時值班
11	**戌時**（晚上7點到9點）	心包經當令	心包經在戌時值班
12	**亥時**（晚上9點到11點）	三焦經當令	三焦經在亥時值班

手指對應經絡系統
● 拇指對應肺經
● 食指對應大腸經
● 中指對應心包經
● 無名指對應三焦經
● 小指對應心經和小腸經

五臟與五體

肝膽對應筋。人體的彈性都和筋有關，比如手指曲合的能力。現在有一個說法：老人是否長壽，要看他的握力大不大？老人的握力越大，他可能越長壽，而握力在很大程度上，和人的肝膽功能有關。一些老人經常玩核桃，而玩核桃這個過程，實際上就是鍛鍊手指靈活的過程。大家不要小看這些簡單的健身法，中國的傳統方法就是大道至簡，一些很簡單的方法，就能解決我們生活當中的大問題。

手指是非常奇妙的，手指頭是人體經脈的出發之點，是陰陽交匯之所，手指是非常有玄機的。

拇指對應的是肺經。食指對應的是大腸經，食指和大腸的蠕動、大腸經氣很有關係。中指對應的是心包經，中指的麻木肯定和心包有關。無名指對應的是三焦經，因為三焦為人體的孤府。小指對應的是心經和小腸經。

從手指看心臟病

- 心臟的輕症表現：中指麻木
- 心臟的重症表現：小指麻木、小指外延麻木

五臟與五體

- 肝膽對應的體是筋
- 心和小腸對應的體是血脈
- 脾胃對應的體是肉
- 肺對應的體是皮毛
- 腎和膀胱對應的體是骨頭

從手指看心臟病

從心臟的角度上來講，如果是中指麻木，就是心臟的輕症；如果是小指麻木、小指外延麻木，就是心臟的重症。在日常生活當中，我們要特別注意觀察，要經常活動手指，把這些經脈全都調動起來，預防疾病。

心和小腸對應的體是血脈，因為心主血脈。其他，如脾胃對應的體是肉，肺對應的體是皮毛，腎和膀胱對應的體是骨頭。

五臟對應五體

五臟	肝	心	脾	肺	腎
五腑	膽	小腸	胃	大腸	膀胱
五體	筋	血脈	肉	皮毛	骨頭

五臟與五竅

中醫認為：可以透過外象來看五臟。怎麼透過外象看五臟？其實就是看五竅。

肝開竅於目

「肝開竅於目」，眼睛眼力好不好？實際上眼睛和肝的功能，是有密切關係的，老人要想長生久視，一定要眼力好，眼不花。

心開竅於舌

《黃帝內經》的《陰陽應象大論》裏提到「心開竅於舌」。「舌為心之苗」，舌頭是心的苗，舌頭上的很多問題，會反映心氣和心情的問題。比如開會時，有個主管上去講話，本來他要宣布大會開始，可是一上來就說「好，大會結束」。

對於他的這種口誤，西方心理學認為，他已經表達自己內在的感受，其實他非常希望現在就散會，不希望再開下去了，即口誤所表現出來的，恰好是他內心心氣的一種反映。

舌診看五行
舌頭兩邊：肝膽
舌後面：腎
舌前面：心
舌中央：脾胃

舌頭的靈活、靈巧與否，實際上和心氣很有關係，用現在的話來說，就是和心臟的功能很有關係。

中醫會望舌診，看人的舌頭能看出很多東西，不過最主要的是要看心。因為在一個舌面上，也會分出五行來，舌頭兩邊為肝膽、後面為腎、前面為心、中央為脾胃。不過最主要的是，舌頭的很多狀況，比如靈活不靈活，是與心氣相關的。

從五竅看五臟
- 肝開竅於目
- 心開竅於舌（耳）
- 脾開竅於口
- 肺開竅於鼻
- 腎開竅於耳

心開竅於耳

另外一種說法是「心開竅於耳」。「竅」在傳統文化當中是「孔竅」的意思。眼睛是一個孔竅，耳朵是一個孔竅，肺是開竅於鼻，有人認為《金匱真言論》裏說「心開竅於兩耳」是對的，平常我們耳朵裏邊癢，都和心氣有關係，如果有潮濕感，就是脾往外運化過度的象。

五臟對應五竅

五臟	肝	心	脾	肺	腎
五竅	目	舌（耳）	口	鼻	耳

肺開竅於鼻

「肺開竅於鼻孔」。如果從臉相上來看，鼻子的外形是屬於脾胃的，因為鼻子中間屬於中焦，胃經的走向起於鼻（迎香穴）之交頞（頞讀餓，指鼻梁）中，挾鼻兩側，交於鼻根部，所以鼻子的外形歸脾胃。但鼻孔屬於肺氣所主。

如果從養生學角度來講，我們可能連呼吸都不太會，按傳統中醫學的理論來講，左邊主升，所以人應用左鼻孔吸氣，再用口呼氣。

腎開竅於耳

因為腎有腎陰和腎陽，所以《素問．陰陽應象大論》裏講「腎是開竅於耳」，這是與《金匱真言論》不同的地方。

名詞小辭典

七竅：指人體的兩眼、兩耳、兩鼻孔及口等器官。
九竅：人體的七竅及排尿口、肛門的合稱。
開竅：人受到啟發開導，終於有所領悟，或變得聰明、見識卓越。（例證：《史記》卷一〇五．扁鵲倉公傳：「五藏不和，則九竅不通」）

五臟與五華

肝所外現出來的是爪（指甲）

「華」就是花朵。肝所外現出來的是爪，爪實際上也包括了指甲。我們從指甲當中，就可以看出肝的一些問題，因為指甲也是生長的東西，是肝氣的一種表現。

如果身體有些問題，指甲上就會有豎的棱。豎的棱，就是肝膽這些臟器出問題的表現；如果出現橫的棱，就說明身體的問題，正在一點點得到改善，因為橫的棱會一點點地長出去。這是中醫思維的一個要點，中醫透過看人的外象，就能看到內部的很多東西。

心所外現出來的是面（臉色）

心所外現出來的是面，即臉色。人的臉上是否滋潤有光澤，和心氣相關。心氣很旺，人的臉是紅潤光澤。如果是那種赭紅、暗紅，紅的顏色特別難看，像黑血一樣，就非常不好。

五臟對應五華

五臟	肝	心	脾	肺	腎
五華	爪（指甲）	面（臉色）	口（嘴唇）	皮毛	髮

中醫在談到臉色的問題，不管是什麼顏色，都強調一個要點：什麼是好的臉色？就是像蒙了一層白的薄薄的紗一樣，透出一點潤澤之形。一個人長得黑沒關係，但是要很潤澤，臉上要有光采。

脾所外現出來的是嘴唇

嘴唇是否飽滿、滋潤，就可以看出人的脾功能如何？如果嘴唇老是翻腫或脫皮，就說明脾虛或血虛。

肺所外現出來的是皮毛

皮毛的所有問題，一般都和肺氣相關。現在有非常多的人，有過敏症狀或皮膚病。以前這些病症在西方社會特別多，現在中國人得的也多。

因為現在中國人和西方人的生活方式越來越相近，比如都生活在一年四季有空調的房子裏、越來越喜歡喝冷飲等。「過食冷飲傷肺」，一旦傷了肺氣，就會出現皮毛的問題。

我們應該鼓勵孩子從小就喝溫熱的開水，如果大量喝冷飲，身體就會出現很多問題；而且這個問題，在當時可能顯現不出來，只有等人年紀大了以後，

五臟VS.五華

- 肝所外現出來的是指甲
- 心所外現出來的是臉色
- 脾所外現出來的是嘴唇
- 肺所外現出來的是皮毛
- 腎所外現出來的是頭髮

才會越來越明顯。有些時候，過敏和皮膚病被認為是「免疫力低」的一種象徵，其實這和人的生活習慣密切相關。

腎所外現出來的是頭髮

頭髮是腎的花朵，頭髮的好壞，是腎氣的一個外現。頭髮如果非常黑、滋潤、柔亮，就說明腎氣足。有人頭上總會長頭皮屑，或脂漏性頭皮，這其實是脾虛的象。脾虛會造成外溢，使很多東西發生外溢，浮現上來，這是造成頭皮屑的一個很重要的原因。

頭皮屑並不能靠洗髮精徹底解決乾淨，最根本的是要解決「脾」的問題。把身體內部解決好了，外部所顯現出來的東西才能好，這就是五臟和中醫意象思維的關聯性。

從臉色看病
腎病：面如漆柴
膽病：面微有塵
肝病：面塵脫色

五臟與五色

五臟還涉及五色的問題。肝所表現出來的是青色，實際上在傳統文化當中，應該是蒼色。因為肝木從腎水生起，腎水是黑色，黑色慢慢生發起來後，會出現黑中帶白的一個象，這就是蒼色。青色是生發過度的象，而蒼色是從腎精慢慢生發起來的肝木之象。

臉的顏色表現心的色，是心臟所浮現出來的顏色，即紅色。脾是黃色，肺是白色，腎是黑色。

如果臉非常白，又瘦又高，這種人容易有肺氣虛的象。如果臉發黑，就要檢查是不是自己的腎有問題了。

五臟與五色對應表

五臟	肺	肝	腎	心	脾
五色	白	青	黑	赤	黃

五臟與五聲

中醫裏還有五聲，不同的聲音，可以表現五臟六腑不同的問題。

肝音為呼

「呼」又分幾種聲音，如果肝血空虛，人就會狂呼亂喊；如果下屬受了主管的氣，回到辦公室以後，就會發出嘆氣、嘆息聲，這是肝氣被鬱的象，其實，人發出這種聲音是一種自救，可以緩釋肝氣的壓力。

所有養生的東西，都是從身體裏發出的，都是對身體發出的這些東西的一種總結，因為人體知道自救。

五臟和五聲對應表

五臟	肺	肝	腎	心	脾
五聲	哭	呼	呻	笑	歌

人物檔案

岳飛

字鵬舉，為宋朝名將（西元1103～1141年），著有《岳武穆集》，有名作「滿江紅」詞。金侵略宋，岳飛先應募為宗澤部下，屢大破金兵，高宗曾親手書寫「精忠岳飛」四字，製旗賜之。戰功彪炳，累官至太尉，於郾城大破金兵，本欲進軍朱仙鎮，但當時宰相秦檜力主求和，乃一日連下十二道金字牌，急召還岳飛，誣陷以罪，後死於獄中。孝宗時下詔復官，並諡「武穆」；寧宗時追封為鄂王，改諡「忠武」。

心音為笑

笑，分正常的和非正常的兩種，如果一個人心氣特別足，笑就代表他的心氣的運行沒有窒礙；但如果總是笑，沒事就坐在那兒呵呵笑，那是心氣將散之象，叫「心氣動泄也為笑」。大家可以透過笑的聲音，判斷出人的很多疾病。

大喜和大恐，會讓人突然暴斃，《說岳全傳》中就講過：抗金名將牛皋，抓住自己的老對手金兀朮之後，非常高興，結果「大笑而亡」。大笑大喜、高興過頭，讓他的心氣一下子全都散掉了。

脾胃為歌

「脾胃為歌」，即像唱歌一樣。正常的脾胃之象，應該像是歌聲廣大而嘹亮，可以傳播四方，就像脾的四方輸布之象一樣，無所限制。

如果脾胃有病，在唱歌上也會有表現。脾胃過度壓抑或實證，就會顯出一個「登高而歌，棄衣而走」的象，即有脾胃病的人，沒事就爬到高處，狂呼亂喊、唱歌不停。

名詞小辭典

五音

1. 中國聲樂中分五個音階，指宮、商、角、徵（讀只）、羽。
2. 音韻學上，指依聲母發音部位劃分的音（聲母發音部位分唇、舌、齒、牙、喉五類）。
3. 「五音不全」是形容人唱歌難聽、發音不準。

變徵之聲

古代音調分七音：宮、商、角、徵、羽、變徵、變羽。變徵是高而悲壯、淒清宛轉的聲音、調子。《戰國策》燕策三：「高漸離擊筑，荊軻和而歌，為變徵之聲」。

所謂唱歌，在五音和五聲上，都有一個很重要的原則：一切都要有節制，為什麼會有「哆雷咪發梭」，這五音都是相互制約的，如果哪個聲音太過度，它就「將絕」。

《紅樓夢》裏有一回是「感秋深撫琴悲往事」，寶玉和妙玉聽黛玉彈琴的時候，妙玉說「君弦太高」了，聽到後來，妙玉又說「如何忽作變徵之聲？音韻可裂金石矣！只是太過。」寶玉問她「太過會怎樣？」妙玉道：「恐不能持久。」正議論時，聽得君弦「崩」的一聲斷了。

這就像我們生命當中的很多現象，如果過度、不知節制，發出來的聲音，就是一種病態的象。

《黃帝內經》探討「哭」的問題

- 流眼淚：動了肝氣
- 哭得渾身大汗：動了心氣
- 哭的時候流鼻涕：動了肺氣

肺音為哭

肺氣足，哭的聲音就特別嘹亮。小孩子哭的時候，絕對不是使勁叫，而是升中有降，因為小孩子是哀而不傷，他們哭是不動情的。

有時小孩子只哭，但不流眼淚，哭聲嘹亮，實際上他是在表達自己的願望，告訴大人我需要你了，你要過來為我服務。他們「哀而不傷」，哭的時候不會傷到氣，所以他會「終日號而不嗄」，整天哭嗓子也不會啞。

《黃帝內經》曾專門探討過哭的問題，認為從一個人的哭聲裏面，能聽出很多訊息，比如一個人要是流眼淚，就說明他動了肝氣，因為肝主木；如果哭得滿頭大汗，就像《紅樓夢》中，賈寶玉聽說林黛玉要離開賈府，回南方老家，著急哭得渾身大汗，說明他動了心氣，因為汗為心液；如果哭的時候流鼻涕，說明這個人動了肺氣。

腎音為呻

呻，就是伸發。元氣藏於腎，如果一個人發出呻吟之聲，就說明動了「老本」。一般人在疼痛、受傷、自虐、過度虛弱、性高潮的時候，都有可能發出這種呻吟的聲音。

五臟與五神

五臟對應五神。五臟皆有其神，神是臟腑之氣特別足了以後的外現。好比說肺對應的神是魄，肝對應的神是魂。肝主生發，所以魂是屬於陽神，它是往上走的。

肺的神明是魄

中醫裏是講魂魄的，中醫認為人死是「魂魄分離」象，人活著是魂魄如膠似漆，就像夫妻一樣黏合在一起的象。魂魄分離的象，就是魂一點點往上走，魄一點點往下走。

魄，是肺氣特別足的一個外現，肺與大腸相表裏，人最後死的時候，魄走的是魄門，即肛門；魂走的是嘴巴或鼻子。

五臟和五神對應表

五臟	肺	肝	腎	心	脾
五神	魄	魂	志	神	意

名詞小辭典

三魂七魄

道家謂人身有三魂七魄，也作「七魄三魂」。「三魂」指胎光、爽靈、幽精，「七魄」是屍狗、伏矢、雀陰、吞賊、非毒、除穢、臭肺。東晉葛洪《抱朴子》內篇・地真：「欲得通神，當金水分形，形分則自見其身中之三魂七魄」。

魂魄

魂魄指附於人體的精氣。

什麼是「魂」？

❶ 人的精神靈氣，如靈魂、三魂七魄。
❷ 人的意念、神志，如神魂顛倒、黯然銷魂。
❸ 指各種事物的精神，如國魂。

什麼是「魄」？

指人的精氣。《說文解字》：「魄，陰神也」。如失魂落魄、驚心動魄、魂飛魄散、勾魂攝魄。

五臟與五聲

- 肝音為呼
- 心音為笑
- 脾胃為歌
- 肺音為哭
- 腎音為呻

情志生剋法

- 喜勝悲—高興就能戰勝悲傷
- 悲勝怒—用悲傷來戰勝大怒
- 恐勝喜—恐懼可以戰勝過喜過散的心
- 怒勝思—思慮太過的人要激怒他
- 思勝恐—思慮是可以戰勝恐懼

肝的神明是魂，心的神明是神

傳統醫學認為：如果五臟精氣特別足，它的神明才能顯現出來。肝氣特別足的時候，顯現出來的神明是魂；心氣特別足的時候，顯現出來的神明是神。此時，腦子特別清楚。心氣足，腦子就聰明，反應力好；如果心氣不足，腦子就不願意多想，反應差，神就不足。

有人年輕的時候，是敢作敢當的象，但是中年以後再把他的脈，會發現他的心氣很不足，做事已經很沒有勇氣了，甚至有些事已經不想做了。

打個比方來說，五臟的精氣就像油一樣，而神就是它的光亮，是五精所照射出來的東西，油如果不足，光亮自然就暗淡；如果油特別足，光亮就會特別大，可能會照亮滿間屋子。

心氣的表現

心氣	心氣的表現	年齡的表現特點
心氣足	腦子聰明，反應力好	年輕的時候，敢作敢當
心氣不足	腦子不願意多想，反應差	中年人心氣很不足，做事已經很沒有勇氣，甚至有些事已經不想做了

五臟對應五神

- 肺的神明是魄
- 肝的神明是魂
- 心的神明是神
- 脾的神明是意
- 腎的神明是志

脾的神明是意

《黃帝內經》說「心之所憶，謂之意」，而一般人就把「意」理解為記憶力。實際上，有沒有意志和記憶力關係不大，關鍵是記憶能不能和看到的事物相關聯。

如果能相關聯的話，思維就有一定的寬廣度，而這個思維寬廣度就是「意」。所謂關聯性就是運化，這就是脾的功能。聰明、反應非常快，都是運化的作用，是脾的作用。

腎的神明是志

腎的神明是志，就是一種收藏的特性、收藏的能力。如果收藏能力特別強，人的志向就特別大；如果收藏的力量不強，人所外散出來的志向，也不會很足。

五臟與五志

五臟	肺	肝	腎	心	脾
五志	憂	怒	恐	喜	思

五臟與五志

五志，即五種情志。

肝的情志是怒

肝的情志是怒。「怒傷肝」，中醫認為經常發怒的人，是腎精不足的象，即腎精已經固守不住肝，水已經不能涵養木，脾胃（土）也不能涵養木，所以人才會經常發怒。

在生活當中，有「路怒一族」，即在馬路上開車經常發脾氣的人。他們或者超車，或者追尾，硬擋到他人前面去，這個問題表面上來看，是因為交通堵塞，其實還是因為個人壓力大。

同樣一條路，大家同樣被堵在這裏，為什麼有的人著急、有的人不著急？有的人能忍、有的人忍不住，非得在馬路上打架？其實打架的人，事後也會覺得很沒有意思，可是當時就是壓不住火，這其實說明他們的五臟六腑有了小小的問題，應該去解決。

比如說他可能是由於前天夜裏沒睡好，精神處在很不好的狀態；或因為壓力太大、過度焦慮，肺經也處在不好的狀態等。

五臟對應五志

- 肝的情志是怒
- 心的情志是喜
- 脾的情志是思慮
- 肺的情志是憂愁
- 腎的情志是恐

心的情志是喜

喜亦有正邪之分，「正的喜」就是輸布四方，此時血脈特別充足；如果經脈不通暢，一個人老憋著，是「不喜」。反過來，如果他老不喜，血脈就會出問題。「邪的喜」就是過度外散，會傷心神。

脾的情志是思慮

正常的思維是好的，輸布四方，像脾一樣；如果過度思慮就會出現邪氣，人越來越瘦，脾主肌肉，過度思慮的話，就會把自己的肉消瘦完了；而不思慮會有黏滯、懶惰之象，人會越來越胖，濕氣特別重。

肺的情志是憂愁

有肺病的人就喜歡哭，最典型的例子，就是林黛玉。林黛玉是典型的肺病患者，她的所有表現，都是肺氣特別虛的象。林黛玉沒事就哭，而且她多思，凡事想太多，所以她也胖不起來，不會有薛寶釵那種豐腴的體態。多思則傷脾，肺氣又虛，所以她愛哭。

喜有正邪之分

正的喜：輸布四方，此時血脈特別充足。

邪的喜：是過度外散，會傷心神。

不喜：經脈不通暢，老是憋著，血脈會出問題。

恐有正邪之分

恐的正象：是謹慎內守

恐的邪象：是「恐外散」、「恐則氣下」

肺氣虛的人會兩顴紅，眼睛裏總有眼淚，是水汪汪的象，這種女孩子比較容易讓人憐惜，跟她談戀愛很浪漫，情致纏綿，她們想得很周到，含情脈脈，招人喜歡，不像薛寶釵似的過度冷靜端正。

腎的情志是恐

恐也有正邪之象，「恐的正象」是謹慎內守。人一定要有敬畏之心，這是孔子教育我們的。人有敬畏之心，知道謹慎、內守，這是腎精足的一個正象的表現。

「恐的邪象」就是「恐外散」，比如人過恐會尿褲子。或「恐則氣下」，指人一驚恐，氣就會散了，收攝不住。

病症小辭典

肺癆（肺結核）

也稱為肺病、骨蒸癆，由結核桿菌引起的一種慢性傳染病。病人症狀是疲憊、午後發燒、夜間盜汗，咳嗽、多痰、有時會咯血，多面色蒼白、形體消瘦。

林黛玉與薛寶釵

《紅樓夢》2大女主角	林黛玉	薛寶釵
和賈寶玉的親屬關係	林妹妹是賈寶玉的表妹（姑母的女兒）	寶姐姐是賈寶玉的表姐（阿姨的女兒）
人物特色	小名「顰兒」。自幼體弱多病，母親死後，投奔寄居賈府，由外婆賈母撫育。聰慧機敏、文思敏捷、才情高超，有「才女」之稱。個性孤傲、情思纖細，且又多愁善感。 和賈寶玉一起長大，二人情投意合、衷心相愛，為心靈伴侶。 後「林黛玉」也用來形容瘦弱多病的女子。	生得體態豐腴、肌骨瑩潤，舉止嫻雅端莊，個性聰慧賢淑、細心體貼，處事冷靜圓融、識大體，很得賈府長輩的欣賞喜愛。
人物結局	終因家人反對阻礙，讓賈寶玉生病時誤娶薛寶釵，有情人無法結合。 在二人成婚當晚，黛玉悲痛絕望，焚燒詩稿、了斷癡情，最後嘔血而死，抑鬱以終。	賈寶玉出生口中含玉，薛寶釵自幼有獲贈的金牌，所以有「金玉良緣」之說，成為黛玉的心結。 高鶚續寫本後四十回寫道，寶玉生病神智不清時，長輩安排讓寶釵嫁與寶玉為妻，寶玉後得知黛玉死訊，旋即出家。寶釵生有一子。

五臟與五變

五臟	肺	肝	腎	心	脾
五變	咳	握	慄	厥	噦

五臟與五變

變是變化，「五變」即指心、肝、脾、胃、腎若出現變化，身體會有的表現反應。

肝氣的表現在握

肝氣的表現是「在變動為握」，即肝氣出現病變時，首先會表現在：手的握力出問題，比如手沒勁，或抽筋、肌肉緊張等，這是在表象上的病變反應。

心病的表現是厥症

「厥症」就是「四肢厥逆症」，即手腳冰涼。醫生在把脈時，會觀察到一些細微的東西。一個人涼到哪兒，他的四肢厥逆已經到了哪一步，手輕輕一捋就都清楚了。

醫生把脈時會發現：有人只是手指尖冰涼，有人是整個手指冰涼，有人是整個手掌冰涼，有人甚至涼到手腕，或涼到肘部，這每一步的發展都是很可怕的。中醫甚至認為：一個人如果涼到肘部，那簡直就是危症，病得已不輕了。

病症小辭典

厥症

「厥症」就是「四肢厥逆症」，即手腳冰涼，是心病的表現。（「厥」是氣悶而暈倒，如昏厥、暈厥）

頭頂和腳也是人體末梢，人年輕的時候，心氣很足，冬天很少戴帽子。如果老了，到冬天就會有點畏寒，因為此時心氣不足，血脈上不來了，所以常看到老人家冬天都戴著帽子。如果一個人腿冰涼，涼到膝蓋，醫生也可能會告訴他，他的心氣現在有問題。

脾胃的表現是噦

脾胃的表現是噦（讀約），「噦」這個聲音在古代是「嘔吐的聲音」。人體正常的時候，胃氣是下降的，人體以降為順，如果「噦」，就說明元氣虛，腎精不足，人的氣收不住，就往上走了。人會打嗝，甚至嘔吐，實際上都是脾胃出現問題。

名詞小辭典

噦

❶ 乾嘔。嘔吐時只有聲音，而沒有吐出東西。明・張自烈《正字通》口部：「方書：有物無聲曰吐，有聲無物曰噦，有物有聲曰嘔。」

❷ 胃氣不順，而脹氣打嗝。《黃帝素問靈樞經》卷六・脹論：「脾脹者善噦，四肢煩悗，體重不能勝衣，臥不安」。

五臟對應五變

- 肝氣的表現在握
- 心病的表現是厥症
- 脾胃的表現是噦
- 肺氣的表現是咳
- 腎的表現是慄（哆嗦）

肺氣的表現是咳

比如人在肺寒時會咳嗽，就是透過振動，把肺寒振出去，所以肺「在變動為咳」。

腎的表現是慄（哆嗦）

腎的表現是慄，即哆嗦。打哆嗦這個毛病，實際上和腎病相關，如果腎特別寒，就會出現哆嗦、戰慄或打噴嚏。

打噴嚏，實際上是振奮腎陽，是身體透過打噴嚏的方式，把腎陽調起來，把寒氣趕掉。所以，身體好的人還會打噴嚏，身體不好的人直接就感冒。

五臟與五味

五臟在五味上，也分別有表現。

肝味為酸

中醫認為「東方生風，風生木，木生酸，酸生肝」，正常的疏泄，需要收斂功能的制約，疏泄兼收斂的功能，需要有形的肝臟來蘊含。肝主木，「木曰曲直」，「曲」就是人要有所收斂，不能直接就條達上去，所以肝味為酸。酸味有收斂作用。

心味為苦

焦味就是苦味。鍋巴、烤饃片的味道，就是焦香之味。

脾味為甘

脾味為甘，小孩子愛吃糖，是因為脾胃太虛弱。

肺味為辛辣

肺味為辛辣之味。辛味走氣、走肺，如果肺有病，就別吃太辛辣的東西，以免過度耗散。

腎味為鹹

凡是鹹味的，都可以調腎精上來。人活著，要靠每天調一點點元氣，就靠鹽去調腎氣，因為鹽是最方便調腎氣的東西。

五臟與五味

五臟	肺	肝	腎	心	脾
五味	辛辣	酸	鹹	苦	甘甜

五臟對應五味

- 肝味為酸
- 心味為苦
- 脾味為甘
- 肺味為辛辣
- 腎味為鹹

五味食物

五味	功能	五味的代表食物
苦	滋血	苦瓜、茶葉、杏仁、百合、白果、桃仁 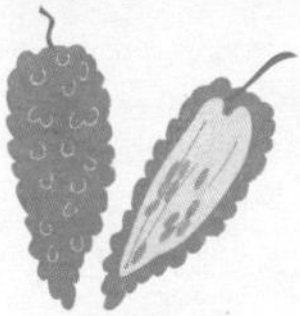
甘	滋肉	茄子、番茄、蘿蔔、絲瓜、洋蔥、馬鈴薯、菠菜、南瓜、芋頭、扁豆、豌豆、胡蘿蔔、白菜、芹菜、冬瓜、黃瓜、黑大豆、綠豆、紅豆、黃豆、蠶豆 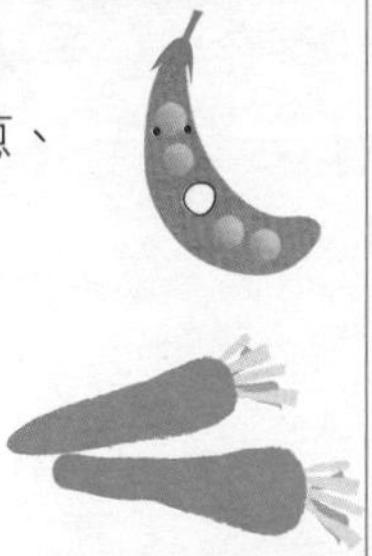
酸	滋筋	番茄、馬齒莧、赤豆、橘子、橄欖、杏、枇杷、桃子、山楂、石榴、荔枝、葡萄 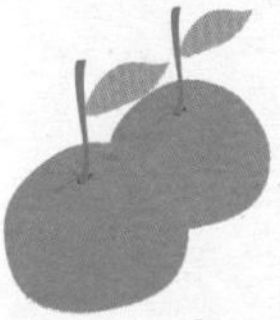
辛	滋氣	薑、蔥、大蒜、香菜、洋蔥、芹菜、辣椒、花椒、茴香 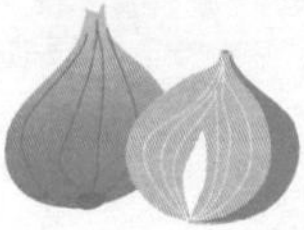
鹹	滋骨	莧菜、紫菜、海帶、海參、螃蟹

中藥小辭典

麝香

麝香是雄麝臍部麝腺的分泌物。呈黃褐色或暗赤色，香味甚濃烈，乾燥後可製成香料；也可入藥，主通竄、開竅的。

五臟與五臭

還有就是五臭的問題，「臭」（嗅）這裏讀「秀」，是指五種味道，即臊、焦、香、腥、腐。

肝味的味道為臊，心味的味道為焦，肺味是腥味，腎味是腐味，脾味是香味。如果你身體某個部位呈現病態，就會特別喜歡吃某種味道的東西。

脾胃如果黏滯，人就喜歡吃一些香竄的東西。香竄的東西，會宣開脾胃的濕滯。當脾胃特別鬱悶、壓抑時，香竄的東西可以開竅。古時候，如果有竅閉、昏倒的人，醫生一般都會給他服用蘇合香丸，這個藥的主要成分就是麝香，麝香可以通竅。

但是有些窮人買不起麝香來通竅，怎麼辦？一般來講，可以用臭味的東西來通竅。比如將馬桶裏的糞便，在他面前攪和一下，一股惡臭，照樣能把他的竅宣開，使他甦醒。

五臟與五臭

五臟	肺	肝	腎	心	脾
五臭（五嗅）	腥	臊	腐	焦	香

五臟對應五液

- 肝液為淚
- 心液為汗
- 肺液為涕
- 中焦脾胃為涎
- 腎液為唾

五臟與五液

最後一個是五液，肝液為淚、心液為汗、肺液為涕、中焦脾胃為涎，脾虛的人就容易經常流口水；腎液為唾，舌面乾不乾，在很大程度上可以看出腎液的問題。

五臟與五液

五臟	五液
肺	涕
肝	淚
腎	唾
心	汗
脾	涎

五臟對應表

臟腑 / 項目	心	肝	脾	肺	腎
五行	火	木	土	金	水
季節	夏季	春季	長夏	秋季	冬季
五色	赤色	青色	黃色	白色	黑色
五味	苦	酸	甘	辛	鹹
方位	南方	東方	中	西方	北方
開竅	舌	目	口	鼻	耳
五聲	笑	呼	歌	哭	呻
在體	脈	筋	肉	皮毛	骨
在志	喜	怒	思	悲	恐
變動	厥（懮）	握	噦	咳	慄

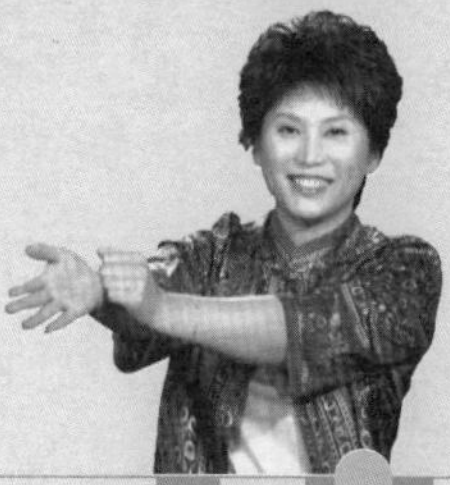

曲黎敏養生講堂

問題1 人體的五臟之象是什麼？

人體的五臟是肝、心、脾、肺、腎，也是按照東、西、南、北、中排列。五臟對應的是五腑，我們都知道是「五臟六腑」（五臟，是指肺、腎、肝、心、脾。六腑，是指大腸、小腸、三焦、膀胱、膽、胃。五臟六腑，是人體內臟器官的總稱）。

怎麼對應五腑？這裏有一個相表裏的關係。五臟對應五腑，肝和膽相表裏、心和小腸相表裏、脾和胃相表裏、肺和大腸相表裏、腎和膀胱相表裏。

問題2 怎樣可以判斷老人是否長壽？

現在有一個說法：老人是否長壽，要看他的握力大不大？老人的握力越大，他可能越長壽，而握力在很大程度上，和人的肝膽功能有關。一些老人經常玩核桃，而玩核桃這個過程，實際上就是鍛鍊手指靈活性的過程。肝膽對應筋。人體的彈性都是和筋有關的，比如手指曲合的能力。

問題3 從手指可以看出身體健康嗎？

手指是非常奇妙的，手指頭是人體經脈的出發之點，是陰陽交匯之所，手指是非常有玄機的。

拇指對應的是肺經。食指對應的是大腸經，食指和大腸的蠕動、大腸經氣很有關係。中指對應的是心包經，中指的麻木肯定和心包有關。無名指對應的是三焦經，因爲三焦爲人體的孤府。小指對應的是心經和小腸經。

問題4 從手指可以看出心臟病？

從心臟的角度上來講，如果是中指麻木，就是心臟的輕症，如果是小指麻木、小指外延麻木，就是心臟的重症。在日常生活當中，我們要注意觀察，要經常活動手指，把這些經脈全都給調動起來，預防疾病。

問題5 怎麼透過外象看五臟？

中醫認爲可以透過外象來看五臟，其實就是看五竅。從五竅看五臟：肝開竅於目、心開竅於舌、脾開竅於口、肺開竅於鼻、腎開竅於耳。（另外一種說法是「心開竅於耳」）

問題6 為什麼說「心開竅於舌」？

《黃帝內經》的《陰陽應象大論》裏提到「心開竅於舌」。「舌爲心之苗」，舌頭是心的苗，舌頭上的很多問題，會反映心氣和心情的問題。比如開會時，有個主管上去講話，本來他要宣布大會開始，可是一上來就說「好，大會結束」。

對於他的這種口誤，西方心理學認爲，他已經表達自己內在的感受，其實他非常希望現在就散會，不希望再開下去了，即口誤所表現出來的，恰好是他內心心氣的一種反映。

舌頭的靈活、靈巧與否，實際上和心氣很有關係，用現在的話來說，就是和心臟的功能很有關係。

問題7 中醫的舌診能看出什麼症狀？

中醫舌診，看人的舌頭，能看出很多東西，不過最主要的是要看心。因爲在一個舌面上，也會分出五行來：舌頭兩邊爲肝膽、後面爲腎、前面爲心、中央爲脾胃。不過最主要的是，舌頭的很多狀況，比如靈活不靈活，是與心氣相關的。

舌診看五行

舌診	舌面對應五行
舌頭兩邊	肝膽
舌後面	腎
舌前面	心
舌中央	脾胃

問題8 從指甲怎麼看出健康？

肝所外現出來的是爪，爪實際上包括指甲。從指甲當中，可以看出肝的一些問題，因爲指甲也是生長的東西，是肝氣的一種表現。

如果身體有些問題，指甲上就會有豎的棱；豎的棱，就是肝膽這些臟器出問題的表現；如果出現橫的棱，就說明身體的問題，正在一點點得到改善，因爲橫的棱會一點點地長出去。這是中醫思維的一個要點，中醫透過看人的外象，就能看到內部的很多東西。

問題9 怎樣才是「好臉色」？

心所外現出來的是面，即臉色。人的臉上是否滋潤有光澤，跟心氣相關。心氣很旺，人的臉是紅潤光采的。

中醫在談到臉色的問題時，不管是什麼顏色，都強調一個要點：什麼是好的臉色？就是像蒙了一層白的薄薄的紗一樣，透出一點潤澤之形。一個人長得黑沒關係，但是要很潤澤，臉上要有光澤。如果是那種赭紅、暗紅，紅的顏色特別難看，像黑血一樣，就非常不好。

問題10 從嘴唇可以看出脾的功能？

脾所外現出來的是嘴唇。嘴唇是否飽滿、滋潤，就可以看出人的脾功能如何？如果嘴唇老是翻腫或脫皮，就說明脾虛或血虛。

問題11 為什麼有過敏或皮膚病的人越來越多？

肺所外現出來的是皮毛。皮毛的所有問題，一般都和肺氣相關。現在有非常多的人，有過敏症狀或皮膚病。以前這些病症在西方社會特別多，現在中國人得的也多。

因為現在中國人和西方人的生活方式，越來越相近，比如都生活在一年四季有空調的房子裏、越來越喜歡喝冷飲等。「過食冷飲傷肺」，一旦傷了肺氣，就會出現皮毛的問題。

我們應該鼓勵孩子從小就喝溫熱的開水，如果大量喝冷飲，身體就會出現很多問題，而且這個問題，在當時可能顯現不出來，只有等人年紀大了以後，才會越來越明顯。有些時候，過敏和皮膚病被認為是「免疫力低」的一種象徵，其實這和人的日常生活習慣密切相關。

問題⑫ 從頭髮可以看出腎氣足不足？

腎所外現出來的是髮（頭髮是腎的花朵），頭髮的好壞，是腎氣的一個外現。頭髮如果非常黑、滋潤、柔亮，就說明腎氣足。有人頭上總會長頭皮屑，或是脂漏性頭皮，這其實是脾虛的象。脾虛會造成外溢，使很多東西發生外溢，浮現上來，這是造成頭皮屑的一個很重要的原因。

頭皮屑並不能靠洗髮精徹底解決乾淨，最根本的是要解決「脾」的問題。把身體內部解決好了，外部所顯現出來的東西才能好，這就是五臟和中醫意象思維的關聯性。

問題13 人體知道自救，這從何說起？

「肝音爲呼」。「呼」又分幾種聲音，如果肝血空虛，人就會狂呼亂喊；如果下屬受了主管的氣，回到辦公室以後，就會發出嘆氣、嘆息聲，這是肝氣被鬱的象，其實，發這種聲音是一種自救，可以緩釋肝氣的壓力。

所有養生的東西，都是從身體裏發出的，都是對身體發出的這些東西的一種總結，因爲人體是知道自救的。

問題14 從笑聲可以判斷人的疾病？

「心音爲笑」。笑分正常的和非正常的兩種，如果一個人心氣特別足，笑就代表他的心氣的運行沒有窒礙；但如果總是笑，沒事就坐在那兒呵呵笑，那是心氣將散之象，叫「心氣動泄也爲笑」。大家可以透過笑的聲音，判斷出人的很多疾病。

大喜和大恐會讓人突然死亡，《說岳全傳》中就講過：抗金名將牛皋，抓住自己的老對手金兀朮之後，非常高興，結果「大笑而亡」。大笑大喜、高興過頭，讓他的心氣一下子全都散掉了。

問題15 傾聽小孩子的哭聲代表什麼含義？

「肺音爲哭」。肺氣足，哭的聲音就特別嘹亮。小孩子哭的時候，絕對不是使勁叫，而是升中有降，因爲小孩子是哀而不傷，他們哭是不動情的。

有時小孩子只哭，但不流眼淚，哭聲嘹亮，實際上他是在表達自己的願望，告訴爸媽我需要你了，你要過來爲我服務。他們「哀而不傷」，哭的時候不會傷到氣，所以他會「終日號而不嗄」，整天哭嗓子也不會啞。

問題16 從一個人的哭聲裏面，能聽出身體在說話？

《黃帝內經》曾專門探討過哭的問題，認爲從一個人的哭聲裏面，能聽出很多訊息。

比如一個人要是流眼淚了，就說明他動了肝氣，因爲肝主木；如果哭得滿頭大汗，就像《紅樓夢》中，賈寶玉聽說林黛玉要回南方老家，一著急哭得渾身大汗，說明他動了心氣，因爲汗爲心液；如果哭的時候流鼻涕，說明這個人動了肺氣。

問題17 少年人和中年人心氣上的不同？

肝的神明是魂，心的神明是神。傳統醫學認爲：如果五臟精氣特別足，它的神明才能顯現出來。肝氣特別足的時候，顯現出來的神明是魂；心氣特別足的時候，顯現出來的神明是神。此時，腦子特別清楚。

心氣足，腦子就聰明，反應力好；如果心氣不足，腦子就不願意多想，反應差，神就不足。

有人年輕的時候，是敢作敢當的象，但是中年以後再把他的脈，會發現他的心氣很不足，他現在做事已經很沒有勇氣了，甚至有些事已經不想做了。

打個比方，五臟的精氣就像油一樣，而神就是它的光亮，是五精所照射出來的東西，油如果不足，光亮自然就暗淡了；如果油特別足，光亮就會特別大，可能會照亮滿間屋子。

問題18 中醫是怎麼看待經常發怒的人？

肝的情志是怒。「怒傷肝」，中醫認爲經常發怒的人，是腎精不足的象，即腎精已經固守不住肝了，水已經不能涵養木，脾胃（土）也不能涵養木，所以人才會經常發怒。

在生活當中，有「路怒一族」，即在馬路上開車經常發脾氣的人。他們或者超車，或者追尾，硬擋到他人前面去，這個問題表面上來看，是因爲交通堵塞，其實還是因爲個人壓力大。

同樣一條路，大家同樣被堵住，爲什麼有的人著急、有的人不著急？有的人能忍、有的人忍不住，非得在馬路上打架？這其實說明他們的五臟六腑有了問題，應該去解決。比如說他可能是前天夜裏沒睡好，精神處在很不好的狀態；或因爲壓力太大、過度焦慮，肺經也處在不好的狀態。

問題19 《紅樓夢》中的林黛玉是得肺癆嗎？

肺的情志是憂愁。有肺病的人就喜歡哭，最典型的例子就是林黛玉。林黛玉是典型的肺病患者，她的所有表現，都是肺氣特別虛的象。林黛玉沒事就哭，而且她多思，凡事想太多，所以她也胖不起來，她不會有薛寶釵那種豐腴的體態。多思則傷脾，肺氣又虛，所以她愛哭。

肺氣虛的人會兩顴紅，眼睛裏總有眼淚，是水汪汪的象，這種女孩子比較容易讓人憐惜，跟她談戀愛很浪漫，情致纏綿，她們想得很周到，含情脈脈，招人喜歡，不像薛寶釵似的過度冷靜端正。

問題20 為什麼常看到老人家冬天都戴帽子？

心病的表現是「厥症」。「厥症」就是「四肢厥逆症」，即手腳冰涼。醫生在把脈時，會觀察到一些細微的東西。一個人涼到哪兒，他的四肢厥逆已經到了哪一步，手輕輕一捋就都清楚了。

醫生把脈時會發現：有人只是手指尖冰涼，有人是整個手指冰涼，有人是整個手掌冰涼，有人甚至涼到手腕，或涼到肘部，這每一步的發展都是很可怕的。中醫甚至認爲，一個人如果涼到肘部，那簡直就是危症，病得很重了。

頭頂和腳也是人體末梢，人年輕的時候，心氣很足，冬天很少戴帽子。如果老了，到冬天就會有點畏寒，因爲此時心氣不足，血脈上不來了，常看到老人家冬天都戴著帽子。

問題21 為什麼說打噴嚏代表身體還好？

腎的表現是慄，即哆嗦。打哆嗦這個毛病，實際上和腎病相關，如果腎特別寒，就會出現哆嗦、戰慄或打噴嚏。打噴嚏，實際上是振奮腎陽，是身體要透過打噴嚏的方式，把腎陽調起來，把寒氣趕掉。所以，身體好的人還會打噴嚏，身體不好的人直接就感冒。

問題22 飲食中為什麼一定要吃點鹽？

腎味爲鹹，凡是鹹味的，都可以調腎精上來。人活著，要靠每天調一點點元氣，就靠鹽去調腎氣，因爲鹽是最方便調腎氣的東西。

問題23 極香、極臭的東西為什麼可以通竅？

肝味的味道爲臊，心味的味道爲焦，肺味是腥味，腎味是腐味，脾味是香味。這個味道表現出什麼？如果你身體某個部位呈現病態，就會特別喜歡吃某種味道的東西。

脾胃如果黏滯，人就喜歡吃一些香竄的東西。香竄的東西，會宣開脾胃的濕滯。當脾胃特別鬱悶、壓抑時，香竄的東西可以開竅。古時候，如果有竅閉、昏倒的人，醫生一般都會給他服用蘇合香丸，這個藥的主要成分就是麝香，麝香可以通竅。

但是有些窮人買不起麝香來通竅，怎麼辦？一般來講，可以用臭味的東西來通竅。比如將馬桶裏的糞便，在他面前攪和一下，一股惡臭，照樣能把他的竅宣開，使他甦醒。

第二章

《靈蘭秘典論》的五臟解讀

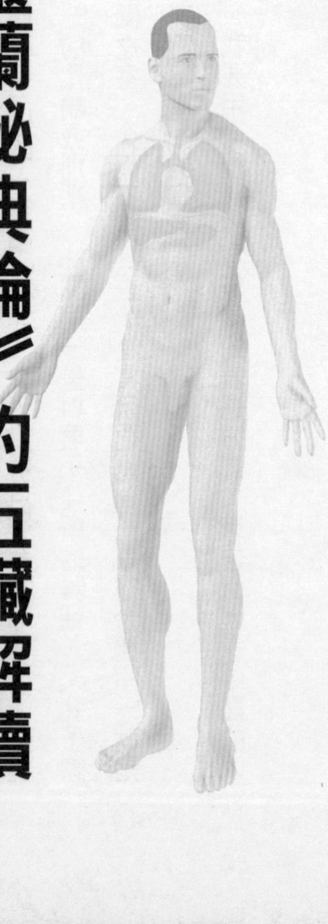

- 《靈蘭秘典論》解析五臟
- 心為君主之官（心是君王）
- 肺為相傅之官（肺是宰相）
- 肝為將軍之官（肝是將軍）
- 脾為諫議之官（脾是諫官）
- 腎為作強之官（腎是大力士）
- 五臟之外—膻中為臣使之官（膻中是宦官）

保持一種沉靜的心態，閱讀《靈蘭秘典論》這篇經典之作，它用一種最樸實無華的方式，表述中醫的內涵。

1

《靈蘭秘典論》解析五臟

用一種最樸實無華的方式表述中醫內涵

《靈蘭秘典論》是《黃帝內經·素問》的第八篇文章，也是一篇非常經典的文章。《靈蘭秘典論》中的「靈蘭」二字，是「靈台蘭室」的簡稱。「靈台」是儒家對「心」的比喻或別稱，「蘭室」是對君子住所的雅稱。《孔子家語》中說：「入芝蘭之室，久而不覺其香，為其所化也。」「靈台蘭室」就是表示「樸實無華、真實不虛」的真理。

在這篇文章裏，我要用一種最樸實無華的表述方式，來告訴大家中醫的內涵是什麼？

中醫的內涵是什麼？

「秘典」，是不可以輕易給庸人觀看的意思。黃帝在此篇的最後說：「善哉！余聞精光大道，大聖之業，而宣明大道，非齋戒擇吉日，不敢受也。」

五臟的功能

- 心以輸布為樂
- 肺以肅降為樂
- 肝以生發為樂
- 脾以造化為樂
- 腎以收藏為樂

五臟對應官職

五臟	肺	肝	腎	心	脾
官職	丞相	將軍	大力士	君主	諫議之官

其中「齋戒擇吉日」，就是在去除「個人欲望和由此欲望而產生的雜念」的情況下，才能領悟此論的深刻內在含義。否則，一定要秘藏於「靈台蘭室」之中，貪欲橫流的庸人，不能隨意翻看。

如果人在欲望橫流的情況下，讀這篇文章，就如同進不了君子之室一樣，進不了心靈的層面，會讀不懂。我們在學習這篇文章之前，也應該保持一種沉靜的心態，好好閱讀這篇經典之作。

中醫的五臟六腑

文章開篇，黃帝問岐伯「十二臟之相使貴賤何如？」，「貴賤」就是人體十二臟的職能分工及聯繫，用人事中的地位高低作比喻。「何如」就是像什麼。這篇文章用的還是打比方的方式，但它是用社會現象，甚至是政治來比喻五臟和六腑。這篇文章非常簡短，但是它把中醫的五臟六腑，談得非常透徹。

名詞小辭典

靈蘭

《靈蘭秘典論》中的「靈蘭」二字，是「靈台蘭室」的簡稱。「靈台」是儒家對「心」的比喻或別稱，「蘭室」是對君子住所的雅稱。《孔子家語》中說：「入芝蘭之室，久而不覺其香，為其所化也。」「靈台蘭室」就是表示「樸實無華、真實不虛」的真理。

齋戒

在祭祀、舉行重要典禮之前，沐浴更衣、不飲酒、不吃葷、夫妻不同房，吃齋持戒、嚴守律令，以示態度莊敬虔誠。

孔子家語

書名，簡稱「家語」。《漢書藝文志》記有二十七卷，魏代王肅作注。其名雖已見於漢志，而書實則早佚，今本是王肅所偽託，收集諸書所記孔子逸事而成書。

岐黃之術

岐黃指岐伯、黃帝。後來中國醫術也用「岐黃之術」為代稱，用以比喻醫道。相傳黃帝曾命岐伯試嚐百草、行醫治病，現傳《黃帝內經》即托名黃帝和岐伯二人之間的問答，來討論醫道。所以尊岐黃為醫家宗祖。或作「歧黃」。

人物檔案

岐伯

傳說中黃帝時代的醫官大臣。中醫典籍《黃帝內經》的內容，就是黃帝和岐伯兩人之間的問答紀錄。

中西醫看心

西醫談到「心」—指心臟

中醫談到「心」—指神明的一個象

2

心為君主之官（心是君王）

心在五臟六腑當中是統攝臟腑

「心者，君主之官也，神明出焉。」

「君主之官」是指心在五臟六腑當中，是統攝臟腑的，是十二官之主。「心」字非常有意思，其他的「五臟六腑」，比如大腸的「腸」字，是有「肉月」旁的，唯獨「心」字沒有這個偏旁。西醫談到「心」，指的是心臟；而中醫談到「心」，是指神明的一個象。

「君主之官」，是指心在我們五臟六腑當中，就相當於一個君主。所謂「君主」的概念，如果我們經常看史書，就知道是「帝王之相」，是一個封建社會最高統治者的這個象。「君主之官」這個名詞，一下子就把心的重要意義給烘托出來。

中西醫談血

西醫說法：指人體鮮紅的液體，就是血。

中醫說法：指人吃下飯以後，產生一種能量，這種能量能發散出去，這就叫「血」。這個「血」有動詞的含義，即人吃下去東西，水穀精華還能輸布四方，才是血。

心的功能

功能❶ 心主血脈

現在一說到「血」，我們都認為人體鮮紅的液體就是血，但在中醫裏，關於血的定義是這樣的：「中焦受氣取汁，變化而赤，是謂血」。

「中焦」指脾胃，「受氣取汁」指人吃下食物的精華，可以變化出一種東西，「變化」指一個運動過程，「赤」相當於動詞，赤原本是「紅顏色」，在這裏紅顏色就代表輸布之象。

意思是說：人吃飯以後，產生能量，這種能量能發散出去，這就「是謂血」。這「血」為動詞，即人吃下去東西，水穀精華還能輸布四方，才是血。

功能❷ 心藏神明

人體的神明是藏在心裏的，古時人不說「心臟」，只說「心」。那什麼叫「神」？《黃帝內經》裏有一個關於「神」的定義：「兩精相搏，謂之神」。所謂「兩精」就是指「陰陽」，陰陽的相互作用產生出來的功能，才被稱為「神明」。即人的心氣足了以後，外散出來的才是神明。

心的四大功能

1. 心主血脈
2. 心藏神明
3. 心主喜樂
4. 諸痛癢瘡，皆屬於心

功能3 心主喜樂

心在志為喜，心氣虛就會悲，如果心氣特別實，人會喜笑不休。

功能4 諸痛癢瘡，皆屬於心

這是心的一個特性。「癢」是一種很細微、很細膩的生理反應，這麼細膩的生理反應，是由心來感知的，人身上出現「癢」這種症狀時，實際上是由「心」來取決。

陰與陽

屬性	陰	陽
空間	下、內、右、地、裏	上、外、左、天、表
方位	北、西	東、南
時間	夜、秋、冬	晝、春、夏
溫度	寒涼	溫熱
濕度	潮濕	乾燥
亮度	晦暗	明亮
事物狀態	靜、下降、衰退、抑制	動、上升、前進、興奮
質地狀況	重、濁	輕、清

名詞小辭典

心肌梗塞

病名，心臟病的一種症狀，負責供應心臟血液的冠狀動脈阻塞，發生血栓，血液供應中斷，造成心臟缺血，引起心肌的局部壞死。若心肌梗塞急性發作，通常會導致猝死。

常見心病及中醫對治法

❶「心主血脈」的病

心得病有兩個層面，第一個是心主血脈的層面。西醫認為心得病了，就是得了心臟病，認為全部都是心臟的問題。但是中醫會有不同的分析，中醫認為，所謂心病的問題（心臟病、精神病），可能和肺經、胃經、脾經、心經、腎經等都有關。

發病的時間代表什麼？

中醫中有關於時辰的問題，它提醒大家在日常生活當中，要養成一個習慣：當身體不舒服的時候，一定要看一下時間。這個時間很重要，比如說上午九點多發的心臟病，和下午兩、三點或四、五點發的心臟病，根源是很不同的。西醫會認為：這些全都因為心肌梗塞。

可是中醫認為，上午九點多發作的心臟病，可能是因脾胃的問題造成。而下午兩、三點發作的，可能是小腸經的問題，因為心與小腸相表裏。

中西醫看心臟病

西醫說法：心得病了，就是得了心臟病，全部都是心臟的問題。

中醫說法：心病的問題（心臟病、精神病），可能和肺經、胃經、脾經、心經、腎經等都有關。

常見2種心病

1. 「心主血脈」的病（心臟病）
2. 「心主神明」的病（精神病）

有的人吃過午飯後，臉通紅、胸悶，實際上是心臟疾病的一種前兆。如果是下午三點到五點發病，是膀胱經的問題，是陽氣大虛的象。如果是下午五點到七點發作，就和腎經相關。

中醫看心病

心臟病發作的時間	中醫對症看法
上午九點多	可能是因脾胃的問題造成
下午兩、三點	可能是小腸經的問題，因為心與小腸相表裏
下午三點到五點	是膀胱經的問題，是陽氣大虛的象
下午五點到七點	和腎經相關

醫生給心臟病人的叮嚀

❶ 最好別有便秘。

❷ 吃飯最好只吃七、八分飽，少量多餐都行。

心臟病患注意事項

❶ 心臟病患要小心：便秘

首先，肺與大腸相表裏，如果心臟病患有便秘，會對他的心臟非常不利。很多心肌梗塞病人，都是倒在廁所裏，因為人在大便時，會用到心肺之氣，如果這個時候特別使勁去排便，可能會過度耗散自己的心肺之氣，底下空了，上邊的氣可能「嘩」一下就散掉了。凡是在廁所裏發病的人，都是心氣已經很空了，再加上下面一瀉，心肺之氣就徹底沒了。

同樣，在《經脈》篇裏，也提到肺經的表現，「是主肺所生病者，咳，上氣，喘渴，煩心，胸滿」，就是人會呈胸口憋悶的象，如果到醫院去檢查，心臟的各項指標，卻都沒問題。

這種人在日常生活當中有一個象，就是喜歡呼出一口長氣，沒事就調一口氣上來，這其實是肺經的病，是肺經表現在心臟上面的一個問題。

中醫小辭典

子盜母氣

中醫學用「五行」來說明臟腑病理的關連。例如五行中的土生金，脾土因肺金病弱而受牽連，稱為「子盜母氣」。

火生土，火指心火，土指脾，火和土之間也形成「母子關係」，即心是脾胃的「母親」。在日常生活中，如果兒子缺錢，在關鍵時刻，都會去找母親要錢。

在消化過程當中，如果脾胃需要多一點的氣，就會從心那裏「奪氣」，中醫裏叫「子盜母氣」，就是兒子會到母親那裏「奪氣」，在這種情況下，就會引發心臟病。

❷ 心臟病患要小心：吃飯別吃得過多

如果心肌梗塞病患倒在廁所裏，還有一種情況，就是吃飯吃得過多。中醫把「氣」分成胸中大氣、營氣、衛氣等，但是實際上人就活一口氣，死也死在這一口氣上，人來這生玩玩靠的是這一口氣，人養生養的也是這一口氣，「這一口氣」是最重要的。如果吃飯吃撐了，脾胃運化時，就需要多用一點氣，來把食物消化掉。

子盜母氣

我們知道「火生土」，火指心火，土指脾，火和土之間就形成「母子關係」，即心是脾胃的「母親」。在日常生活中，如果兒子缺錢，會去找誰要錢？在關鍵時刻，都會去找自己的母親要。

在消化過程當中，如果脾胃需要多一點的氣，就會從心那裏「奪氣」，中醫裏叫「子盜母氣」，就是兒子會到母親那裏「奪氣」，在這種情況下，就會引發心臟病。

病症小辭典

高血壓

血壓偏高症。血壓會隨年齡增加，但若在六十歲前，收縮壓和舒張壓常超過160/95mmHg，就是有「高血壓」。在身心不適時，血壓會升高，有頭昏、頭痛、疲乏、失眠、不安、心悸等症狀。但也可能毫無任何症狀。

西醫發現人體若持續性血壓過高，體內器官會慢性損害，造成心臟、腎臟疾病，嚴重者甚至導致死亡。此症會加速血管硬化，帶來硬化後的許多併發症，如心臟肥大與衰竭、腦血管硬化、心冠狀血管硬化、腎血管硬化等。

對於心臟病患者，醫生會經常囑咐他們：第一，最好別有便秘的情形；第二，吃飯最好只吃七、八分飽，少量多餐都行。不然兒子一下子盜母親那麼多氣，心臟肯定會出問題。

中醫如何看待心病？

❶ 中醫看心病──胃經得病

在《經脈》篇裏，也講到胃經和脾經得病，對心的影響。如果胃經得病，會「心欲動」，就是指心總會有點兒慌，比如餓的時候，人就會心慌；人吃撐了，有可能「子盜母氣」，也會造成心臟「嘭嘭」亂跳的象。如果脾經得病，會「煩心、心下急痛」等。

❷ 中醫看心病──心經得病

心經對心病表現為心痛，心血虛會造成心痛，心血虛就是心臟缺血。在人體中有三個臟器時時刻刻都不能缺血，就是大腦、心、腎，這三個臟器只要缺血，身體馬上會啟動元氣及時補給。

所謂的「高血壓」，也是因大腦缺血或心缺血時，身體透過加壓的方式，滿足它們對血的需求。

中醫看6種類型的心病

項目	心病的根源	心病症狀
1	胃經得病	會「心欲動」，就是指心總會慌。
2	脾經得病	煩心、心下急痛等。
3	心經得病	心痛（心血虛會造成心痛，心血虛就是心臟缺血）。
4	腎經得病	比如腎氣大虛，會造成心肌梗塞。因為腎精不足，表現為煩躁、發怒，因為斂不住虛火，腎精已經嚴重虧失。腎虛的人，心總是空空蕩蕩地懸在那兒，容易受到驚嚇，比較容易煩躁。腎精不足，還會表現為心痛。
5	心包經得病	心包經是心臟的周邊，如果心包經出現問題，心臟自然也會出現問題，會出現「心大動」的象，比早搏、間歇都嚴重，心臟會「撲通撲通」往外跳。但這個病症，在中醫看來反而不嚴重，因為它是在心的周邊，不是在裏邊。
6	膽經得病	表現出來的是「心脅痛，不可轉側」，即睡覺轉身都難受。

人物檔案

袁崇煥

字元素，明東莞人（生年不詳～1630年）。明神宗萬曆朝進士，膽識謀略過人，抵禦清兵有功，累官至僉都御史，任遼東巡撫。崇禎時，任兵部尚書兼右副都御史，督軍薊遼，聞京師被圍有警，趕回馳援，一代忠臣良將卻遭讒陷害，而慘被磔於市（磔讀折。磔刑，是古時處死犯人分裂肢體的酷刑）。

心被元氣管

「心為君主之官」，中國古代被稱為「君主」的人，也被稱為「天子」，即天的兒子。也就是說君主是有天管的，他是代天行令。「天」指什麼？其實，天就是氣數。

在歷史上，明朝末代皇帝崇禎（明思宗）勤政愛民、生活檢樸，也不好女色，很想有所作為，但是他生存的那個年代，明朝氣數將盡，他無論多麼努力，天災人禍全都有，外有大清興起、內有流寇李自成等農民起義造反。朝中只有一干無能小人，還中了大清的離間計，反而錯殺忠貞大將袁崇煥。崇禎個性疑忌，自毀長城。眼見大勢已去、無顏苟活，最後只好手刃妻女、落得自縊煤山的下場。這是一種比方，就是氣數會管天子。

心在五臟六腑當中，也是君主之象。在五臟六腑之中，心自然也會被管，管它的就是元氣。如果一個人元氣大傷，也會造成心臟病。元氣藏於腎，如果腎精大傷，心就會很不舒服。

在元氣、腎精大傷這種情況下，人如果去把脈，可能會有兩種脈象，一種是西醫所說的「早搏」，就是跳，自己都能感覺到；還有一種是「間

心臟病（元氣、腎精大傷）的2種脈象
❶ 早搏—元氣尚可的脈象
❷ 間歇—元氣大傷的脈象

歇」，自己也能感覺到。早搏和間歇，都是因腎精不足，即元氣不足導致。早搏，是元氣尚可的象；間歇，是元氣大傷的象。

心臟病（元氣、腎精大傷）的2種脈象

❶ 早搏—元氣尚可的脈象

早搏是一種什麼情形？我們打一個比方，比如給自行車打氣的時候，有的人很使勁，每打一下都會把氣筒按到底，每打一下都是足夠的，就像脈動一樣，正常有序。但有的人很無力，他打氣的時候，一下按不到底。他就會透過增加頻率的方法，來把車胎的氣打足。

這個加快頻率的方法，就是「早搏」。早搏，相當於你透過努力的方式，完成任務。再比如你一天拉一車煤，就可以完成任務，但是現在沒勁了，一次只能拉半車，所以必須藉由多跑一趟，來把這件事完成。

常見2種心病

❶「心主血脈」的病（心臟病）

❷「心主神明」的病（精神病）

❷ 間歇—元氣大傷的脈象

間歇是一種什麼情形呢？間歇會出現脈動上的停頓。指元氣已經很不夠了，中間得給它加把勁，抽它一鞭子，它才往前走，就像馬車一樣，如果你不抽馬，馬能歇就歇，所以會出現脈動上的停頓。

早搏和間歇，實際上都是很嚴重的心臟病。但是間歇比早搏更加嚴重，因為元氣已經大傷，如果早搏、間歇都已經存在，就是更加嚴重的病。

❸ 中醫看心病—腎經得病

腎經、心包經、膽經出問題時，也會影響心臟。比如腎氣大虛，會造成心肌梗塞。因為腎精不足，表現為煩躁、發怒，因為斂不住虛火，腎精已經嚴重虧失。腎虛的人，心總是空空蕩蕩地懸在那兒，容易受到驚嚇，比較容易煩躁。腎精不足，還會表現為心痛。

❹ 中醫看心病—心包經得病

心包經是心臟的周邊，如果心包經出現問題，心臟自然也會出現問題，會出現「心大動」的象，比早搏、間歇都嚴重，心臟會「撲通撲通」往外跳。但

心之官為思

心氣足：神明特別清爽，說明心氣特別強大，心的輸布功能也會特強。

心氣不足：大腦昏沉、思慮不清。

這個病症，在中醫看來反而不嚴重，因為它是在心的周邊，不是在裏邊。

治療心臟病時，我們會看到一種現象：有人心臟病已經很嚴重，但是不間斷吃藥的時候，會突然出現「咚咚跳」的現象，其實，這是把心臟裏邊的病往外趕的一個象。

❺ 中醫看心病—膽經得病

膽經出現障礙，表現出來的是「心脅痛，不可轉側」，即睡覺時轉身都難受。有的病人躺著的時候，就會覺得心臟特別憋悶，而且不敢翻身，就是因膽經出現障礙所造成。

❷「心主神明」的病

心是藏神的，在中醫裏，「心主神明」這個層面的病，一般來講是指「精神的疾病」。很多人認為，所有的精神疾病都是心臟的問題。

但是中醫有不同的看法，中醫裏有一句話，叫做「心之官為思」，實際上心所表現出來的官能，是用於思索的。如果人大腦昏沉、思慮不清，就說明心氣不足。如果神明特別清爽，就說明心氣特別強大，心的輸布功能也強。

在「心主神明」的病這個層面，經常會涉及另外兩條經脈，一條是胃經，一條是腎經。

胃經得病的心理症狀

❶ 特別討厭陌生人

胃經之脈如果得病，會出現好幾個象：一個是「病至則惡人與火」。「惡」是討厭，人會有一種心理疾病，就是特別討厭陌生人，所有的人都不願意見。

❷ 很怕光，喜歡陰暗

這個人還會畏火怕光，火就是光亮。如果人的胃病嚴重到影響「心主神明」這個層面，這個人就會很怕亮的東西，會有「心欲動，獨閉戶塞牖而處」的象（牖讀有，指窗戶。閉戶塞牖，是說關門關窗），自己在屋子裏待著，把門關得很嚴，窗簾也拉上，讓屋子裏保持昏暗，這樣他才覺得有安全感。

胃經得病的症狀

1. 特別討厭陌生人，所有的人都不願意見
2. 畏火怕光，喜歡關在暗房
3. 聽到聲響就很恐懼

3 聽到聲響就很恐懼

還有一個象，叫「聞木聲則惕然而驚」，即聽到聲響就很恐懼，這是胃經的虛證，也會造成心理或精神疾病。它的實證，會造成人「欲登高而歌，棄衣而走，賁響腹脹」，就是跑到高的地方大聲唱歌，還會脫掉衣服到處亂走，肚子裏老是咕嚕咕嚕亂叫，然後腹部脹痛。

胃經為什麼會和「心主神明」這個層面產生關聯？其實，在《黃帝內經》裏有一句很經典的話，叫做「如環無端」，就是經脈彼此之間，都是有聯繫的，不是分割的。

胃經有一條線，胃經走的時候，自然就和心經聯繫上，它們彼此之間會產生很大的影響。所以胃經的病，也會造成心的疾病。

精神疾病（元氣大傷、腎經病變）的症狀

❶ **目如無所見**：好像什麼都看不見了，總是在一種恍惚狀態。
❷ **心如懸**：心老像懸空的、怕怕的。
❸ **心如懸若飢狀**：好像飢餓一樣，心裏慌慌的，可是「飢又不欲食」，餓了也不太想吃東西，總是心慌，手腳冰涼，就像人低血糖時的症狀。
❹ **氣不足則善恐**：如果腎氣不足，人特別容易恐懼。
❺ **心惕惕如人將捕之**：心裏總是慌慌的，總覺得後面有人想要抓自己。

心氣不足因元氣大傷

心氣不足的根本原因，就在於元氣大傷，而元氣藏於腎，腎經如果出現病變，首先會出現「目如無所見」的象，好像什麼都看不見了，總是在一種恍惚狀態；其次，會出現「心如懸」的象，心老是懸空的、害怕的；再次，「心如懸若飢狀」，就好像飢餓一樣，心裏慌慌的，可是「飢又不欲食」，餓了也不太想吃東西，總是心慌，手腳冰涼，就像人低血糖時的症狀。

還會「氣不足則善恐」，如果腎氣不足，人特別容易恐懼，叫做「心惕惕如人將捕之」，心裏總是慌慌的，總覺得後面有人想抓自己。這些都是屬於腎經的病變。

中西醫看精神病

這兩種病變，都涉及一個層面，就是精神疾病的問題。現代人的壓力比較大，得精神疾病的人越來越多，這一方面和社會背景、工作壓力有關，另一方面和自己的生活習性有關。一個人如果不好好養生，老過度消耗自己元氣，就會對胃和腎造成傷害。

心主神明

神明昌明：人的心氣特別足。

神明出現問題：心氣大傷、腎氣大傷，或胃氣衰敗。

工作壓力大，人就會出現木剋土的情形，得胃病的人就會很多；如果胃寒過重，整個胃經不通，人就會形成抑鬱，最後就發展成狂證，會有點瘋狂。這些病症現在一般歸屬精神病，但是中醫認為精神病，歸根結柢還在於「胃」和「腎」的病。

從這個角度來講，西方人遇到這種病，一般會去找心理醫生，先透過心理輔導來治療。但中醫認為要先在生理上解決，比如把他的胃寒、腎寒去掉，有可能經脈通暢後，這些病自然就消失。

這是「心主神明」的層面，人的心氣如果特別足，神明就會昌明；如果心氣大傷、腎氣大傷，或胃氣衰敗，神明就有可能出問題。

中西醫看精神病

醫家	對症說法
中醫看精神病	精神病，歸根結柢還在於胃和腎的病，要先從生理上解決，比如把他的胃寒、腎寒去掉，有可能經脈通暢後，這些病症自然就消失。
西醫看精神病	一般會去找心理醫生，先透過心理輔導來治療精神病。

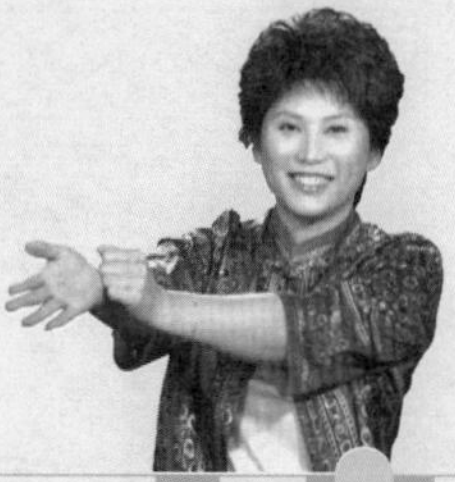

問題1《靈蘭秘典論》的「靈蘭」是什麼意思？

《靈蘭秘典論》是《黃帝內經・素問》的第八篇文章，是一篇非常經典的文章。《靈蘭秘典論》中的「靈蘭」二字，是「靈台蘭室」的簡稱。「靈台」是儒家對「心」的比喻或別稱，「蘭室」是對君子住所的雅稱。《孔子家語》中說：「入芝蘭之室，久而不覺其香，爲其所化也。」「靈台蘭室」就表示「樸實無華、眞實不虛」的眞理。

問題2 中、西醫對「心」的看法？

西醫談到「心」，是指心臟；而中醫談到「心」，是指神明的一個象。「心者，君主之官也，神明出焉」。「君主之官」是指心在五臟六腑當中，是統攝臟腑的，是十二官之主。

問題3 為什麼說「心為君主之官也」？

「君主之官」，是指心在我們五臟六腑當中，就相當於一個君主。所謂

「君主」的概念，如果我們經常看史書，就知道是「帝王之相」，是一個封建社會最高統治者的這個象。「君主之官」這個名詞，一下子就把心的重要意義給烘托出來。

「君主之官」，是指心在五臟六腑當中，是統攝臟腑的，是十二官之主。「心」具備的四大功能：心主血脈、心藏神明、心主喜樂、諸痛癢瘡，皆屬於心。

問題4 中醫對「血」的定義是什麼？

現在一說到「血」，我們都認為人體鮮紅的液體就是血，但在中醫裏，關於「血的定義」是這樣的：「中焦受氣取汁，變化而赤，是謂血」。

「中焦」指脾胃，「受氣取汁」指人吃下食物的精華，可以變化出一種東西，「變化」指一個運動過程，「赤」相當於動詞，赤原本是紅顏色，在這裏紅顏色就代表輸布之象。

這句話的意思就是說：人吃下飯以後，產生一種能量，這種能量能發散出去，這就「是謂血」。這個「血」有動詞的含義，即人吃下去東西，水穀精華還能輸布四方，才是血。

問題5 從心臟病發的時間，能看出什麼端倪？

中醫中有關於時辰的問題，它提醒大家在日常生活當中，要養成一個習慣，當身體不舒服時，一定要看一下什麼時間。

這個時間很重要，比如說上午九點多發的心臟病，以及下午兩、三點或四、五點發的心臟病，根源是很不同的。西醫會認爲：這些全部都是因爲心肌梗塞。

中醫認爲，上午九點多發作的心臟病，可能是脾胃問題造成。而下午兩、三點發作的，可能是小腸經的問題，因爲心與小腸相表裏。

有人吃過午飯後，臉通紅、胸悶，這實際上是心臟病的一種前兆。如果是下午三點到五點心臟病發作，是膀胱經的問題，是陽氣大虛的象。如果是下午五點到七點發作，就和腎經相關。

問題6 心臟病患的注意事項？

首先，心臟病患要小心：(1)便秘：肺與大腸相表裏，如果心臟病人有便秘，會對他的心臟非常不利。很多心肌梗塞病人，都是倒在廁所裏，因爲人在大便時，會用到心肺之氣，如果這個時候人特別使勁去排便，可能會過度耗散自己的心肺之氣，底下空了，上邊的氣可能「嘩」一下就散掉了。凡是在廁所裏發病的人，都是心氣已經很空了，再加上下面一瀉，心肺之氣就徹底沒了。

其次，心臟病患要小心：(2)吃飯別吃過多：如果心肌梗塞病人倒在廁所裏，還有一種情況，就是吃飯吃得過多。如果吃飯吃撐了，脾胃運化時，就需要多用一點氣，來把食物消化掉。在消化過程當中，如果脾胃需要多一點的氣，就會從心那裏「奪氣」，中醫裏叫「子盜母氣」，就是兒子會到母親那裏「奪氣」，在這種情況下，就會引發心臟病。

對於心臟病患者，醫生會經常囑咐他們：第一，最好別有便秘的情形；第二，吃飯最好吃七、八分飽，少量多餐都行。不然兒子一下子盜母親那麼多氣，心臟肯定會出現問題。

問題 7 心臟病（元氣、腎精大傷）表現出來的脈象？

心，在五臟六腑當中，也是君主之象，在五臟六腑之中，心自然也會被管，管它的就是「元氣」。如果一個人元氣大傷，也會造成心臟病。元氣藏於腎，如果腎精大傷，心就會很不舒服。

在元氣、腎精大傷這種情況下，人如果去把脈，可能會有兩種脈象，一種是西醫所說的「早搏」，就是跳，自己都能感覺到；還有一種是「間歇」，自己也能感覺到。早搏和間歇，都是腎精不足，即元氣不足導致。早搏，是元氣尚可的象；間歇，是元氣大傷的象。

問題 8 中醫學上說「子盜母氣」是什麼意思？

中醫學用「五行」來說明臟腑病理的關連。例如五行中的土生金，脾土因肺金病弱而受牽連，稱爲「子盜母氣」。

火生土，火指心火，土指脾，火和土之間也形成「母子關係」，即心是脾胃的「母親」。在日常生活中，如果兒子缺錢，都會去找自己的母親要錢。

在消化過程中，如果脾胃需要多一點氣，就會從心那裏「奪氣」，中醫裏叫「子盜母氣」，就是兒子會到母親那裏「奪氣」，這樣就會引發心臟病。

問題9 精神疾病（元氣大傷、腎經病變）有什麼症狀？

（1）目如無所見：好像什麼都看不見，總是在一種恍惚狀態。
（2）心如懸：心老像懸空的、怕怕的。
（3）心如懸若飢狀：好像飢餓一樣，心裏慌慌的，可是「飢又不欲食」，餓了也不太想吃東西，總是心慌，手腳冰涼，就像人低血糖時的症狀一樣。
（4）氣不足則善恐：如果腎氣不足，人特別容易恐懼。
（5）心惕惕如人將捕之：心裏總是慌慌的，總覺得後面有人想抓自己。

問題10 中、西醫是怎麼看待精神病？

西醫看精神病，一般會去找心理醫生，先透過心理輔導來治療精神病。

中醫看精神病，歸根結柢還在於「胃」和「腎」的病，要先從生理上解決，比如把他的胃寒、腎寒去掉，有可能經脈通暢後，這些病症自然就消失。

3

肺為相傅之官（肺是宰相）

《黃帝內經》認為五臟為貴、六腑為賤

「肺者，相傅之官，治節出焉」。「相傅之官」也是一個官稱。《靈蘭秘典論》這篇文章很有趣的地方就在於：它把五臟比喻為中央官員，把六腑比喻為地方官員。

六腑都是做事的官員，是基層的幹部，做很細緻的工作；而中央官員雖然不直接創造價值，但是它發揮一個權衡治理、統攝大局的作用。如果人的身體沒有這種統攝作用，也會垮掉。《黃帝內經》認為五臟為貴、六腑為賤。

肺為帝王師

五臟中，最「貴」的是心，它是「君主之官」。它的下一級就是肺，肺是「相傅之官」，「相」即宰相，「傅」即師傅。在人體當中，心雖然是最高位，處於南方，但是從人體解剖方面來講，肺比心的位置高，肺可以做君主的師傅，相當於劉伯溫、諸葛亮這樣的人物。

肺主管「治節出焉」。一般來說，大家會認為「治」是治理調節，肺主管治理調節，但這樣理解比較粗淺。

毛澤東曾經說過「天下大亂，方能天下大治」，實際上「治」是與「亂」相對而言的一個概念：亂是混亂，治是正常。肺的「治節出焉」就是指：如果肺的功能很好，人正常的氣機才能表現。

人正常氣機的最關鍵表現，就在「節」，人體有節，天地之間也有節，那就是二十四節氣。天地之氣正常，二十四節氣就可以正常，人的肺氣是否正常，也要透過節來表現。比如有人到了某個節氣的時候，關節就會出現疼痛，這是什麼原因？這是不正常的氣作用導致的。如果是不正常的氣機，就會導致節的關鍵點出現問題，造成疼痛的象。

人物檔案

劉伯溫

劉基，字伯溫（西元1311～1375年），著有《郁離子》、《誠意伯文集》等。自幼聰穎非凡，好學深思，博通經史，精研天文、地理、兵法、術數易理，讀書過目不忘，文筆精彩。元末考取進士，後回故鄉浙江青田隱居，又出山相助起義的朱元璋，提出「時務十八策」，是明軍的軍師智囊，訂立戰略方針，輔助朱氏推翻元朝建立天下。西元1368年，明太祖在南京登基稱帝，正式建立大明王朝，改元洪武。劉基為開國元勳功臣，賜封誠意伯，但功高震主，遭忌猜疑，被政敵胡惟庸誣告陷害而被剝奪封祿，憂憤成疾、病重身亡。後卒謚文成。

諸葛亮

字孔明（西元181～234年），三國蜀漢琅琊郡陽都人（今山東省沂水縣）。著有《諸葛武侯集》。避亂荊州，劉備三顧茅廬、禮賢下士，乃出而相助。為人足智多謀，三國時吳蜀聯合抵禦曹操，諸葛神機妙算曾大敗曹操於赤壁，蜀魏吳成三國鼎足之勢。劉備歿，忠心耿耿輔助後主劉禪，封為武鄉侯。志在伐魏以復興漢室，東結孫權、南平孟獲，一生鞠躬盡瘁，後卒於攻魏征途軍中，謚號「忠武」。

名詞小辭典

三顧茅廬

漢末劉備禮賢下士，前去拜訪才智學識過人的戰略家諸葛亮，共三次，才得見，諸葛亮才出而輔助劉備。見《三國志》・卷三十五・蜀書・諸葛亮傳。後用來比喻上位者為招聘有才能的人，多次造訪、禮貌周到，表現敬賢之禮或誠心隆重邀請。也作「茅廬三顧」、「三顧草廬」、「草廬三顧」。

名詞小辭典

節氣

古時天文家以二十四氣分配十二月，在月首的稱「節氣」，如立春、清明，在月中的稱「中氣」，二者也通稱為「節氣」。代表地球在繞日公轉軌道上運行的位置，每十五度設一個，共有二十四個節氣，兩個節氣之間平均相差約十五天。因地球繞日速度，隨距日遠近而有變化，故節氣間距會略為不同。

二十四節氣

也稱為「二十四節」、「二十四氣」。節氣是中國所獨創，古代天文家依照一年地球繞太陽公轉一圈的時間，根據太陽在黃道上的位置所劃分，平均分為二十四個節氣，每個節氣的氣候和寒暑變化，每年大致差不多，對農耕步驟有重要提示，方便農民訂定耕作計畫。

「二十四節氣」分別是指一年中立春、雨水、驚蟄、春分、清明、穀雨、立夏、小滿、芒種、夏至、小暑、大暑、立秋、處暑、白露、秋分、寒露、霜降、立冬、小雪、大雪、冬至、小寒、大寒。

四季VS.二十四節氣對應表

季節／節氣	春天			夏天			秋天			冬天		
節氣	立春	驚蟄	清明	立夏	芒種	小暑	立秋	白露	寒露	立冬	大雪	小寒
	雨水	春分	穀雨	小滿	夏至	大暑	處暑	秋分	霜降	小雪	冬至	大寒

名詞小辭典

春節

民間三大傳統節慶之一。古時指立春，民國以來是指農曆正月初一。

過節為什麼要休息？

在日常生活中，大家非常注重節日，中國有春節、元宵節、端午節等節日。「節」到底是什麼？舉個例子來說明，大家可以看竹子的竹節，竹子長一段以後，就會有一個關鍵點，那個關鍵點就是節。

中國古代強調過節，實際上是告訴大家：每到一個節日，人的生活都會出現一次轉變、轉機，「節」其實是轉機的意思。過節為什麼要休息？實際上是在告訴大家，要透過這種保持休息、安閒的狀態，讓自己平安度過氣機的轉換點。

但一般人現在對過節，有認識上的迷思，似乎過節就意味著大吃大喝、暴飲暴食的日子來了，這樣反而會造成很多的「節日病」，這跟古代的理念恰恰相反。古人認為，過節這種時候要休息，才可以躲過災禍（外邪）。

春節驅除年獸

過去古人認為每年春節會來的「年獸」，就是一個會吃人害人的外邪大鬼，該怎麼躲過去？傳統文化、民俗上就有很多辦法。

名詞小辭典

元宵節

民間三大傳統節慶之一。於每年第一個月圓之夜（農曆正月十五日晚上），舉行慶祝活動，故稱為「元宵節」。當天民間習俗通宵點燈，各式花燈供人觀賞，並有猜燈謎、舞龍、舞獅、踩高蹺、跑旱船等熱鬧活動。過節以吃元宵、年糕、餃子等，象徵全家團圓、生活美滿。也稱為「上元」、「上元節」、「元宵」、「燈節」、「小過年」。

驅鬼。

1. **放鞭炮：**首先，在過春節的時候會放鞭炮，放鞭炮其實就是在
2. **聚在一起：**其次，過節的時候，大家還要聚在一起，因為聚在一起，人多力量大，可以抗衡邪氣。
3. **守歲不睡：**再次，人還要守歲，因為「年」是個大怪獸，大家一夜不睡，坐在一起，讓每年到了這個時間關鍵點，固定會來的這個「鬼」能夠過去，不被它所害。
4. **燈火通明：**守歲時，到處燈火通明，因為「鬼」怕燈、怕火。

這樣，大家就能充分理解「節」的意思。

名詞小辭典

端午節

民間三大傳統節慶之一。相傳戰國時楚國三閭大夫屈原，在農曆五月初五日投汨羅江而亡，後世為紀念他，而有吃粽子、划龍舟比賽等風俗。再加上民間的鬼神信仰，家家戶戶都插蒲艾、喝雄黃酒（攙有雄黃的酒），或掛鍾馗像。將雄黃酒灑在屋角，傳說可辟邪除瘟、解蛇蟲毒。這天也稱為「端陽節」、「五月節」、「重午節」。

肺主一身之氣

在中醫理論裏，肺的第一個功能是「權衡治理，主一身之氣」。人的一身之氣，全是由肺主管的。半夜三點到五點的時候，寅時是肺經當令，它開始重新分配全身的氣血，所以夜裏三點到五點的睡眠，必須要進入熟睡狀態。

這個時候人如果不睡，就會干擾肺氣對全身氣血的輸布，因為在分配的狀態下，所有的部門，最好都能處在一個相對平靜的局面。如果這個時候，突然有個部門處在活躍的狀態，它要的氣就會多，會干擾中央輸布的功能。

但是有人恰好會在半夜三點多鐘起來一次，這個情形怎麼解釋？當氣血要全身輸布的時候，如果人有一泡尿憋著，它也會影響全身氣血的輸布。在這種情況下，該排泄就去排泄掉，只要回來能夠繼續睡著就沒事，它並不影響肺主一身之氣的功能，肺還是會去正常分配全身的氣血。

腎主納氣

快死的人，醫生會給他用人工呼吸器，但還是不行，他們還是猛喘，身體內部的氣已經嚴重不足，不是外界能給的。為什麼外界不能給？因為中醫説到「氣」時，氣降不降得下去，還和另外一個臟器有關，就是腎。

病症小辭典

肺炎

肺的炎症，指肺臟中的肺泡發炎的症狀。最常見的肺炎是細菌、病毒引起，如肺炎鏈球菌或流行性感冒病毒。症狀表現為：發燒、發冷、呼吸困難、咳嗽、喀痰、胸疼等，如不盡速治療，可能引發敗血症或急性呼吸衰竭。

「腎主納氣」，腎的收藏能力強，氣才能進入身體，包括呼吸之氣；如果腎的收藏能力不強，氣可能只到咽喉部位，也可能只到胸部。

有人自己安靜下來時，會覺得胸悶，因為他腎氣虛了，他的氣下不去，只能停留在胸部，「腎主納氣」的功能已經很弱。如果一個人「腎主納氣」的功能弱了，說明他有腎虛的病。

比如說肺炎、感冒咳嗽這些普通的毛病，可能還處於司呼吸的這個層面，是由肺寒造成，如果是很虛的哮喘，躺都躺不下去，病症的根就在腎而不在肺。而肺和腎之間又隔著胃，胃氣足不足也很重要。

《黃帝內經》認為「人受氣於穀」，「穀」就是糧食。人體內部的氣，是從胃來的，是從食物當中來的。如果人自身消化吸收功能很強，人體自身的氣就會很足。人活在後天，所以一定要把脾胃養好，「穀入於胃，以傳於肺」，人吃下食物之後，食物的精華輸布出來給肺，由肺輸布全身，人才有足夠的氣。

營衛之氣

營氣：氣清者為營（營，將所藏之精輸布出來）

衛氣：氣濁者為衛（衛，將產生的精微收斂固攝）

營氣和衛氣

「氣清者為營」（營氣）、「氣濁者為衛」（衛氣），就是指在這個氣裏邊，比較清的那一部分，即比較精微的物質，就為「營氣」，比較濁的部分為「衛氣」。精微的部分行在脈絡中，經脈是全身性的，是「如環無端」。

在中醫學上，有一個很重要的原則，就是人全身經脈都應該通暢，如果不通暢，肺主一身之氣的功能，也就得不到充分體現。

肺可以「司呼吸」，它下屬有一個部門是管呼吸。現在很多人會去郊外呼吸新鮮空氣，認為這對身體有好處。但是與肺更有關係的是「氣」。中醫把氣分為「營氣」和「衛氣」，營衛之氣（營，將所藏之精輸布出來；衛，將產生的精微收斂固攝起來）都來源於水穀，經脾胃運化而成，並未說來源於空氣。

呼吸只是肺的功能之一，肺所「主」的是全身的營衛之氣，而不是「主」呼吸之氣。許多病危的人，會出現嚴重喘促，此時使用氧氣或去掉氧氣，患者的呼吸頻率，是不會有什麼變化。這也說明：在一般情況下（高原反應、高山症除外）所出現的呼吸困難，不是缺少氧氣，而是缺少元氣。

肺的神明是魄，「魄」指耳目之聰明，即本能。「相傅之官」要「眼觀六路、耳聽八方」，對上對下，均有責任，肺氣足了以後，魄就強。

「魄力」是指處理事務時所具有的膽識和果斷力，肺和腎同屬先天，魄力的問題實際上是本能的問題，即有沒有魄力、這件事敢不敢做？實際上是人的本能強不強的問題。

諺語小辭典

眼觀六路、耳聽八方

也作「眼觀四處，耳聽八方」。形容耳目靈敏機警，比喻機智靈活，遇事能觀察周詳。

「眼觀六路」或作「耳聽六路」。

名詞小辭典

元氣

1. 人的精氣、精神（使人或組織賴以生存的根本生命力）。
2. 大化之氣，指天地未分之前的混沌之氣。

本能

不用學習而生來具有的才能，具有三個特點：

1. 天賦的、不學就會的動作。
2. 先天有組織的反應。
3. 同類的生物都具備。

病症小辭典

高山症

也稱「高山病」、「高原反應」、「高山反應」，通常發生在快速上升海拔高度的登山活動中。人體在高海拔狀態，當環境氣壓下降時，空氣稀薄，肺部換氧效率降低，造成動脈含氧下降，由於氧氣濃度降低，出現急性病理變化表現。

高山症主要症狀是頭痛，其他常見症狀：頭暈、頭重腳輕、胸悶心慌、倦怠、全身無力、噁心、嘔吐、煩躁不安、失眠多夢、心跳加速、意識混淆、視力模糊、視網膜出血、急性精神分裂、出現幻覺、口唇乾燥、膀胱功能失調、肢體水腫等。高山症最嚴重的是發展成肺水腫、腦水腫，肺水腫會造成持續咳嗽，或出現抽搐、昏迷虛脫，甚至會致命。

容易出現高山症症狀者：活動的海拔愈高、爬升的速度愈快、高度適應做得愈少、活動量愈大、過去曾有高山症的。出現高山症因人而異，和身體是否健康強壯無關。

美州原住民以嚼食古柯鹼葉、西藏以草藥紅景天，來緩和高山症。多食用一些含碳水化合物的食物，也可以減輕不適。因為碳水化合物比油脂類需要較少的氧氣，進行氧化作用。預防高山症，首先要盡可能做高度適應，高度超過三千公尺以上的高山，最好以每天三百公尺的高度上升推進較適當，並要適時補充大量水分。

肺經病輕症的症狀

❶ **肺脹滿：** 人「膨膨而喘咳」，即一個人的咳聲是非常嘹亮、非常響。

❷ **缺盆中痛：** 顯現在缺盆穴，比如肩膀痠痛、不舒服。

常見肺經病及中醫對治法

肺經病比較淺時，表現在經脈上的症狀：

症狀❶ 肺脹滿： 人「膨膨而喘咳」，即一個人咳聲非常嘹亮、非常響。這是輕症，比較好治。

症狀❷ 缺盆中痛： 缺盆穴（見圖2）位於肩前鎖骨裏，很多經脈都會從缺盆穴處經咽喉上腦。很多病症一步一步往上發展時，就會顯現在缺盆穴，比如肩膀會痠痛、不舒服等。

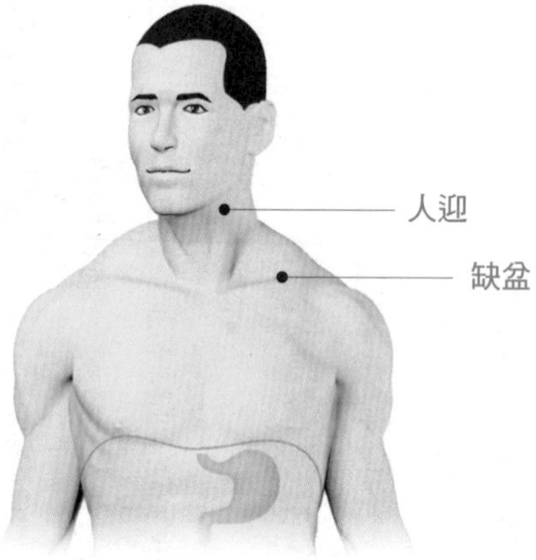

圖2 缺盆穴

肺經病比較淺時，表現在經脈上的一個症狀，是「缺盆中痛」。缺盆穴，位於肩前鎖骨裏，很多經脈都會從缺盆穴處經咽喉上腦。很多病症一步一步往上發展時，就會顯現在缺盆穴，比如肩膀會痠痛、不舒服等。

肺經病重症的症狀

如果肺經病往臟腑發展，就會出現「上氣喘喝」，即開始出現喘，這說明病深入臟腑，和腎精相關。還可能「煩心胸滿」，可能會影響到心臟，比如人肺氣不足，可能心氣會大傷。

肺經病也和胳膊相關，因為肺經出於雲門、中府（見292頁圖3），沿著手臂前緣的上線，一直走到拇指指端。另外一條，會走在食指指端，肺與大腸相表裏。所以這個指尖，就是經脈陰陽交通之所，是很重要的地方。

「掌中熱」，即手掌心發熱，也是肺經深入臟的病，因為它影響到心包、心經。如果出現寒證，「小便數而欠」，「數」就是總去跑廁所，是多次的意思；「欠」是少，每次就一點點，這是肺氣虛的象。即有一種人肺氣虛，他會經常一遍一遍上廁所，但每次排泄的都不多。

如果肺氣再虛，「少氣不足以息」，相當於人有很深的哮喘症，老喘不上氣來。然後還有一個現象，就是「溺色變」，即尿的顏色，可能會出現一些改變。這些都是肺經導致的症狀。

肺經病重症的症狀

項目	症狀	症狀釋義	說明
1	**上氣喘喝**	開始出現喘	疾病已深入臟腑，和腎精相關。
2	**煩心胸滿**	影響到心臟	人肺氣不足，可能心氣會大傷。
3	**與胳膊相關**	指尖是經脈陰陽交通之所	因肺經出於雲門、中府，沿著手臂前緣的上線，一直走到拇指指端。另外一條，會走在食指指端，肺與大腸相表裏。
4	**掌中熱**	手掌心發熱	肺經深入臟的病，因為它影響到心包、心經。
5	**小便數而欠**	他會一遍一遍上廁所，但每次排泄的小便不多	這是肺氣虛的象。
6	**少氣不足以息**	人有很深的哮喘症，老喘不上氣來	肺氣更虛時的症狀。
7	**溺色變**	尿的顏色可能會出現一些改變	肺經有病導致的症狀。

成語小辭典

十指連心

十根手指的感覺，都與心相連。（明）湯顯祖《南柯記》第四十四齣：「焚燒十指連心痛，圖得三生見面圓」。後用來比喻人事物之間的關係緊密，或父母對每位子女的愛都是一樣的。

為什麼說「十指連心」？

所有的指端表裏經相交的點位，就是陰陽交通的要點，這些地方很重要，它們的經脈氣血最薄。有句話叫「十指連心」，大家會發現指尖稍微受一點傷，人就會覺得很痛，心都會痛，因為這個地方氣血特別薄。

這個地方如果通暢，對身體很有好處。大家可以經常活動十指，用十個指尖相碰，經常敲打指尖，讓指尖的氣血處於活躍狀態，有利於氣血陰陽交通。手腳總是冰涼的人，可以經常做這個動作，這個動作對人體非常有效和有益。

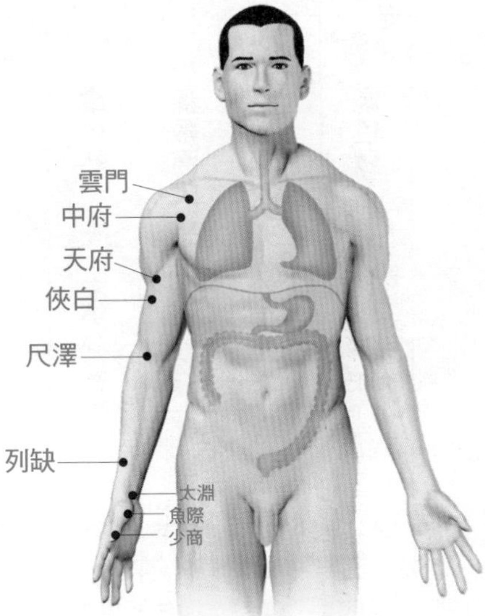

圖3 肺經經穴圖

肺經病和胳膊相關，因為肺經出於雲門、中府，沿著手臂前緣的上線，一直走到拇指指端。另外一條，會走在食指指端，肺與大腸相表裏。這個指尖，就是經脈陰陽交通之所，是很重要的地方。

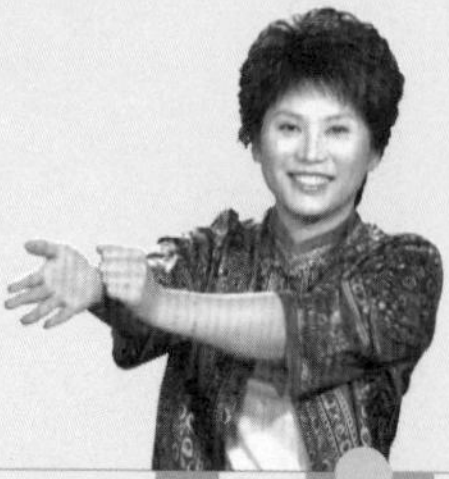

曲黎敏養生講堂

問題1 過節為什麼要休息？

在日常生活中，大家非常注重節日，中國有春節、元宵節、端午節等節日。「節」到底是什麼？我們舉個例子來說明，大家可以看竹子的竹節，竹子長一段以後，就會有一個關鍵點，那個關鍵點就是節。

中國古代強調過節，實際上是告訴大家：每到一個節日，人的生活都會出現一次轉變、轉機，「節」其實是轉機的意思。

過節爲什麼要休息？實際是在告訴大家，要透過這種保持休息、安閒的狀態，來讓自己平安度過氣機的轉換點。古人認爲，過節這種時候要休息，才可以躲過災禍（外邪）。

問題2 過去春節習俗上怎麼驅除年獸（鬼邪）？

過去古人認爲每年春節會來的「年獸」，就是一個吃人害人的大鬼，怎麼躲過去？傳統文化、傳統民俗就有很多辦法。

(1)放鞭炮：首先，人過春節的時候會放鞭炮，放鞭炮其實就是在驅鬼。

(2)聚在一起：其次，過節的時候，大家還要聚在一起，因爲聚在一起，人多力量大，可以抗衡邪氣。

(3)守歲不睡：再次，人還要守歲，因爲「年」是個大怪獸，大家坐在一起、一夜不睡，讓每年這個時間關鍵點，固定會來的這個「鬼」能夠過去。

(4)燈火通明：守歲時，到處燈火通明，因爲「鬼」怕燈、怕火。這樣，大家就能充分理解「節」的意思。

問題3 寅時（半夜三點到五點）的養生關鍵重點？

半夜三點到五點的時候，寅時是肺經當令，它開始重新分配全身的氣血，所以夜裏三點到五點的睡眠，必須進入熟睡狀態。

在中醫理論裏，肺主一身之氣，肺的第一個功能是「權衡治理，主一身之氣」。人的一身之氣，全是由肺主管的。

這個時候人如果不睡，會干擾肺氣對全身氣血的輸布，因爲在分配的狀態下，所有的部門，最好都能處在一個相對平靜的局面。如果這個時候，突然有個部門處在活躍的狀態，它要的氣就會多，會干擾中央輸布的功能。

問題4 肺經病比較輕時，表現在經脈上的症狀？

症狀(1)肺脹滿：人「膨膨而喘咳」，即一個人咳聲非常嘹亮、非常響。這是輕症，比較好治。

症狀(2)缺盆中痛：缺盆穴位於肩前鎖骨裏，很多經脈都會從缺盆穴處經咽喉上腦。很多病症一步一步往上發展時，就會顯現在缺盆穴，比如肩膀會痠痛、不舒服等。

問題5 為什麼說「十指連心」？

所有的指端表裏經相交的點位，就是陰陽交通的要點，這些地方很重要，它們的經脈氣血最薄。

有句話叫「十指連心」，大家會發現指尖稍微受一點兒傷，人就會覺得很痛，心都會痛，因爲這個地方氣血特別薄。

這個地方如果通暢的話，對身體很有好處。大家可以經常活動十指，用十個指尖相碰，經常敲打指尖，讓指尖的氣血處於活躍狀態，有利於氣血陰陽交通。

手腳總是冰涼的人，也可以經常做這個動作，這個動作，實際上對人體非常有效和有益。

中醫小辭典

肝火

中醫上指肝氣鬱結，化火上逆，症狀為：頭痛暈眩、眼紅、面赤、口苦、易躁等，或指怒火。「大動肝火」，指大怒、生氣。

4

肝為將軍之官（肝是將軍）

肝血虛，人會容易動怒、煩躁

肝主謀慮

「肝者，將軍之官，謀慮出焉」，將軍是要主謀慮的。人的聰明才智能不能發揮出來？要看自己的肝氣、肝血足不足？如果肝血足、肝氣足，人做事就會踏實、穩重；如果肝血虛，人會非常容易動怒、煩躁，動肝火。

人為什麼會動肝火（生氣發怒）？因為謀慮不足，想問題想不清楚。《黃帝內經》認為「因思而遠謀，謂之慮」，「慮」指想得非常遠，「謀」是策劃。所以，將軍最重要的工作，並不是帶兵打仗，而是要運籌帷幄。

成語小辭典

運籌帷幄

指策劃謀略。語本《史記》卷八·高祖本紀：「夫運籌帷帳之中，決勝於千里之外，吾不如子房（張良）」。指在帳幕中策劃謀略，就能掌控千里以外的對敵作戰形勢，並得到勝利戰果。

丑時養生關鍵：養肝血

在日常生活當中，經常會出現一個現象，有些學生怕自己考試考不好，經常會熬夜，夜裏看書看到兩、三點。殊不知夜裏一點到三點，丑時正好是肝經當令，這個時候如果熬夜，沒有充分休息，肝血就會不足，看書不見得能記住什麼內容，反而會影響自己聰明才智的發揮。

人為什麼需要休息？—肝主藏血

肝主藏血，《黃帝內經》裏有一句話，叫做「臥，則血歸於肝」，「臥」就是睡覺，如果人要睡著，有一個動作就是閉眼睛，因為「肝開竅於目」，肝在所有臟器裏，相當於一個官竅，就像閥門一樣。

假如人閉上眼睛，就等於把閥門關閉，全身的氣血就會歸於肝，由肝來藏血，重新做血的濾化。如果人的睡眠很好，肝臟就能得到很好的休息，這是肝經的一個主要功效。

現代人經常使用電腦，一天到晚盯著螢幕，有人沒日沒夜不斷上網，玩線上遊戲，不吃又不睡，最後可能就會瘋掉，因為他們的神明已經散盡。如果眼睛不常閉、沒適時休息，對人身心的損傷是很大的。

養肝法
❶ 睡眠　❷ 少喝酒

肝血不足的象
❶ 風動之症　❷ 抖症　❸ 頭搖晃　❹ 煩躁發火

在日常生活中，應該隨時隨地讓眼睛休息一下。比如在閱讀、使用電腦、上網過程中，如果能夠偶爾閉一閉眼，對身心來說都是一種休息，會使神內斂，不會耗散太多。因為眼睛就是神，是肝神出竅的地方。如果人總是睜著眼睛，對身體是不太好的。

肝主藏血：如果血不足，「諸風掉眩，皆屬於肝」，即風動之症、抖症、頭搖晃等，其實都是肝血不足的象，這些病症都會表現在肝上。

肝主怒：如果肝血不足，人就會非常煩躁，會經常發脾氣。

常見肝經病及中醫對治法

如果肝經這條經脈出現病症，會有很多表現（見301頁圖4）。

❶ 兩脅下痛

「脅」指從腋下到腰上的部分；然後「引少腹」，「少腹」指肚臍以下的肚子，「引少腹」就是指：使得小腹也會疼痛，因為肝經也從小腹經過，它也會造成小腹疼痛，同時「令人善怒」。這些都屬於肝經的實證病。

常見肝經病症狀

1. 兩脅下痛
2. 目無所見、視力模糊
3. 腰痛不可俯仰（痛到不能彎腰）
4. 生殖系統出現問題
5. 嗌乾（嗓子會疼痛）
6. 口苦、口乾
7. 面塵脫色（臉上沒有光澤）
8. 胸滿嘔逆（氣逆打嗝）
9. 飧泄（食穀不化）
10. 遺溺癃閉（遺尿或尿不出來）

❷ 目無所見、視力模糊

「肝受血而能視」，是說如果肝血足，人就能看見東西，當人兩眼模糊時，實際上是肝血不足的象。「足受血而能臥」，如果腳部能得到血液滋養，就能走路。「掌受血而能握」，如果手掌氣血充足，人就有握力。「指受血而能攝」，攝取的作用，其實是很精細的，比如小孩子，剛開始是抓東西吃，然後才會一根一根地往外挑，這都是肝氣不斷壯大的一個象，是肝血足的一個象。

如果「臥出而風吹之」，即睡醒以後，出去吹一吹風，人就會「血凝於膚者為痹」，出現痹症，因為氣血還沒有很好地輸布開來，會凝於皮膚之間，形成麻痹之症，然後凝於脈。

如果再繼續往裏深入，就會「泣」，「泣」就是指有點像血脂黏稠的象。如果肝血被凝聚，就會很黏稠、很澀，氣脈不通。「凝於足者為厥」，如果腳受風，就會成為厥症。

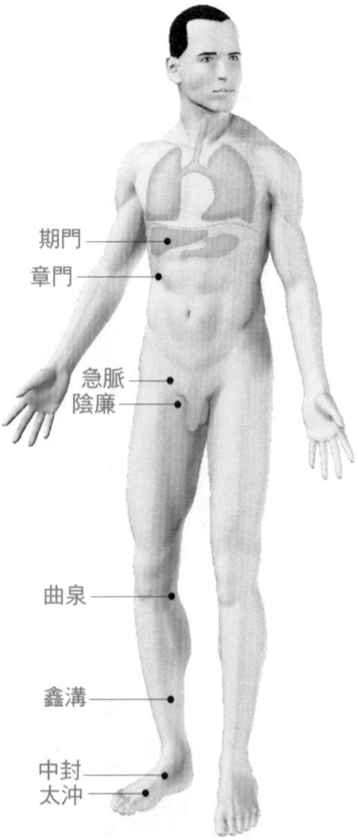

圖4 肝經經穴圖

肝經，是唯一繞男女生殖器而行的經脈。肝經得病，會出現生殖系統的問題，比如陽萎，中醫一般把它歸屬為肝病，肝主筋，陽萎就是筋的功能出現問題。

❸ 腰痛不可俯仰（痛到不能彎腰）

第三說「腰痛不可俯仰」，有些人腰痛得很厲害，連彎腰都特別難受，如果有這種情況，可以去按摩「太沖穴」，它是肝經一個很重要的穴位，在大腳趾旁邊。

如果人生氣，太沖穴就會有疼痛感。大家每天晚上洗腳的時候，按摩太沖穴，可以把疼痛揉開，只要太沖穴不疼，這條經脈就沒事，就算很通暢了。

❹生殖系統出現問題

「丈夫疝，婦人少腹腫」，肝經是唯一繞生殖器而行的經脈，它不僅繞男性生殖器，也繞女性生殖器。肝經若得病，會出現生殖系統的問題。比如陽萎，中醫一般把它歸屬為肝病，肝主筋，陽萎就是筋的功能出現問題。治療時，有一個大方向，就是一定要使經脈通暢，腎經經脈通暢，才能夠生肝木。

如果人腎精特別虧失，也會造成肝的病變，所以中醫經常說：肝腎同源。如果一個人已經得了肝病，不要單純認為只是肝的問題，因為肝的根本在腎，如果腎出現問題，人照樣會得肝病，兩者之間是密切相關。

這就是《黃帝內經》傳遞給我們的一個資訊：當人看任何事物的時候，最好多方面去觀察，知道事情的前因後果。任何事情都不會突然發生，它一定會有因果關係。

❺嗌乾（嗓子會疼痛）

如果肝病發展嚴重的話，就會「嗌乾」（嗌讀益，指咽喉、喉嚨），即嗓子會疼痛。咽喉是「要道」，因為凡是上腦的經脈，都要經過這個狹窄的通道上去，肝經也是循著咽喉處走。所以咽喉病並不是小病，而是重病。

成語小辭典

咽喉要道

也作「咽喉要路」，比喻形勢最險要，可掌控全局的地方。古人把狹窄而重要的關隘稱為「咽喉要道」，比喻地勢最險要的地方。「咽喉」也稱為「喉嚨」。喉嚨兩邊叫咽、中間叫喉，很多經脈都走咽喉，可見咽喉在人體中的重要意義。

咽喉是位於嘴巴、鼻孔後面，食道、氣管之間，具有多個孔道、長約十公分的囊狀區域。可分之為三個部分：軟顎以上稱之為「鼻咽」；軟顎以下、會厭之上，稱之為「口咽」；會厭以下、喉部之上，稱之為「喉咽」。

很多人會經常犯咽喉病，比如說現在的小孩子，都是非常聰明的，但是他們想得太多、思慮太過，小孩子現在也經常會犯咽喉病。

6 口苦、口乾

如果肝氣外泄，一直上亢，條達之性過分，酸收之性不足，人就會口苦、口乾，比如有人早上起來口會很苦。因為肝膽同源，苦也是病變的一種表現。我們在日常生活中，要注意每個細節，發現身體的變化警訊。

我建議大家最好能有一張中醫經脈圖，掛在自己的辦公室或家裏，當你哪個地方出現疼痛的時候，先在經脈圖上找一找，到底是哪兒的問題，這樣你也能向醫生表達得更加準確。而一個好醫生，在問診的過程中，一定會問清楚：病人到底是哪兒疼？

頭痛問題大

比如頭痛，是前額痛，還是後腦勺痛，是兩邊都痛，還是偏頭痛，看診都要問清楚，因為中醫認為頭痛，不是一個簡單的問題。

前額的頭痛：屬於脾胃的病，有些老太太頭痛，經常在前額綁一個帶子，她們認為是受了風寒，實際上是情志不舒、脾胃有問題，再加上過度思慮，才會頭痛。如果又不經常活動，濕氣就會很重，會「頭如裹」，就好像頭裹著濕毛巾一樣，有濕重難受的感覺。

兩邊的頭痛：基本上屬於肝膽的問題。後腦勺痛：膀胱經痛。巔頂的中空痛：與肝經有關的是頭頂，又叫巔頂的中空痛。因為肝經是直接上巔頂。腦子中空痛：就是肝經的疼痛，這種病是所有頭痛病中最難治的一種，因為這是肝血虛的表現，可能和年輕時縱欲過度有關。

頭痛問題

前額的頭痛：屬於脾胃的病

兩邊的頭痛：屬於肝膽的問題

後腦勺痛：膀胱經痛

巔頂的中空痛：與肝經有關的是頭頂

腦子中空痛：就是肝經的疼痛，是最難治的一種

❼ 面塵脫色（臉上沒有光澤）

「面塵脫色」，即臉上沒有光澤；「如蒙土狀」，好像蒙著一層塵土，面無表情。「色」代表一種表情，比如「喜怒形於色」，就是喜怒在臉上會顯現出來，如果不顯現，「脫色」了，就是肝血虛的表現。

從臉色看病

肝病： 面塵脫色

腎病： 面如漆柴

膽病： 面微有塵

8 胸滿嘔逆（氣逆打嗝）

「胸滿嘔逆」，就是人經常會氣逆，經常打嗝，氣往上湧。在日常生活中，透過按摩胃和肚子，能夠先改善調理一下，即氣上逆時，你就讓它下行。假如人鬱悶得很嚴重，膻中穴（見圖5）就會被堵，這時可以用大拇指往下捋膻中穴，讓氣能夠降下去。

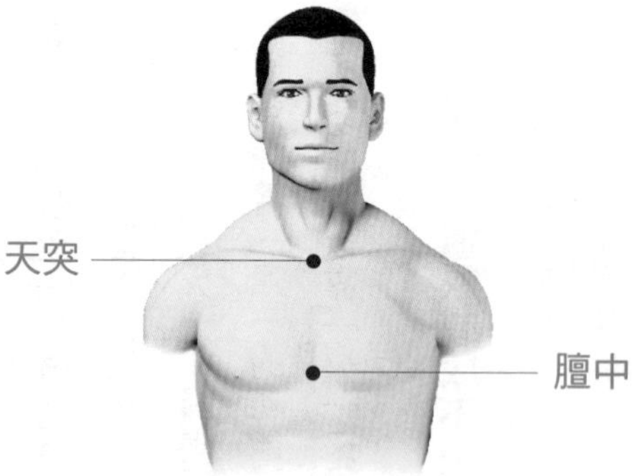

圖5 膻中穴

假如人鬱悶得很嚴重，膻中穴就會被堵，這時可以用大拇指往下捋膻中穴，讓氣能夠降下去。

現實生活中，人的苦惱很多，因為欲望太多。如果鬱悶，就要有一些解決方法，讓自己的氣順暢地下去。「止怒莫若詩」、「去憂莫若樂」，如果你不喜歡讀詩，不喜歡學音樂，最起碼要學一些基礎的醫學常識，可以瞭解自己的身體，這對身體也會有一定的好處。

中醫小辭典

飧

飧讀孫。

❶ 晚飯。如「朝曰饔，夕曰飧」。

❷ 煮熟的飯菜。如：「誰知盤中飧，粒粒皆辛苦」。

❸ 便飯。

❾ 飧泄（食穀不化）

會出現「飧泄」（飧讀孫），「飧」是晚飯的意思，「泄」就是腹瀉拉稀。「飧泄」就是食穀不化，吃什麼東西、拉什麼東西。得這個病的根本原因，就是「下焦無火」，腎陽很虛，沒有熱性的東西，沒有力量。

腹瀉意味著「津」的功能減弱，就是人體內的液向外滲透的功能減弱，這個滲透的功能可以靠「火」來增強，比如熱氣就是「火」。

❿ 遺溺癃閉（遺尿或尿不出來）

「遺溺癃閉」它分兩種象：

❶ **遺尿**：小便收攝不住。有人經常是咳嗽一聲，連尿都能出來，這種人的身體不但下焦無火，而且上面有肺寒。

❷ **癃閉**：憋得難受，但尿不出來。要想撒出尿，靠的是膀胱的氣化功能。膀胱屬於太陽經，它的主要功能是氣化，需要由陽氣把尿「津」出去。如果沒有這個功能，尿就可能會被憋住。

中醫小辭典

津

津不是指液體，它是一個動詞，是液體向外滲的功能和過程。

癃閉

中醫說法，稱小便不通、不順暢為「癃閉」（癃讀隆）。

常見肝經病症狀

❶ 兩脅下痛
❷ 目無所見、視力模糊
❸ 腰痛不可俯仰（痛到不能彎腰）
❹ 生殖系統出現問題
❺ 嗌乾（嗓子會疼痛）
❻ 口苦、口乾
❼ 面塵脫色（臉上沒有光澤）
❽ 胸滿嘔逆（氣逆打嗝）
❾ 飧泄（食穀不化）
❿ 遺溺癃閉（遺尿或尿不出來）

十二時辰養生法

項目 / 序號	時辰	時間	說明	養生重點
1	子時	夜裏11點到凌晨1點	膽經當令（膽經在子時值班）	要睡覺
2	丑時	凌晨1點到3點	肝經當令（肝經在丑時值班）	養肝血
3	寅時	凌晨3點到5點	肺經當令（肺經在寅時值班）	深度睡眠
4	卯時	早晨5點到7點	大腸經當令（大腸經在卯時值班）	應排便
5	辰時	早晨7點到9點	胃經當令（胃經在辰時值班）	一定要吃早飯
6	巳時	上午9點到11點	脾經當令（脾經在巳時值班）	運送養分
7	午時	上午11點到下午1點	心經當令（心經在午時值班）	小睡片刻有益健康
8	未時	下午1點到3點	小腸經當令（小腸經在未時值班）	吸收營養精華
9	申時	下午3點到5點	膀胱經當令（膀胱經在申時值班）	最佳學習黃金時間
10	酉時	下午5點到7點	腎經當令（腎經在酉時值班）	補腎元氣足
11	戌時	晚上7點到9點	心包經當令（心包經在戌時值班）	保持心情愉快
12	亥時	晚上9點到11點	三焦經當令（三焦經在亥時值班）	陰陽調和享受性愛

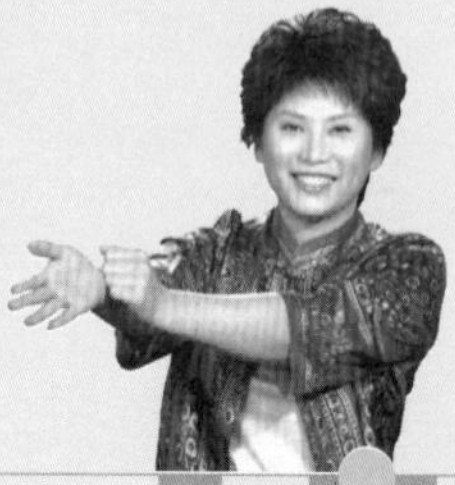

曲黎敏養生講堂

問題1 人為什麼會動肝火（生氣發怒）？

人會動肝火、生氣，是因爲謀慮不足，想問題想不清楚。「肝者，將軍之官，謀慮出焉」，將軍是要主謀慮。

人的聰明才智能不能發揮出來？要看自己的肝氣、肝血足不足？如果肝血足、肝氣足，人做事就會踏實、穩重；如果肝血虛，人會非常容易動怒、煩躁，動肝火。

問題2 丑時（半夜一點到三點）養生的關鍵重點？

夜裏一點到三點，丑時正好是肝經當令，要養肝血。這個時候如果熬夜讀書，沒有充分休息，肝血就會不足，看書不見得能記住什麼內容，反而會影響自己聰明才智的發揮。

問題3 人為什麼需要休息？

肝主藏血，《黃帝內經》說「臥則血歸於肝」，「臥」就是睡覺，如果人要睡著，有一個動作就是閉眼睛，因爲「肝開竅於目」，肝在所有臟器裏相當於一個官竅，就像閥門一樣。

假如人閉上眼睛，就等於把閥門關閉，全身的氣血就會歸於肝，由肝來藏血，重新做血的濾化。如果人的睡眠很好，能使肝臟得到很好的休息，這是肝經的一個主要功效。

現代人經常使用電腦，一天到晚盯著螢幕，有人沒日沒夜不斷上網，玩線上遊戲，不吃又不睡，最後可能就會瘋掉，因爲他們的神明已經散盡。如果眼睛不常閉的話，對人身心的損傷很大。

在日常生活中，人應該隨時隨地讓眼睛休息一下。比如在閱讀、使用電腦、上網過程中，如果能夠偶爾閉一閉眼，對身心來說都是一種休息，會使神內斂，不會耗散太多。

因爲眼睛就是神，是肝神出竅的地方。如果人總是睜著眼睛，對身體是不太好的。

問題❹ 肝血不足的象為何？

（1）肝主藏血：如果血不足，「諸風掉眩，皆屬於肝」，即風動之症、抖症、頭搖晃等，其實都是肝血不足的象，這些病症都會表現在肝上。

（2）肝主怒：如果肝血不足，人就會非常煩躁，會經常發脾氣。

問題❺ 中醫為什麼說「肝腎同源」？

腎經經脈通暢，才能夠生肝木。如果人腎精特別虧失，也會造成肝的病變，中醫經常說「肝腎同源」。

如果一個人已經得了肝病，不要單純認爲只是肝的問題，因爲肝的根本在腎，如果腎出現問題，人照樣會得肝病，兩者之間密切相關。

問題6 中醫為何認為頭痛問題很複雜？

頭痛，是前額痛、後腦勺痛，還是兩邊都痛、偏頭痛，看診都要問清楚，因爲中醫認爲頭痛不是一個簡單的問題。

(1)前額的頭痛：屬於脾胃的病。有些老太太頭痛，經常在前額綁一個帶子，她們認爲是受了風寒，實際上是情志不舒、脾胃有問題，再加上過度思慮，才會頭痛。如果又不經常活動，濕氣就會很重，會「頭如裹」，就好像頭裹著濕毛巾一樣，有濕重難受的感覺。

(2)兩邊的頭痛：基本上屬於肝膽的問題。

(3)後腦勺痛：是膀胱經痛。

(4)巔頂的中空痛：與肝經有關的，是頭頂，又叫巔頂的中空痛。因爲肝經是直接上巔頂。

(5)腦子中空痛：就是肝經的疼痛，這種病是所有頭痛病中最難治的一種，因爲這是肝血虛的表現，可能和年輕時縱欲過度有關。

5

脾為諫議之官（脾是諫官）

諫議之官很會發現問題、提醒勸告

「脾者，諫議之官，知周出焉」，這句話出自《黃帝內經‧素問》的遺篇《刺法論》，而在《靈蘭秘典論》中，脾胃被合稱為「倉廩之官」（倉廩，儲藏米穀的地方。廩讀凜）。《刺法論》專門把脾胃分出來，說脾是「諫議之官，知周出焉」。

鄒忌諷齊王納諫

我們學生時代大概都讀過一篇文章，叫《鄒忌諷齊王納諫》。「諷」實際是「暗示」的意思，下屬給上司提意見需要技巧，不能直接指責上司，這在傳統文化中是不允許的，因為古時講究地位尊卑。鄒忌正是透過講故事的方法，來提醒齊王。

名詞小辭典

諫議之官

專司諫諍之職的官吏，直言規戒君王，提出勸告改正錯誤，如御史、諫議大夫等。

當時齊威王很自滿驕傲，覺得全國人民一定都很喜歡他，所有大臣也喜歡他、崇拜他、欣賞他。鄒忌看出齊威王有這個「大頭症」問題，於是就告訴他：「臣誠知不如徐公美。臣之妻私臣；臣之妾畏臣；臣之客欲有求於臣，皆以美於徐公」。

鄒忌是說：大老婆誇他英俊，是因為愛他；小老婆誇他英俊，是因為怕他；而朋友誇他英俊，是有求於他。也就是說，每個人誇他、拍他馬屁，實際上都是抱著自己的個人目的而來。

齊王聽到這裏就清醒了，明白所有人誇讚他，都是有「個人目的」在裏邊。如果鄒忌直接說：「你太傻了，別人是怕你、有求於你，才會恭維你的」。這樣直接提出來，齊威王肯定不愛聽。

所以中國的諫議之官，很會發現問題，並且很會給別人提醒，勸告別人改正錯誤。脾，在人體當中，就擔當這樣一個角色。

人物檔案

鄒忌

戰國時齊人，口才佳、善鼓琴。齊威王時封為相，能言善道、反應機敏，常以巧喻婉言規勸威王，諫言屢獲接受採納，得君主寵信，受封為成侯。

脾的3大功能

1. 脾能檢查心肺的問題
2. 脾主一身肌肉
3. 脾主統血

功能❶ 脾能檢查心肺的問題

脾，能夠知道各方面的問題都出在哪兒，即「知周」，然後透過自己的作用，來把這個問題改善。脾在中央，它的主要服務對象是心肺。如果對照現代社會，諫議之官就相當於監察院系統，負責看各方出現什麼問題，然後再把這些問題傳達給中央。

功能❷ 脾主一身肌肉

脾，在五臟這個大家族裏面，就相當於一個丫鬟。因為「脾」的右邊和「婢」的右邊一樣，都是「卑」，「卑」是地位低下的意思。脾相當於丫鬟，它很忙碌，哪兒出現問題，它就馬上去解決，或把這個資訊傳遞出去。在一個大家族裏，最怕丫鬟得病，丫鬟一生病，就沒人做飯、沒人幹活，這個家族就會處在一個癱瘓的狀態。

《黃帝內經》很強調脾的重要意義。「脾主一身之肌肉」，假如脾生病了，人體的肌肉就會出現問題，比如會出現「萎證」，即肌肉無力的症狀或肌無力等重症。

五臟對應五志

五臟	肺	肝	腎	心	脾
五志	憂	怒	恐	喜	思

功能❸ 脾主統血

脾主統血。「統」是統攝的意思。脾統攝血不外溢，比如女子來月經是往下流，可是如果脾統攝血的功能喪失了，血就可能會上溢。如果一個女子月經不順或不來月經，醫生會問她有沒有流鼻血的現象？

流鼻血在中醫裏叫做「經血倒流」，如果脾統血的功能減弱，它就不「知周」，也不「諫議」了，它會不管四方，這樣血可能就會到處流溢，不按照正常的路線走，出現經血倒流的現象。而且，脾在志為思，如果一個人過度思慮，也會傷害脾。

項目	脾的功能	功能說明
1	脾能檢查心肺的問題	脾在中央，它的主要服務對象是心肺。諫議之官就相當於現代監察院系統，負責看各方出現什麼問題，然後再把這些問題傳達給中央。
2	脾主一身肌肉	脾生病了，人體的肌肉就會出現問題，比如會出現「萎證」，即肌肉無力的症狀或肌無力等重症。
3	脾主統血	脾統攝血不外溢，如果脾統攝血的功能減弱，血可能就會到處流溢，不按照正常的路線走，出現經血倒流的現象，如流鼻血。

中醫小辭典

噫

噫讀意。吃飽之後，胃中的氣體因壅塞而上升，並且發出聲音、打嗝。《黃帝內經》素問・卷二十二・至真要大論：「飲食不下，鬲咽不通，食則嘔，腹脹善噫」。

常見脾經病及中醫對治法

脾病的淺證表現：

❶ **舌本強**：首先是「舌本強」，即舌頭不靈活。因為脾經在循行的路線上，是沿著咽喉上來，然後「連舌本散舌下」，即最終散於舌下。假如舌頭不靈活、僵硬，就可以考量是不是由於脾經問題造成的。

❷ **食則嘔**：其次，淺證會表現為「食則嘔」，即一吃飯就往外吐，這個象也是脾經不運化的一個表現。

❸ **胃脘痛**：再次，會表現為「胃脘痛」（即胃痛）。胃脘，指容受食物的臟腑、胃腔或胃口。（脘讀晚）

❹ **腹脹善噫**：肚子常有腹脹感覺，還不斷打嗝。（噫讀意，打嗝）

如果有人得這樣的病，如何才能舒服一點？《黃帝內經》中說「得後與氣，則快然如衰」，是說假如腹脹、打嗝，上下都不通的時候，放個屁，人就會覺得很舒服。

其實，人有些很本能的快樂，比如說大小便、排氣、出汗這些現象，都是人的一種很本能的表現，這些現象是身體在自保，是人體自身在解決問題。

病症小辭典

黃疸

病名。最常見的黃疸，是新生兒黃疸。因血中的膽紅素含量增加，使人體皮膚、黏膜等變黃，常見於肝膽疾病和溶血性貧血等。

看嘴唇知脾氣

脾病的另外一個象是「身體皆重」。因為脾主肌肉，人臉上有一個純肉的象，就是嘴唇，嘴唇裏面沒有骨頭，全是肉。脾氣如果很充分，嘴唇就會很豐滿、很圓潤。如果嘴唇變薄，或嘴唇有一些病變，就說明脾生病了。

多運動化體內濕氣

如果人體內濕氣特別重，也是脾虛的一個象。有人特別胖，有可能就是濕氣重，像這種問題如何解決？

首先，要改變自己的飲食結構；然後，要多運動，因為脾主運化，若要運化四方，就需要不停地動，才能幫助人把身體裏的濕氣，全都運化出去。

脾病加重時的症狀

脾病如果加重，就會出現「舌本痛」，即舌根底下開始出現疼痛；會出現「體不能動搖」，身體特別重，動不了；或吃不下、「心下急痛」等。「黃疸」，也是脾氣外溢的一個象。

脾病的淺證表現

1. **舌本強**：舌頭不靈活
2. **食則嘔**：一吃飯就往外吐
3. **胃脘痛**：胃痛
4. **腹脹善噫**：腹脹、打嗝

有時會「溏泄」，即經常腹瀉，或大便非常黏滯。什麼叫「黏滯」？就是上大號沖廁所的時候，沖不乾淨、沖不下去，就說明它的性質比較黏，這也屬於溏泄的象，因脾的濕氣太重造成的。

還有一種情況是「不能臥」，一躺下就特別難受。如果勉強站起來，大腿和膝蓋就會出現腫脹和厥症（手腳冰冷）。足太陰脾經，是從大腳趾的隱白穴開始出現（見圖6），隱白穴在大腳趾內側，如果大腳趾疼痛，實際上也是脾經有毛病。

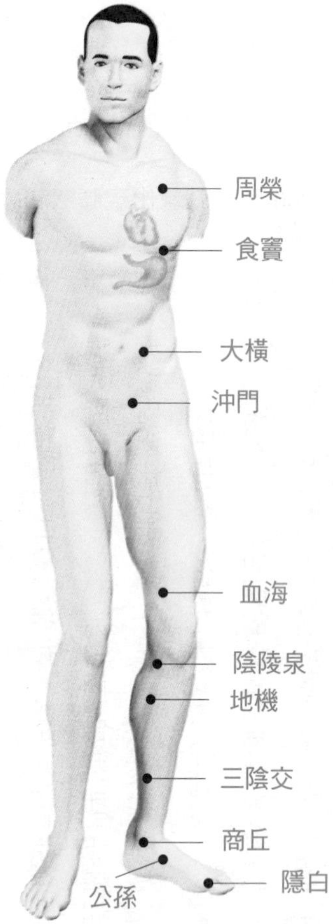

圖6 脾經經穴圖

在中醫裏，在大腿內側的是「陰經」，在大腿外側的是「陽經」。中醫裏有一個保養方法是拍膽經，還要經常按摩大腿內側。如果要減肥，也可以沿著脾經去做調理，會非常有效。

脾病加重時的症狀

❶ **舌本痛**：舌根底下開始出現疼痛。
❷ **體不能動搖**：身體特別重，動不了。
❹ **心下急痛**：心痛。
❺ **黃疸**：常見於肝膽疾病。
❻ **溏泄**：腹瀉，或大便非常黏滯。
❼ **不能臥**：一躺下就特別難受。
❽ **腫脹和厥症**：如果勉強站起來，大腿和膝蓋就會出現腫脹和厥逆（手腳冰冷）。

按摩大腿內側減肥

手和腳都有經脈循行，腳尖和手指尖有很多經脈通過。脾經通過大腳趾內側，就是赤白肉際處，即足掌面和背面的交界處，沿著大腿內側往上走。

在中醫裏，凡是在大腿內側的都是「陰經」，在大腿外側的都是「陽經」，比如腿的上緣前面這部分，相當於「胃經」；沿著褲線的是「膽經」，後邊沿著大腿的正中線下去的是「膀胱經」，這些都是「陽經」；而脾經是「陰經」。

中醫裏有一個方法是拍膽經，很多鍛鍊方法也會提倡敲打陽經。如果陽能夠運化起來，也能帶動「陰經」起來，對身體會非常好。因此，人平常除了敲打膽經，還要經常按摩大腿內側。如果要減肥，也可以沿著脾經去做調理，會非常有效。

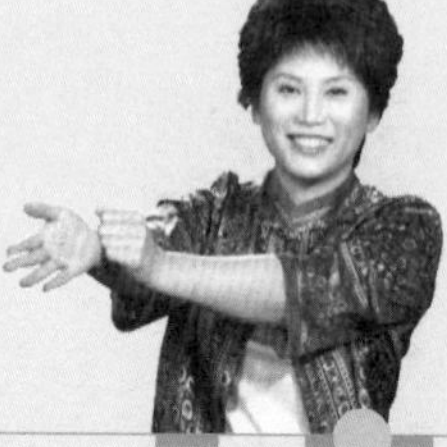

曲黎敏養生講堂

問題1 為什麼說「脾是諫議之官」？

諫議之官很會發現、提醒問題。《黃帝內經》說脾是「諫議之官，知周出焉」。所以中國的諫議之官，很會發現問題，並且很會給別人提醒，勸告別人改正錯誤。脾在人體當中，就擔當這樣的角色。

脾能夠知道各方面的問題都出在哪兒，即「知周」，然後透過自己的作用，來把這個問題改善。脾在中央，它的主要服務對象是心肺。如果對照現代社會，諫議之官就相當於監察院系統，負責看各方出現什麼問題，再把這些問題傳達給中央。

問題2 為何從嘴唇就可看出「脾」的問題？

因爲脾主肌肉，人臉上有一個純肉的象，就是嘴唇，嘴唇裏面沒有骨頭，全是肉。脾氣如果很充分，嘴唇就會很豐滿、很圓潤。如果嘴唇變薄，或嘴唇有一些病變，就說明脾生病了。

問題 3 女子流鼻血反映月經不順？

脾主統血，脾統攝血不外溢，比如女子來月經，是往下流，如果脾統攝血的功能喪失了，血就可能會上溢。如果一個女子月經不順或不來月經，醫生會問她有沒有流鼻血的現象？

流鼻血在中醫裏叫做「經血倒流」，如果脾統血的功能減弱，它就不「知周」了，也不「諫議」了，它會不管四方，這樣血可能就會到處流溢，不按照正常的路線走，出現經血倒流的現象。

問題 4 如何去除體內的濕氣？

如果人體內濕氣特別重，也是脾虛的一個象。有人特別胖，有可能就是濕氣重，像這種問題如何解決？

首先，要改變自己的飲食結構；然後，要多運動，因爲脾主運化，若要運化四方，就需要不停動，才能幫助人把體內濕氣，全都運化出去。

問題5 脾病加重時的症狀？

脾病如果加重，就會出現「舌本痛」，即舌根底下開始出現疼痛；會出現「體不能動搖」，身體特別重，動不了；或吃不下、「心下急痛」等。「黃疸」，也是脾氣外溢的一個象。

有時會「溏泄」，即經常腹瀉，或大便非常黏滯。什麼叫「黏滯」？就是上大號沖廁所時，沖不乾淨、沖不下去，就說明它的性質比較黏，這也屬於溏泄的象，因脾的濕氣太重造成的。

還有一種情況是「不能臥」，一躺下就特別難受。如果勉強站起來，大腿和膝蓋就會出現腫脹和厥症（手腳冰冷）。

足太陰脾經，是從大腳趾的隱白穴開始出現，隱白穴在大腳趾內側，如果大腳趾疼痛，實際上也是脾經有毛病。

6 腎為作強之官（腎是大力士）

腎的功能：要護佑心、出力氣

「腎者，作強之官，伎巧出焉」。這個問題非常有趣。「作強之官」到底是什麼樣的官？前幾節講過，「心為君主之官，肝為將軍之官，肺為相傅之官，脾為諫議之官」，這幾個「官」都好理解。這個「作強之官」到底是什麼官？其實，這個作強之官，就是指「大力士」。

腎是心的護佑

大力士可以幹什麼？我舉一個例子，大家就能懂了。古代打仗時，會有戰車，戰車上一般站三個人，這個大力士有時就會居於中央駕車，古時強調「左邊為尊」，所以君主或將軍一般都立於左側，而「作強之官」，即這個大力士，就是負責保護君主或將軍。他的力量非常強。

名詞小辭典

力士

❶ 力氣、力量很大的人。

❷ 職官名。掌管金鼓旗幟，隨君王車駕出入，保護君主、守衛四門。

腎的2大功能
❶ 護佑心
❷ 要有力氣

在現實生活當中，人的力氣或「勁」都是從腎來的，也就是從腰來的。人有沒有勁，其實全看腰有沒有勁。如果腎已經虛了，人就會老哈著腰，這是腎氣大傷的象。「作強之官」大力士，就是來護佑心（君主），如果心有問題、心得病，有可能就是腎護佑心的功能出問題。

大力士除了護佑君主以外，還有一個作用，就是在打仗的過程中，如果戰車陷到溝裏泥裏，大力士一定要把它扛出來，所以大力士必須有勁。這實際上就已經説出腎的功能：第一，要護佑心；第二，要有力氣。

動腎氣，發「嗨」音

魯迅在《中國小説史略》中曾經説過：詩歌起源於勞動和宗教。如果説人類的詩歌起源於勞動，那麼第一首詩應該是「嗨喲嗨喲」派。

為什麼是「嗨喲嗨喲」派？因為人在勞動過程中需要用力氣，比如抬重物時，大家都會保持節奏一致，喊口號「嗨喲嗨喲」，邊喊邊往前走，這樣可以減輕辛苦。

人物檔案

魯迅

中國現代小說文學家，本名周樹人（西元1881～1936年），浙江紹興人。作品內容思想深刻寫實，反映中國三十年代當時社會現況；在寫作藝術上，融合中外小說的技法，另開新局，善以諷刺筆法，針砭社會的病態現象和人性弱點。小說代表名作有「阿Q正傳」、「狂人日記」等，作品編有《魯迅全集》共二十卷。

陶弘景

南朝梁秣陵（今南京）人（西元452～536年），字通明，為著名醫家。著作甚多，其《本草集註》一書，將《本草經》依藥性、種屬重新整編。工草、隸書，修道術。齊高帝時，曾為諸王侍讀；梁時隱居於句曲山，號「華陽隱居」；梁武帝禮聘不出，但朝廷大事皆來諮詢，當時稱其為「山中宰相」。卒追贈大中大夫，謚「貞白先生」。

南朝梁時醫家陶弘景的《六字訣》裏曾經講過，發「嗨」這個音，實際上對腎是有作用的。因為人只要一動腎氣，就會發「嗨」這個音。（六字訣：噓、呵、呼、呬、吹、嘻）

比如舉重運動員，他會有一個爆發力氣的時刻，他絕對不會發「啊」音，因為「啊」是心音，他爆發力氣的時刻用的不是心，而是腎。而且一般來講，「嗨」這個音別人是聽不到的，他是自己暗中使勁，「嗨」的一下就把它發出來了。

在現實生活當中，人的很多聲音，都不是無緣無故發出來的，尤其是在事情很危急的情況下，人發出的聲音，可以表現人體的某一個臟腑在啟動。

中醫小辭典

心腎相交

心在上焦屬火，腎在下焦屬水。心陽下降至腎，可溫養腎陽；腎陰上升至心，能涵養心陰。心火和腎水相互升降、交通，保持平衡，就叫「心腎相交」，亦即水火相濟。

腎精能創造生命—腎主「造化形容」

「伎巧出焉」，表面來看，「伎巧」就是說人很靈巧，什麼都會做。當人腎精足的時候，心腎相交的能力強，人的心就會很靈，心氣很足。

有一個成語叫「心靈手巧」，其實「心靈手巧」這件事代表兩個臟器，「心靈」是心的問題、「手巧」是腎的功能。

「伎巧」更深層的含義是什麼？有一個注解《黃帝內經》的人叫王冰，他曾經說過一句話，就是「造化形容」。他認為腎還有一個很重要的功能，就是「造化形容」。所謂「造化形容」，就是指腎可以造化萬物、孕育生命。

因為大家都知道，如果人要懷孕，就要動用腎精。對於男人的生殖系統來說，精子具有極強的活動能力，能促使卵子發生變化；對於女人來說，受精卵著於子宮內，可以使一個「卵細胞」逐漸培養（造）變化（化）出，具有特定形體（形）和容貌（容）的人來，所以稱作「造化形容」。如此的「作強」和「伎巧」，真可謂「天地造化」！

伎巧—腎的功能

❶ 表層含義：人很靈巧，什麼都會做，手巧是腎的功能。

❷ 深層含義：造化形容，指腎可以造化萬物、孕育生命。

當一個女人懷孕的時候，她會想這個孩子一定要像我，一定要像媽媽，其實孩子的長相，不是我們所能夠決定的，這個孩子會怎樣，其實全看精子和卵子的結合怎樣，這是天地造化的一個問題。

精子和卵子某一瞬間的結合，最後會產生什麼，是超出我們想像的。所以每一個孩子的誕生，都會給父母帶來一種驚喜。這是腎的另一個功能，即能夠創造一個新的生命。

腎主藏精

中國人喜歡補腎，這是中國人很聰明的一個象。因為中國人明白：人的生命力來源於身體內部，更深的身體內部就是腎精。腎屬北方，有玄武之象。「腎主藏精」，就是說腎主要是有封藏的作用。

在《黃帝內經．素問》的《六節藏象論》裏，曾經提到過一句話，叫「腎者主蟄，封藏之本，精之處也。」即腎是精所存在的地方。

名詞小辭典

造化

❶ 化育萬物的大自然。天地造化，指大自然生成萬物的過程。
❷ 福氣、幸運、運氣。
❸ 命運。造化小兒，指主宰命運的小子，是對命運之神的輕慢稱呼。後也用來指病魔。

中醫的腎指腎經（腎臟器的功能）

大家不要把「腎」理解成「腎臟」或「腰子」。在中醫裏談到某一個臟器時，更多的是「指這個臟器的功能」，而不是那個實體。所謂功能的更好的一種表現，就是指經脈，一個臟器要透過經脈，把這些功能顯現出來。

腎是主藏的，不管任何東西，它都可以把它們很容易地進行封藏。但說實在的來形容，腎有點傻，因為不管有什麼東西來了，它的第一個功能就是先把它們藏住，在治療上會出現一些問題。

比如說陰寒性的藥，它要入腎，腎會一下子把它們藏住，這些藥裏一般都有陰黏之性的成分，如果想化掉這些黏滯之性的藥，就需要多帶出一份腎精，需要更多的元氣，來化它所藏的這個東西，這樣對身體就會有一些影響。

北京城門看風水

在我的另一本書《黃帝內經養生智慧》中，我講過北京城門的問題。從風水學上看，北門是不可以開的，因為腎屬北方，北方主收藏，要想藏得住，就不能開北門。

但是北京城的北面有兩個門—安定門和德勝門。這兩個門在古時平常情況下，是不能開啟；但在某種情況之下，是可以開的，不過也不能同時開啟，就是在軍隊出發打仗的時候，可以開啟「德勝門」；當軍隊得勝回朝時，走「安定門」。

這是什麼意思？這實際是在告訴我們一個很重要的道理，即如果人要想有定力，是要靠腎精足，要想得勝還朝，也要靠腎精足。同時，這兩個門一定是一出一入，因為腎主封藏，只有在動用兵力，動用人身體最關鍵的部位時，才可以把腎精調動出來用，平時一定要把腎精藏好。

成語小辭典

亡羊補牢

羊圈柵欄壞了、羊跑丟了，就要趕快修補羊欄，為時還不算晚。比喻犯錯後若及時更正，還能補救，減輕損失。

用藥如用兵

治病也是一場戰爭，中國古代有一句話，叫做「用藥如用兵論」，即用藥就像用兵一樣，敵人就像我們身體的寒邪，如果要打敗這些寒邪，人一定要調動正氣，但在打退寒邪的過程中，人肯定也會有損傷，如同有戰爭必然有犧牲一樣。

有時治好病以後，人會出現一個虛象，因為正氣缺失了。因此腎精有一個原則，一定要有出有入，要及時回補，就像企業動用老本以後，一定要記著及時回補，所以，中醫強調補腎。

腎要怎麼補？

但是腎該怎麼補？首先，大家要明白：身體是一個最自足的組織結構，不是人想補就能夠補進去的。人如果經脈不通暢，又亂吃補藥，只會對身體造成傷害。

比如「亡羊補牢」，假如羊圈裏有五隻羊，由於柵欄壞掉，跑掉兩隻羊，從一種很簡單的思維來講，就是再去買兩隻羊放在圈裏，但是這不叫「補」，真正的「補」，是要先把柵欄修好，修好之後，羊就不會再遺失。

對應人的身體來說，人一定要固攝住現存的一些東西，其實，中醫裏談的「補」的問題，在很大意義上，也就是「固攝」的問題。

如果人只是不斷往身體加東西補進去，而身體的「柵欄」沒修好，腎精照樣會缺失。最重要的一點，也就是經脈要通暢，不然藥是補不進去的。所有的補藥都有一個特性，叫滋黏之性，很難化開。有的人脾濕本來就很重，脾胃很弱，如果他還常吃滋黏之物，像年糕之類的食物，他的脾濕就會更加嚴重。

大家要從新的方面去想「補」的問題，首先經脈要通暢，如果經脈不通暢，營養沒補進去，反而會造成人體負擔。

常見腎經病及中醫對治法

腎病經常會表現在哪些方面？所謂腎經的毛病是指什麼？

❶ 飢不欲食（餓了也不想吃）

第一種，叫「飢不欲食」，雖然人感覺很餓，但並不想吃東西，吃不下。因為人元氣不足，沒有力量去消化食物，所以餓了也不想吃。吃了以後，反而要多調元氣上來，更加損傷身體。

❷ 面如漆柴

第二種，叫「面如漆柴」，即人臉上像漆柴一樣。中國古代，家裏一般有年紀很大的老人時，都會先準備一口棺材，這個棺材每年都要上一遍漆，要不斷地打磨、不斷地上漆，最後棺材就會油光亮澤，能映照出人來。所謂「漆柴」，就是指人的臉像木柴被一層油漆刷過一樣，沒有光澤、發黑，因為腎屬黑色，如果人「面如漆柴」，就表明腎有毛病。

從臉色看病

腎病：面如漆柴

膽病：面微有塵

肝病：面塵脫色

病症小辭典

哮喘（氣喘）

支氣管發生痙攣性收縮，引起咳嗽、哮鳴、陣發性呼吸困難的反覆發作。肺炎、慢性支氣管炎、心力衰竭等病，會伴有哮喘症狀。

❸ 咳唾則有血

第三種，叫「咳唾則有血」，人只要一咳嗽或吐唾沫，咳出來的東西或唾沫有血，這是腎精不再收斂的象。因為腎精是主變的，而唾是腎液的外現，唾是腎精的精華，就像雲霧一樣，就像腎水氣化以後的霧一樣，所以唾是很寶貴的。如果唾裏含有血絲，代表腎主藏的功能已經很弱。

❹ 喝喝而喘（哮喘）

第四種，叫「喝喝而喘」，實際上指的是哮喘，特別是指腎精大虛的哮喘。這種哮喘會讓人「坐而欲起」，即人坐下之後，就覺得氣被憋住，總是想站起來。

❺ 抑鬱驚恐

第五種，是一種精神症狀，叫「目如有所見，心如懸若飢狀，氣不足則善恐」。指人會驚恐，總擔心、害怕會發生什麼事情，什麼事都擔心。比如下樓以後，又跑上來開門，看看屋裏怎麼樣，然後重新鎖上，再下樓，再上樓……。這都是腎虛的一種象，是一種抑鬱的前兆。

常見腎經的毛病

1. 飢不欲食（餓了也不想吃）
2. 面如漆柴
3. 咳唾則有血
4. 喝喝而喘（哮喘）
5. 抑鬱驚恐
6. 口熱舌乾
7. 萎厥嗜臥（愛躺著）
8. 但欲寐（愛睡小覺）
9. 足下熱而痛

❻ 口熱舌乾

第六種，如果腎病更加厲害，會出現口熱舌乾等現象，還會咽喉腫痛，氣往上湧。因為腎不藏精，氣也不能收斂。而且腎不藏精，會使肝也生發不起來。還有心痛、黃疸，都和腎生病有關。

❼ 萎厥嗜臥（愛躺著）

第七種，是「萎厥嗜臥」，即人特別愛躺著。為什麼愛躺著？因為人的精不足，全身無力。有一些老人，白天總是躺著，說明他的氣和精不足。小孩子很少有喜歡躺的，他們只要會走路，就很活潑好動，好像永遠在走、永遠在跑著，經常是蹦蹦跳跳。

人年齡大一些之後，腎氣缺失，只喜歡慢慢走路。過了四十歲以後，人就喜歡坐著。六十歲之後，人就喜歡躺著了。這都是腎精缺失的象。

健康的定義

「世界衛生組織」（WHO）關於健康的定義有這樣一句話：健康不僅僅是疾病或羸弱之消除，而且是體格、精神和社會交往的健康狀態。這就是說健康包括三個方面：一個是身體，一個是精神，一個是社會交往，就是和別人相處得怎麼樣。三者都具備，才是健康的正常狀態。

❽ 但欲寐（愛睡小覺）

第八種，是「但欲寐」。即人每隔一會兒，就會睡一小覺，但每一個小覺睡得不踏實，這都是老人的象。人老了以後，白天總會昏昏欲睡，這實際是腎精不足、陽氣不足的象。

為什麼晚上反而不睡？其實，這也是腎精不足的象，因為腎精不足，人沒什麼可收斂的，所以晚上反而會更有精神，而年輕人往往頭一挨著枕頭，就會睡著。

什麼叫健康？什麼叫「亞健康」？「健康」就是在生活當中沒什麼心事，躺下就能睡著。現在很多人躺下反而睡不著，這實際上就是「亞健康」。

過去有一句話，叫「聖人無夢」，如果有人夜裏一個夢接一個夢，甚至是今天做完的夢，明天接著做，就說明真的沒有得到很好的休息，久而久之會疲憊不堪，慢慢地就會失眠。人能不能好好睡覺，是一個健康的大問題。

什麼是「亞健康」？

80年代蘇聯學者布赫曼提出「亞健康」理論，所謂「亞健康」就是處於健康和疾病之間，可以往好的方向恢復健康，也可能轉變成各種疾病，提醒大家重視身體發出的警訊。西醫認為，全世界真正的健康者只有5%，找醫生看病的有20%，其餘的75%都屬於亞健康。所謂的亞健康，就是不健康，只是在西醫的生理指標上尚無明確指證。

9 足下熱而痛

第九種，是「足下熱而痛」，即腳底下很痛。這個是足下的病，因為腳底有湧泉穴，是腎經的發源地，腳下的痛也和腎經有關。（見圖7）

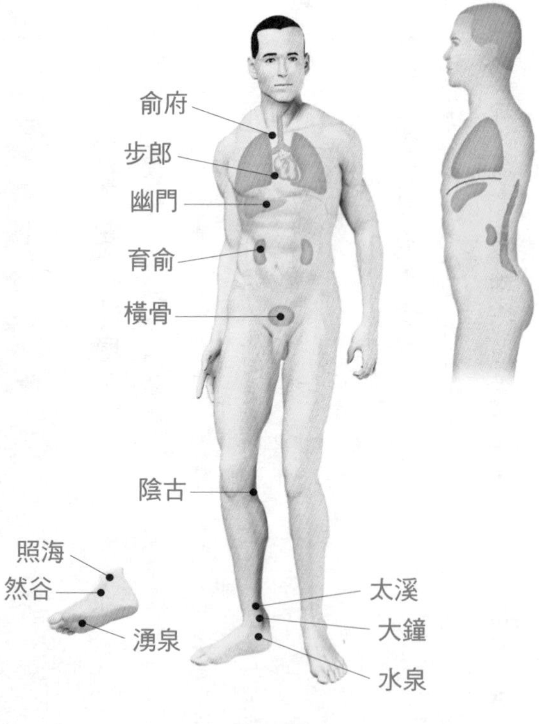

圖7 腎經經穴圖

因為腳底有一個湧泉穴，是腎經的發源地，腳下的痛和腎經有關。

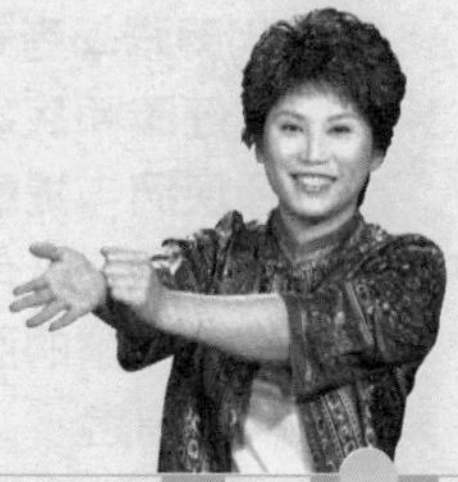

問題❶ 中醫的「腎」是指什麼？

中醫的腎是指腎經（腎臟器的功能）。大家不要把「腎」理解成「腎臟」或「腰子」。在中醫裏談到某一個臟器時，更多的是「指這個臟器的功能」，而不是那個實體。所謂功能的更好的一種表現，就是指經脈，一個臟器要透過經脈，把這些功能顯現出來。

問題❷ 為什麼說腎是大力士？

所謂「腎者，作強之官（大力士）」。腎的二大功能：第一，要護佑心；第二，要有力氣。「作強之官」大力士，就是來護佑心（君主）的，如果心有問題、心得病，有可能就是腎護佑心的功能出問題。

比喻來說，古代打仗時，會有戰車，戰車上一般站三個人，這個大力士有時就會居於中央駕車，古時強調「左邊爲尊」，君主或將軍一般都立於左側，而「作強之官」，即這個大力士，就是負責保護君主或將軍。他的力量非常強。

大力士除了護佑君主以外，還有一個作用，就是在打仗的過程中，如果戰車陷到溝裏、泥裏，大力士一定要把它扛出來，所以大力士必須有勁。

在現實生活當中，人的力氣或「勁」都是從腎來的，也就是從腰來的。人有沒有勁，其實全看腰有沒有勁。如果腎已經虛了，人就會老哈著腰，這是腎氣大傷的象。

問題3 腎的功能作用為何？

說腎的功能作用是「伎巧出焉」。

「伎巧」表面的含義：

「伎巧」就是說人很靈巧，什麼都會做。當人腎精足的時候，心腎相交的能力強，人的心就會很靈，心氣很足。

有一個成語叫「心靈手巧」，其實「心靈手巧」這件事代表兩個臟器，「心靈」是心的問題、「手巧」是腎的功能。

「伎巧」深層的含義：

腎還有一個很重要的功能，就是「造化形容」。所謂「造化形容」，指腎可以造化萬物、孕育生命。

問題4 從北京城門的風水來看腎精？

從風水學上來看北京城門，北門是不可以開的，因爲腎屬北方，北方主收藏，要想藏得住，就不能開北門。

但是北京城的北面有兩個門—安定門和德勝門。這兩個門在古時平常情況下，是不能開啓；但在某種情況之下，是可以開的，不過也不能同時開啓，就是在軍隊出發打仗的時候，可以開啓「德勝門」；當軍隊得勝回朝時，走「安定門」。

這實際是在告訴我們一個很重要的道理，即如果人要想有定力，是要靠腎精足，要想得勝還朝，也要靠腎精足。同時，這兩個門一定是一出一入，因爲腎主封藏，只有在動用兵力，動用人身體最關鍵的部位時，才可以把腎精調動出來用，平時一定要把腎精藏好。

問題5 中醫對「補」的觀念？

首先，大家要明白身體是一個最自足的組織結構，不是人想補就能補進去的。如果經脈不通暢，又亂吃補藥，只會對身體造成傷害。

比如「亡羊補牢」，假如羊圈裏有五隻羊，由於柵欄壞掉，跑掉兩隻

羊，從一種很簡單的思維來講，就是再去買兩隻羊放在圈裏，但是這不叫「補」，眞正的「補」是要先把柵欄修好，修好之後羊就不會再遺失。

對應人的身體來説，人一定要固攝現存的一些東西，其實，中醫裏談的「補」的問題，在很大意義上，也就是「固攝」的問題。如果人只是不斷往身體加東西補進去，而身體的「柵欄」沒修好，腎精照樣會缺失。所以最重要的一點，也就是經脈要通暢，不然藥是補不進去的。

所有的補藥都有一個特性，叫滋黏之性，很難化開。有人脾濕本來就很重，脾胃很弱，如果他還常吃滋黏之物，像年糕之類的，他的脾濕就會更加嚴重。大家要從新的方面去想補的問題，首先經脈要通暢，如果經脈不通暢，營養沒補進去，反而會造成人體負擔。

問題6 為什麼老人白天想睡、晚上又睡不著？

「但欲寐」，即人每隔一會兒，就會睡一小覺，但每一個小覺睡得不踏實，這都是老人的象。人老了以後，白天總會昏昏欲睡，這實際是腎精不足、陽氣不足的象。爲什麼晚上反而不睡？其實，這也是腎精不足的象，因爲腎精不足，人沒什麼可收斂的，所以晚上反而會精神，而年輕人往往很好睡。

問題7 什麼叫「健康」？

「世界衛生組織（WHO）」關於健康的定義有這樣一句話：健康不僅僅是疾病或羸弱之消除，而且是體格、精神和社會交往的健康狀態。這就是說健康包括三個方面：一個是身體，一個是精神，一個是社會交往，就是和別人相處得怎麼樣。三者都具備，才是健康的正常狀態。

問題8 什麼叫「亞健康」？

80年代蘇聯學者布赫曼提出「亞健康」理論，所謂「亞健康」就是處於健康和疾病之間，可以往好的方向恢復健康，也可能轉變成各種疾病，提醒大家重視身體發出的警訊。

西醫認爲，全世界眞正的健康者只有5%，找醫生看病的有20%，其餘的75%都屬於亞健康。所謂的「亞健康」，就是「不健康」，只是在西醫的生理指標上尚無明確指證。

7

五臟之外－膻中為臣使之官（膻中是宦官）

膻中是指心包經，即心包和三焦

名詞小辭典

宦官

1. 太監。古時在宮庭中侍奉皇帝及皇室成員的官員，由閹人（閹割後的男子）擔任，也稱為「宦侍」、「宦者」。
2. 官吏的通稱。

代君受過的心包

「膻中者，臣使之官，喜樂出焉」。

所謂「膻中者」，是指人體裏很特殊的一條經絡－心包經，即心包和三焦，這是在五臟之外，中醫裏邊加出來的一個臟器。膻中穴在兩乳的正中間，是人體非常重要的一個穴位。《黃帝內經》認為「氣會膻中」，人體的氣機在很大程度上，都會透過膻中來表現。

這裏又涉及西醫的一個概念，就是「胸腺」，「胸腺」是指膻中穴到肚臍之間的一條直線。在人出生之前，胸腺是一個很大的器官，等到人出生以後，它就迅速萎縮。

其實，這暗示一個很重要的道理，就是小孩子之所以能在母親子宮中，用十個月來完成人類幾億年的進化，和膻中、胸腺密切相關。

經脈通暢發育好

所謂「喜樂」，在某種意義上是指經脈特別通暢，如果經脈特別通暢，小孩子的發育就會特別順暢。我們會發現，人在嬰幼兒時期長得非常快，基本上一天一個變化，而過了青春期以後，人的生長速度就明顯減緩。這些都和膻中非常有關係。

膻中代君發令

「臣使之官」，是說膻中是代君發令的。中醫認為人體有心，同時有心的周邊，即心包，心是不受邪的，而心包就有代君受過的功能。這個「臣使之官」就相當於所謂的「宦官」，代君行令。

為什麼要用它代君行令？因為傳統文化認為：君主是喜怒不形於色的，就像心的喜怒也是不形於色一樣。「形於色」的這個功能，要由誰來承擔？就是由心包來承擔的。

膻中，還有一個很重要的功能，就是阻擋邪氣、宣發正氣。比如北京有紫禁城，紫禁城裏有皇宮，紫禁城就有阻擋邪氣的作用，讓外面的邪氣進不來，同時又可以向外宣發正氣。

心包主疏通氣機

心包在人體當中，有一個非常重要的作用，就是疏通氣機。如果膻中閉塞，人的氣機就會很不順暢。現代人工作壓力都很大，膻中這個穴位非常容易堵塞。因此，在日常生活當中，大家要經常疏理、按摩膻中這個地方。

現在有一種做法，就是拍打膻中，不過我個人認為：這種拍打，對膻中的影響有點太過了。其實也不難，用大拇指直接往下捋膻中就行了。

按摩膻中可消氣？

人如果生氣，就可以用大拇指，直接往「膻中」下捋100下左右，這樣對自己的氣機會很有幫助。

中醫小辭典

三焦

中醫說法指食道、胃、腸等部分，分上、中、下三焦，上焦是心和肺，中焦是脾和胃，下焦是肝和腎，屬於六腑。

膻中

在中醫上指：

❶ 位於前胸正中的部位，即在兩乳正中間處。

❷ 位在膻中中央的穴道，常用來治療咳嗽、氣喘等。

醫學小辭典

胸腺

呈角錐狀的淋巴器官，胸腺是指膻中穴到肚臍之間的一條直線，位在胸骨後方、心臟水平處。胸腺組織主要由淋巴細胞及網狀細胞組成，分皮質和髓質兩個部分。胸腺產生的淋巴細胞，能刺激源自骨髓的淋巴細胞產生抗體。因此，若幼兒時期切除胸腺，將無法啟動免疫系統，會導致死亡。當逐漸長大，胸腺會迅速萎縮；過了青春期，胸腺已完全萎縮；成年之後，胸腺對身體健康已無影響。

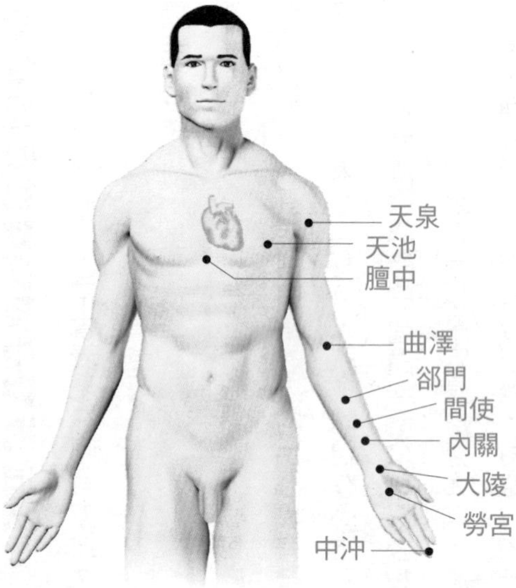

圖8 心包經經穴圖

人如果生氣，可以用大拇指，直接往「膻中」下捋100下左右，這樣對自己的氣機會很有幫助。

中醫小辭典

心包

中醫上指十二經絡之一，是包在心臟外面的一層薄膜，附有脈絡，能通行氣血。和心臟壁間有漿液，能潤滑保護心肌，避免心臟受傷。

常見心包經病症表現

❶ 手心熱　❷ 手心總出汗
❸ 臂肘攣急（手臂抽筋麻木）　❹ 腋腫
❺ 面赤目黃　❻ 喜笑不休

常見心包經病及中醫對治法

心包經的病症，常會表現在哪些方面？

❶ 手心熱

第一，它會表現為「手心熱」。心包經，是沿著人體手臂前緣正中線走的一條經脈，一直走到中指。人的手心裏有勞宮穴，勞宮穴也是心包經的一個重要穴位，如果心包有熱，就會體現在勞宮穴上，即手心熱。

如何解決手心熱的問題？大家可以拍打心包經（見347頁圖8），先按摩位於腋下的極泉穴，極泉穴是解鬱大穴，屬於心經穴位，然後沿著手臂前緣的正中線向外拍打。拍打心包經，對心包的一些氣機非常有作用。

❷ 手心總出汗

有人手心總出汗，這是心包不收斂的一個表現。因為心包經屬於厥陰經，厥陰經就是主收斂的。如果不收斂，手心總出汗的問題，就得不到解決。

為什麼手臂發沉、發麻？

原因❶：工作壓力太大

原因❷：過度焦慮、阻礙氣機

影響：

- 心臟病或心包病的前兆
- 造成氣血不通、經脈不通暢

❸ 臂肘攣急（手臂抽筋麻木）

就是沿著這個肘臂，會出現「攣急」，即抽筋，或麻木、不舒暢。在臨床上，這樣的病人越來越多，他們總覺得自己手臂發沉、發麻。

實際上手臂的發沉、發麻，尤其是以中線向下這一塊發沉、發麻，就是人已經出現心臟病或心包病的一個前兆。

這種人一是工作壓力太大，二是過度焦慮、阻礙氣機，造成氣血不通、經脈不通暢，導致手臂麻、脹、沉的感覺。

❹ 腋腫

腋腫，即腋窩下會出現腫痛，這也是心包的病。如果再繼續發展下去，就會覺得「胸脅盛滿」，總覺得兩個胸脅特別地脹。

再繼續發展下去，就會「心大動」，心會「撲通撲通」跳得特別快，就像人特別緊張一樣。

名詞小辭典

印堂

相術家稱兩眉中間為「印堂」。從中醫的角度說，印堂位於兩眉之間，此處如果突然發紅，且圖案如燈花狀，是心神將散的象，可能會有重病突發。印堂發黑，這相當於水氣淩心，就是腎水太多、心火太弱，腎水上來，使心火的功能發揮不了。這也是一個很危險的身體警訊。我們在日常生活中，對印堂顏色的變化要小心留意。

5 面赤目黃

第五，是心臟病前兆的一個象，叫「面赤目黃」。就是臉會發紅，如果紅在眉心「如燈花狀」，那就很不好。在道教醫學裏，眉心正中的地方叫「印堂」，如果這個地方發紅，人「禍福在旦夕間」，是心神將散的象，可能會有重病突發。

如果印堂發黑，就更加不好，因為黑的顏色是腎水的顏色，水剋了火，就會造成心臟更加重的病症。平常大家在照鏡子的時候，要注意觀察自己的臉，有些病的前兆，會反映在臉上。

6 喜笑不休

喜笑不休，即人一直收不住，總是呵呵笑、樂不可支的狀態。「喜則神散」，中醫講究任何事情都不可以過度，喜也分正邪，如果是正常的喜，那就沒問題。

如果人老是喜笑不休、開心過度，尤其是老人突然出現喜笑不休的情況時，晚輩就應該多加小心。因為喜笑不休，這是心神將散之象，老人的病情會突然加重。

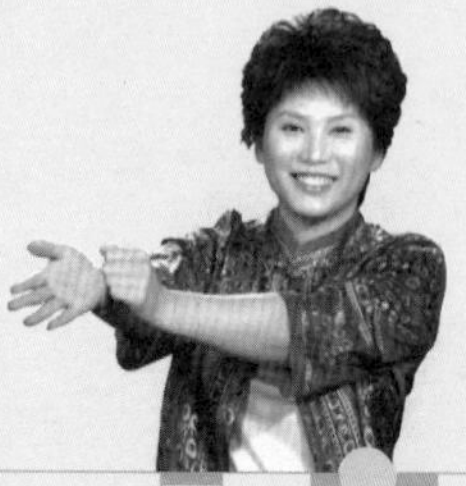

曲黎敏養生講堂

問題1 什麼是「膻中」？

所謂「膻中者」，是指人體裏很特殊的一條經絡—心包經，即心包和三焦，這是在五臟之外，中醫裏另加出來的一個臟器。膻中穴在兩乳的正中間，是人體非常重要的一個穴位。

在中醫上指：(1)位於前胸正中的部位，即在兩乳正中間處。(2)位在膻中中央的穴道，常用來治療咳嗽、氣喘等。《黃帝内經》認為「氣會膻中」，人體的氣機在很大程度上，都會透過膻中來表現。

問題2 怎樣正確按摩膻中、疏通氣機？

心包在人體當中，有一個非常重要的作用，就是疏通氣機。如果膻中閉塞，人的氣機就會很不順暢。現代人工作壓力都很大，膻中這個穴位非常容易堵塞。因此，在日常生活當中，大家要經常疏理、按摩膻中這個地方。

現在有一種做法，就是拍打膻中，不過我個人認爲這種拍打，對膻中的影響有點太過了。其實也不難，用大拇指直接往下捋膻中就行了。

問題3 生氣時按摩膻中可以消氣？

人如果生氣，就可以用大拇指，直接往「膻中」下捋100下左右，這樣對自己的氣機會很有幫助。

問題4 印堂發紅反應什麼症狀？

心臟病前兆的一個象，叫「面赤目黃」。就是臉會發紅，如果紅在眉心「如燈花狀」，那就很不好。

在道教醫學裏，眉心正中的地方叫「印堂」，如果這個地方發紅，人「禍福在旦夕間」，是心神將散的象，可能會有重病突發。平常大家在照鏡子的時候，要注意觀察自己的臉，有些病的前兆會反映在臉上。

問題5 印堂發黑反應什麼症狀？

如果印堂發黑，就更加不好，因爲黑的顏色是腎水的顏色，水剋了火，就會造成心臟更加重的病症。這相當於水氣淩心，就是腎水太多、心火太弱，腎水上來，使心火的功能發揮不了。

這也是一個很危險的身體警訊。我們在日常生活中，對自己印堂顏色的變化，要小心留意。

問題6 老人家若太開心了，家屬要提高警覺？

喜笑不休，即人一直收不住，總是呵呵笑、樂不可支的狀態。「喜則神散」，中醫講究任何事情都不可以過度，喜也分正邪，如果是正常的喜，那就沒問題。

如果人老是喜笑不休、開心過度，尤其是老人突然出現喜笑不休的情況時，晚輩就應該多加小心。因爲喜笑不休，這是心神將散之象，老人的病情會突然加重。

第三章

不可輕視的六腑－中醫認為六腑比五臟重要

- 五臟和六腑的區別
- 胃為倉廩之官（管理穀倉）
- 大腸為傳道之官（道路運輸調度）
- 膀胱為州都之官（儲水）
- 膽為中正之官（包青天）
- 小腸為受盛之官（國稅局）
- 三焦為決瀆之官（治水）

六腑的主要作用是消化和吸收，吸收完成以後，再由五臟來收藏。

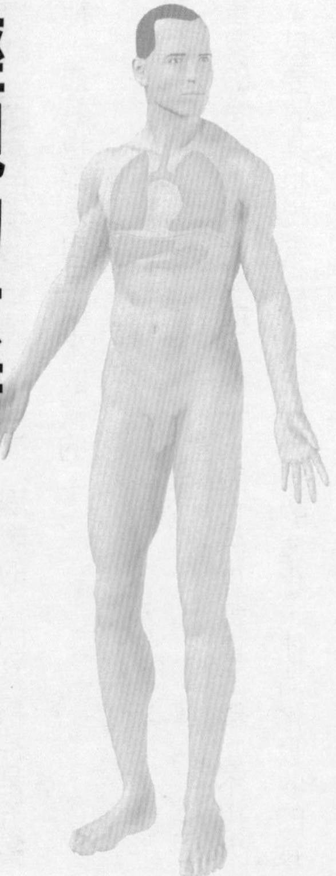

1 五臟和六腑的區別

五臟像中央官員，六腑像地方基層官員

不知大家想過沒有，五臟和六腑的區別在哪裏？就人體而言，是五臟重要？還是六腑重要？《黃帝內經》說「五藏者，所以藏精神血氣魂魄者也」，「所以」是「用來」的意思，「五藏」現在也可以寫為「五臟」。《黃帝內經》認為五臟是用來藏精神、血氣、魂魄的，因為精神是五臟神，魂魄也是五臟神，血氣也都是由五臟來收藏的。

五臟像中央官員

五臟有一個很重要的特性，叫「藏而不泄」，即它們只負責藏精，不用太過度地去創造利潤，只要收其租稅就行。人透過六腑的運化，使消化吸收的食物變現出的精華，全部由五臟來收藏。所以五臟相當於中央官員，它不直接創造價值，而是收起精華、保管精粹，充分地統攝五臟六腑。

名詞小辭典

水穀

水及五穀，也就是平日我們所吃的食物及飲用的水。

名詞小辭典

津液

❶ 水滴、液汁。

❷ 津和液的合稱。中醫對人體內所有液體的總稱。

六腑像地方基層官員

相比之下，六腑是幹什麼的？《黃帝內經》給六腑的定義是：「所以化水穀而行津液者也」。「化水穀」指六腑的一個主要作用，就是消化和吸收，可以讓津液運行起來，進行分泌和吸收。吸收完成以後，由五臟來收藏。

六腑有一個很重要的作用，就是「泄而不藏」，它只是往外輸泄，並不收藏。六腑只是勞動者，需要創造價值，但是自己不能夠享用，要全部上交。

所謂五臟「藏而不泄」，表明五臟為實；「六腑」的「腑」字原先是「府」，真正內涵是空的意思，即五臟為實，六腑為空。

對於人體來說，是「空」重要，還是「實體」的東西重要？肯定會有很多人認為是「實體」重要。五臟心、肝、脾、肺、腎，難道不重要嗎？它們當然也非常重要。

臟與腑

❶ 臟為陰，腑為陽。

❷ 臟是內藏看不見的；腑就像房屋，是空的東西。

房間裏哪個部分最有用？

但是，老子曾經舉過一個例子，他讓大家思考：一個房間裏面哪個部分最有用？

一間屋子裏有門、框、屋頂、牆壁等。大家說來說去都不正確，老子最後的結論是什麼呢？他認為，房間裏邊的空間—這個「空」是最有用的。因為人住房子，最終要用的就是這個「空」，而那些地基、窗戶、門，它們是實體，就放在那兒，人真正要用的是它的「空間」。

六腑的功能比五臟更重要

從老子的思維方式來看，「空」要比那些「實」有用，「空」更重要。從中醫學角度來看，六腑的功能比五臟更加重要。如果沒有六腑的運化過程，五臟是什麼精都收不上來的，也藏不了什麼東西。

也可以這樣說：即使中央政府地位很高，有統攝下層的能力，如果沒有基層的地方官員親力親為，去做一些事情，中央官員什麼租稅都收不到。以上，就是五臟和六腑的一個很重要的區別。

人物檔案

老子

春秋時楚國苦縣人，生卒年不詳。李耳的別名是老子，字伯陽，諡曰聃，著有《老子》（即《道德經》）。曾任周朝的守藏室之史。主無為之說，後世以老子為道家始祖，據傳孔子曾前往問禮。現今社會的行業中，如打鐵、磨刀、製蹄鐵、製煤、製碗筷等，皆祭拜老子為祖師爺。也稱其為「老聃」、「太上老君」、「老君」、「老子道君」、「伯陽」、「李伯陽」、「李老君」。

經典檔案

老子

春秋時李耳（老聃）所撰，也稱為《道德經》、《道德真經》，分上、下篇，約五千言。闡述無為思想，及道、德的意義。

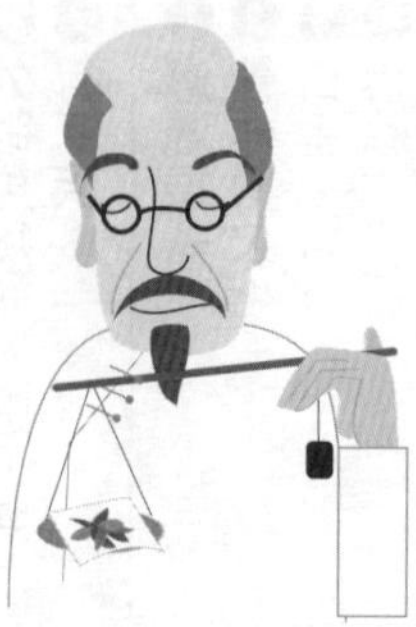

六腑對照表

六腑	對應之官職	說明	對應時辰	常見經證表現
膽	中正之官（包青天）	膽主生發之機。人體的臟腑，是取決在於膽經的生發。	**膽經當令：子時**（23：00～1：00）	❶口苦 ❷經常嘆息 ❸心臟不舒服 ❹面微有塵，體無膏澤 ❺頭的兩邊會痛 ❻外眼角疼痛、腋下腫 ❼得瘧疾
胃	倉廩之官（管理穀倉）	胃把天地萬物收穫的精氣，依五味進行分類。	**胃經當令：辰時**（7：00～9：00）	❶灑灑振寒 ❷善伸數欠 ❸口歪 ❹唇胗 ❺牙痛 ❻顏黑 ❼衄衄 ❽喉痹 ❾水腫 ❿膝臏腫痛 ⓫有餘於胃，則消穀善飢 ⓬精神症狀出現問題

小腸	受盛之官（國稅局）	小腸吸收和腐熟食物，化成氣血的精華。	**小腸經當令：未時**（13：00～15：00）	❶蝴蝶斑 ❷嗌痛頷腫、不可以顧 ❸腹若垂囊 ❹耳聾
大腸	傳道之官（道路運輸調度）	大腸具有主管人體內分泌的功能，傳導糟粕及水液。	**大腸經當令：卯時**（5：00～7：00）	❶下齒痛 ❷脖子粗 ❸兩臂痛
三焦	決瀆之官（治水）	三焦調和內外，讓內外不通的地方全部暢通。	**三焦經當令：亥時**（21：00～23：00）	❶耳鳴 ❷腫脹喉痹 ❸汗出不止 ❹目銳眥痛 ❺無名指麻木
膀胱	州都之官（儲水）	膀胱能把人體精華的液全部藏住，藏住以後，再透過太陽氣化的作用，把液輸布出去。	**膀胱經當令：申時**（15：00～17：00）	❶沖頭痛 ❷目似脫 ❸項似拔 ❹腰痠背痛 ❺腿抽筋 ❻痔瘡 ❼容易出現狂證、癲疾 ❽小趾不用

五臟和六腑各指什麼？
五臟：心、肝、脾、肺、腎
六腑：膽、胃、大腸、小腸、膀胱、三焦

五臟和六腑的區別

項目	五臟	六腑
內容	心、肝、脾、肺、腎	膽、胃、大腸、小腸、膀胱、三焦
《黃帝內經》釋義	所以藏精神血氣魂魄者也	所以化水穀而行津液者也
特性	藏而不泄	泄而不藏
實或空	實	空
作用說明	消化吸收的食物變現出的精華，全部由五臟來收藏	讓津液運行起來，進行分泌和吸收
比喻	中央官員收租稅	勞動者、基層地方官，創造價值往上繳
總結	從中醫學角度來看，六腑的功能比五臟更加重要。如果沒有六腑的運化過程，五臟是什麼精都收不上來的，也藏不了什麼東西。	

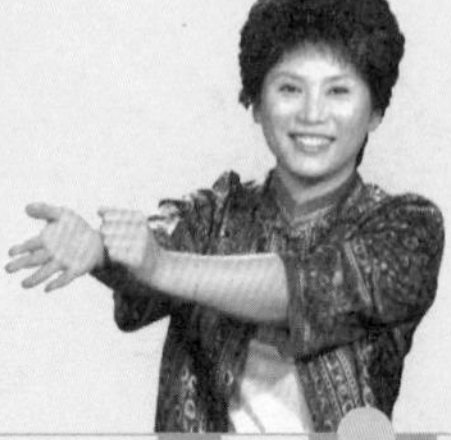

曲黎敏養生講堂

問題1 五臟和六腑分別指什麼？

「五臟」是心、肝、脾、肺、腎。「六腑」指的是膽、胃、大腸、小腸、膀胱和三焦。

問題2 五臟和六腑哪個比較重要？

從中醫學角度來看，六腑的功能比五臟更重要。如果沒有六腑的運化過程，五臟是什麼精都收不上來的，也藏不了什麼東西。也可以這樣比喻：（五臟）即使地位很高，有統攝下層的能力，如果沒有基層的地方官員（六腑），親力親爲去做一些事情，中央官員什麼租稅都收不到。

問題3 房間裏哪個部分最有用？

老子認爲，房間裏邊的空間—這個「空」是最有用的。因爲人住房子，最終要用的就是這個「空」，而那些地基、窗户、門，它們是實體，就放在那兒，人眞正要用的是它的空間。

問題4 五臟的特性是什麼？

五臟有一個很重要的特性，叫「藏而不泄」，即它們只負責藏精，不用太過度地去創造利潤，只要收其租稅就行。所以五臟相當於中央官員，它不直接創造價值，而是收起精華、收起精粹，充分地統攝五臟六腑。

問題5 六腑的特性是什麼？

六腑有一個很重要的作用，就是「泄而不藏」，它只是往外輸泄，並不收藏。六腑只是勞動者，需要創造價值，但是自己不能享用，要全部上交。《黃帝內經》給六腑的定義是「所以化水穀而行津液者也」。「化水穀」指六腑的一個主要作用，就是消化和吸收，可以讓津液運行起來，進行分泌和吸收。吸收完成以後，再由五臟來收藏。

2

膽為中正之官（包青天）

膽代表充滿正氣的法制系統

六腑：指的是膽、胃、大腸、小腸、膀胱和三焦。首先，我們要講一下「膽」的問題。

可以「交通陰陽」的膽

「膽者，中正之官，決斷出焉」。前面說過，「六腑為陽」，六腑像丈夫一樣，經常在外活動，正是由於它們的活動，人體的整個氣機才能運轉起來。那麼膽相當於什麼？膽相當於「中正之官」。

名詞小辭典

中正

1. 不偏不倚，沒有過與不及。
2. 正直、純正。
3. 秦末陳勝起義，自立為楚王時所設置的職官名，以糾察官員的過失。

人的決斷力取決於膽

所謂「中正之官」，在現實生活中，就相當於法制系統，是代表正氣的法制系統，比如包公這類人物。它們非常中正，主要強調「中」和「正」兩個字。如果這個正確、正氣的法制系統是存在的，人的決斷力就能生發出來。

膽主生發，夜裏十一點到一點為子時，是膽經生發的時候。膽是少陽之火，是一個很小的火。我們知道，十二生肖以鼠為首，而且是「子鼠」，老鼠的象與子時的象有什麼共同性？我一一為大家說明。

人物檔案

包公（包青天）

包拯的別稱。包拯（西元998～1061年），字希仁，宋朝人，也稱為「包待制」、「包龍圖」、「包青天」。個性剛正不阿、鐵面無私，辦案嚴正廉潔。包拯是宋代有名的清官，連素來難治的開封府，也被他治理得井然有序。相傳他臉色如墨般黑，額頭中還有胎記如一彎明月，因此被稱作「包黑子」。

膽經陽氣弱，生發力最旺

陽氣在膽經當令的時候，雖然很小，但是它可以發揮一個很了不起的作用，因為它的生發力最旺盛，像老鼠的繁殖力是最強的一樣，雖然很小，但是它可以不斷擴大自己的地盤。膽也有這個功能，它雖然陽氣很少，但是它可以交通「陰陽」。

《黃帝內經》說「少陽主樞」，它能夠將彙聚的精氣，透過「樞紐」的作用生發傳導，而後由「心」輸布四方。樞，就是樞紐，**樞紐是指事物相互聯繫的中心環節**，比如：交通樞紐、通信樞紐。而膽在人體中就有交通「陰陽」的功能。

十二時辰VS.十二生肖

時辰	生肖	合稱
子時	鼠	子鼠
丑時	牛	丑牛
寅時	虎	寅虎
卯時	兔	卯兔
辰時	龍	辰龍
巳時	蛇	巳蛇
午時	馬	午馬
未時	羊	未羊
申時	猴	申猴
酉時	雞	酉雞
戌時	狗	戌狗
亥時	豬	亥豬

以車子比喻人體
❶ 發動機→心臟
❷ 油箱→腎精
❸ 插入車鑰匙的動作→膽

膽是臟腑運轉的關鍵

「凡十一臟，取決於膽也」，即人體其他的臟腑，全都取決於膽經的生發。以下我用一個例子來解釋這句話。

現在開車的人比較多，如果我們用車來比喻人體的話，就會發現車「麻雀雖小，五臟俱全」。如果要想讓發動機、油箱等全都運轉起來，一定要有一個動作，就是要有車鑰匙，當我們把車鑰匙插到鑰匙孔裏以後，在打開的瞬間，就相當於決斷，就是說你鑰匙一擰開，這個車馬上就運轉起來了，油箱、發動機也都全部開始工作。

腎精不足，心臟會早搏或間歇

膽在人體中就是起「決斷出焉」的作用，促使人體生機的發動。比如心就有一點像發動機，而油箱就有點像腎精，如果這個「決斷」沒動，陽氣生發不起來，人體這部車就運轉不起來。

精氣愈充足，生發之機就會愈強大。假如心這個「發動機」要想運轉起來，一定要看腎精足不足。如果腎精不足，心臟就會持續出現早搏或間歇。

腎精不足對身體的影響

1. 心臟持續出現早搏或間歇。
2. 容易輕浮而不穩重。
3. 不能對事物進行認真的分析，並作出正確的決斷。

這些現象也用汽車來打比方：如果油箱沒油了，前邊的發動機，就是加把勁兒，「突突」亂跳（早搏）；或「剛當剛當」跳幾下，然後「啪嗒」停了（間歇）。

腎精不足影響判斷

如果人的腎精不足，斂藏凝聚的功能會減弱，生發之氣就像斷了線的風箏一樣，人也就容易輕浮而不穩重，不能對事物進行認真的分析，並作出正確的決斷。

比如當回答不出問題時，人就會心慌意亂，沒被斂藏的虛火，就會上逆於頭部，頭皮就會發癢，人就會不自覺地去撓頭搔癢，癢的部位，就是膽經在頭部所循行的路線。

大家透過觀察日常生活中的各方面，對應到人體裏邊，也會有助於自己對五臟六腑的解讀。

《黃帝內經》告訴您應該怎麼去睡？

時辰	睡眠	重要意義	當令經脈
子時 （夜裏11點到凌晨1點）	睡子時覺	為了陽氣的生發	膽經當令

得膽結石、膽囊病的原因

現在得膽囊病和膽結石的人越來越多了，是由什麼原因造成的？

❶人的生機被壓制

如果人的生活狀況不好，總是感覺鬱悶或壓力太大，就會使他的氣機提不上來，這樣他會感覺更壓抑、焦慮。人的生機被壓制，少陽之氣不能起來，就會影響到膽的生發，這是非常重要的一點。

我們觀察得膽結石的人，可能他表面上會很快樂，但是他內心肯定有許多讓他非常苦惱的事，那些他總是解不開，在心裏形成很大的心結。

❷長期晚睡

比如有一些文字工作者，本來就很辛苦，自己又經常晚睡，從來不知道要睡子時覺（子時是夜裏11點到凌晨1點），通常是過了半夜一點才睡的，這種人會過分耗散自己的少陽之火，逐漸使自己的膽經出問題，導致膽囊有毛病。

名詞小辭典

褪黑素

褪黑素是體內產生的一種化學物質，根據西方科學家的研究，褪黑素的分泌會影響人的睡眠循環。一般來說，在睡眠的中段期間，人體的松果體產生最多的褪黑素。

我建議大家：即使工作很忙，不可能每天晚上都十一點之前睡覺，但最起碼一個星期有兩天，能夠在十一點之前入睡，這樣對自己的身體會很有好處。否則，人長期熬夜，會對身體造成極大傷害。因為如果人的睡眠狀況不好，就會折壽。

從西醫的角度講，夜裏十一點到一點，是人體的壽命激素—褪黑素，分泌最旺盛的時候，如果這個時期沒有很好的睡眠，對人體及自身壽命，都會造成極大的損害。所以，改善睡眠，從各方面去真正改變身體的一些問題，是很重要的。

3 飲食不節制

因為飲食和膽汁的分泌有密切關係，如果一個人長期暴飲暴食，會增加膽或膽經的負擔，導致膽囊產生一些病變。

為什麼會得膽結石、膽囊病？

1. 人的生機被壓制
2. 長期晚睡
3. 飲食不節制

改善膽囊病的方法

以上就是得膽囊病的三個原因，如果已經生病的人，能改變以上不好的生活習慣，對自己的病情會有所幫助。而且「舒肝利膽」的方法，是不能治癒此類疾病，一般只會清了虛火、補了寒邪、泄了真陽，抑制或掩蓋症狀的發生。

正確的做法是祛寒興陽，恢復臟腑生機，使水穀能夠轉化成精微，並源源不斷地輸送到真陽之所。真陽精氣充足，則膽氣強勁，「膽」的功能自然得到恢復。治療膽病，應該從「陰陽」方面著眼，不能就膽病而治療膽病。假如「陰陽」的關係不能理順，任何局部的疾病，都不可能真正治癒。

名詞小辭典

陰陽

陰陽是中國古代哲學的一種範疇，代表事物對立和相互消長的正反兩面，進而闡述事物發生發展和變化的規律。古代醫生將陰陽學說和醫療實踐相結合，用以解釋人體生理功能和病理變化，闡述臟腑組織的部位和屬性，區分藥物性能，診斷疾病性質等。

常見膽經病及中醫對治法

膽經經證的表現很明顯：

❶ 口苦

比如說每天早晨，有人剛起床時會口苦，這是典型的膽經病。

❷ 經常嘆息

「善嘆息」，即一個人總是長吁短嘆。為什麼會長吁短嘆？因為少陽膽經被壓抑，氣機起不來，人就希望透過嘆一口氣，讓氣機上來一點。

❸ 心臟不舒服

《黃帝內經》是這樣描述的：「心脅痛不能轉側」，就是心的兩邊疼痛，而且心的左邊特別容易疼痛，在床上翻身都很困難，這是膽經的毛病，也是因為人的生機起不來，造成心的病變。因為木生火，膽為木，心為火，如果木不能生火了，火就起不來，就會造成心臟的病變。

名詞小辭典

目眥

眼眶（眥讀字）。「目眥盡裂」是眼眶好像快要裂開一樣，也就是怒目而視。

從臉色看病

膽病：面微有塵

肝病：面塵脫色

腎病：面如漆柴

❹ 面微有塵，體無膏澤（臉色灰暗，身體不滋潤）

膽經病嚴重以後，在人臉上會有所顯現，叫「面微有塵」，就是人臉上好像微微地蒙了一層塵土一樣，灰暗沒有光澤。膽經病在身體皮膚上，也會有所表現，叫「體無膏澤」，人身上一點也不滋潤。

❺ 頭的兩邊會痛

這是少陽的問題，因為膽經是從人的外眼角開始（見375頁圖9），一直沿著人的頭部兩側，然後順著人體的側面走下來，一直走到腳的小趾、四趾（即小趾旁邊倒數第二個腳趾）。所以人兩側的頭痛，都和膽經有關。人會感冒，也是膽經被壓抑受寒的一個象。

❻ 外眼角疼痛、腋下腫

「目外眥痛」（眥讀字），就是外眼角疼痛。肩膀的缺盆穴中間的凹陷處疼痛，也是膽經的疼痛。「腋下腫」也是膽經的病，因為膽經沿著人體側面往下走。

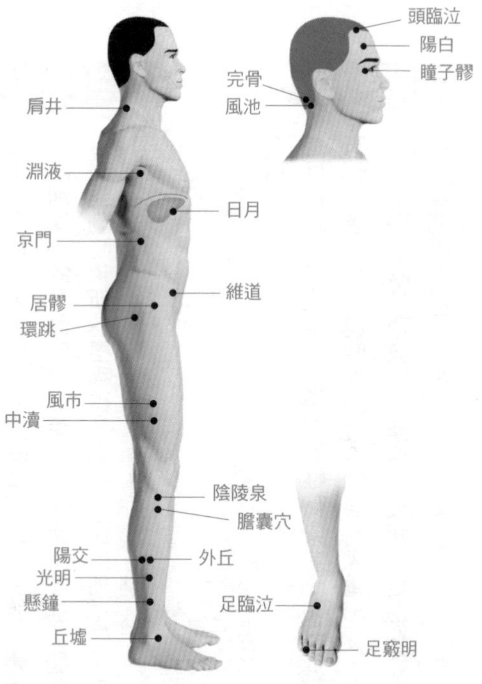

圖9 膽經經穴圖

膽經是從人的外眼角開始，沿著頭部兩側，再順著人體側面走下來，一直走到腳趾。人兩側的頭痛、感冒，都和膽經有關。

7 得瘧疾

瘧疾是最明顯的膽經病，人得了瘧疾，會忽冷忽熱，一會兒發燒一會兒冷。為什麼？因為膽主少陽，少陽與太陰接壤，屬於陰陽交界之地，是陰陽的一個交通樞紐，如果邪氣附於膽，出與陽明相爭，就會有熱的表現；入與太陰相爭，就會有寒的表現。所以患者會出現「寒熱往來」的症狀。

為什麼人會長吁短嘆？

因為少陽膽經被壓抑，氣機起不來，人就希望透過嘆一口氣，讓氣機上來一點。

常見的膽經病

❶ 口苦　❷ 經常嘆息　❸ 心臟不舒服
❹ 面微有塵，體無膏澤（臉色灰暗，身體不滋潤）
❺ 頭的兩邊會痛　❻ 外眼角疼痛、腋下腫　❼ 得瘧疾

醫聖張機（仲景）在《傷寒論》裏，一般都是用小柴胡湯來治療瘧疾。因為「小柴胡湯」專舒木氣，木氣得舒，樞機恢復運轉，邪氣自然因樞機轉運而出。

名醫列傳

張機

張機，字仲景，東漢人。生卒年不詳。主張「辨證論治」的診療方法，先辨別病人的具體狀況，再對症下藥，才能治癒病人，在中醫臨床醫學上樹立劃時代新的里程碑。為後世醫生所尊崇，有「醫聖」的美稱。著有《傷寒雜病論》、《金匱玉函要略》。

病症小辭典

瘧疾

是以瘧蚊為媒介而散播的急性傳染病，也稱為「打擺子」、「冷熱病」。症狀是：週期性的發冷發熱、大量出汗、全身無力、頭痛、口渴等，早期症狀類似感冒。瘧疾主要發生地區在非洲中部、南亞、東南亞及南美北部的熱帶地區。

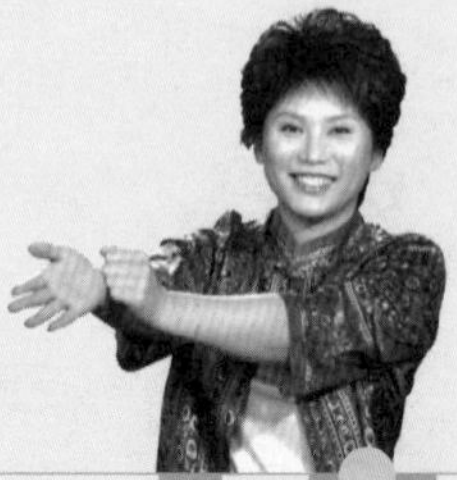

曲黎敏養生講堂

問題1 膽在人體內的作用是什麼？

膽就像是「中正之官」，在人體中起「決斷」的作用，促使人體生機的發動。所謂「中正之官」，在現實生活當中，就相當於法制系統，而且是代表正氣的法制系統。它們非常中正，主要強調「中」和「正」兩個字。

如果這個正確的、正氣的法制系統是存在的，人的決斷力就能生發出來。人體其他的臟腑，全都取決於膽經的生發。

問題2 為什麼人會嘆氣？

因為少陽膽經被壓抑，氣機起不來，人就希望透過嘆一口氣，讓氣機上來一點。

問題3 人回答不出問題時，為什麼會抓頭？

腎精不足，斂藏凝聚的功能會減弱，生發之氣就像斷了線的風箏一樣，人也就容易輕浮而不穩重，不能對事物進行認真的分析，並作出正確的決斷。

比如當回答不出問題時，人就會心慌意亂，不能被斂藏的虛火，就會上逆於頭部，頭皮就會發癢，人就會不自覺地去撓頭搔癢，癢的部位，就是膽經在頭部所循行的路線。

問題4 得膽結石、膽囊病的原因？

得膽結石、膽囊病的原因有三點：

（1）人的生機被壓制：人的生機被壓制，少陽之氣不能起來，就會影響到膽的生發，這是非常重要的一點。

（2）長期晚睡：過了半夜一點才睡的人，這種人會過分耗散自己的少陽之火，逐漸使膽經出問題，導致膽囊有毛病。

（3）飲食不節制：飲食和膽汁的分泌有密切關係，如果一個人長期暴飲暴食，會增加膽或膽經的負擔，導致膽囊產生一些病變。

問題 5 夜晚幾點前要入睡？

即便工作很忙，不可能每天晚上都十一點之前睡覺，但最起碼一個星期有兩天，能在十一點之前入睡，這樣對自己的身體會很有好處。

從西醫的角度講，夜裏十一點到一點是人體的壽命激素—褪黑素，分泌最旺盛的時候，如果這個時期沒有很好的睡眠，對人體及自身壽命，都會造成極大損害。

問題 6 如何改善膽囊病？

正確的做法是祛寒興陽，恢復臟腑生機，使水穀能轉化成精微，並源源不斷地輸送到眞陽之所。眞陽精氣充足，則膽氣強勁，「膽」的功能自然得到恢復。

治療膽病，應該從「陰陽」方面著眼，不能就膽病而治療膽病。假如「陰陽」的關係不能理順，任何局部的疾病都不可能眞正治癒。

3 胃為倉廩之官（管理穀倉）

胃像穀倉的管理員，把食物的精氣依五味做分類

名詞小辭典

倉廩

廩念凜。倉廩，儲藏穀物米糧的地方。

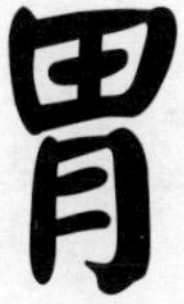

胃

胃有「田」的特性

《靈蘭秘典論》認為「脾胃者，倉廩之官，五味出焉」。《刺法論》是把脾胃分開介紹的：脾為「諫議之官」，胃為「倉廩之官」。東漢末年，有一本專門探求事物名稱之源的佳作叫《釋名》，裏面說道：「脾，裨也，裨助胃氣以化穀也」。

胃的含義

「胃」字（如上所示）上部是田地的「田」，底下是「肉」。所謂「田」是什麼東西？「田」指大片的土地，是土地的分區。田有一個很重要的功

中醫小辭典

丹田

丹田是看不到的部位，但是人體能量匯集之處。上丹田位於兩眉之間的印堂，中丹田位於兩乳之間的膻中穴，下丹田在人體的肚臍下一寸半或三寸的地方（關元穴）。上、中、下丹田，三者位於人體上、中、下部能量最強的地方，主宰氣機分布，對人體臟腑系統有直接作用。

能，撒下種子就可以發芽。我們人體會出現所謂的「三丹田」，比如下焦裏有一個地方叫「下丹田」，中焦有一個「中丹田」，頭部兩眉之間為「上丹田」：就是因為這些地方也像「田」一樣，具有再生的能力。

胃收穫食物的精氣

「胃」字從「田」，在田裏撒下種子，相當於人吃下食物，種子可以發芽，相當於胃可以收穫很多東西。收穫的是什麼？胃裏收穫最多的是精氣，是水穀化成的精和氣。在談到肺經的時候，我們瞭解到「肺主一身之氣」，這「一身之氣」從哪兒來？就是從水穀精微來。

能吃就是福

中醫為什麼特別強調護佑後天脾胃？用老人家的話來說，就是「能吃就是福」。一個人如果不能吃，吃下去人體消化吸收不了，就很不好了。中醫強調，如果一個人胃脈已絕，他基本上就沒救了。從某種意義上來講，大家一方面不要暴飲暴食，另一方面要養成健康的飲食習慣，這對身體是非常重要的。

中醫為什麼特別強調護佑脾胃？

因為「能吃就是福」。一個人如果不能吃，吃下去人體消化吸收不了，就很不好了。中醫強調，如果一個人胃脈已絕，他基本上就沒救了。

五臟與五味對照表

五臟	五味
心	苦
肝	酸
脾	甘
肺	辛
腎	鹹

五臟六腑的精華全在胃

什麼叫「倉廩之官」？胃就像糧倉的管理員，它負責把天地萬物收穫的這些好東西進行分類。怎麼分類？「五味出焉」，即按酸、辛、甘、苦、鹹五味去分。因為人體的五臟各有所喜，比如肝喜酸，脾喜甘，心喜苦，腎喜鹹……人吃下食物，化出水穀精微，然後由胃重新去輸布全身。

胃是五臟六腑的大海

《黃帝內經》說「胃者，五臟六腑之海也」。胃是什麼？胃是五臟六腑的大海，這個海很重要，如果沒有這個海，五臟六腑就無源了。「水穀皆入於胃」，「水穀」就是指人們吃喝的東西，「五臟六腑皆稟氣於胃」，五臟六腑的精華全是從胃得到的。這是胃的一個重要作用。

「胃主血」的「血」是什麼意思？
水穀精微到胃以後，所提取出來的精華就是「血」。這個「血」指的是什麼？ 血屬於中焦受氣，就是中焦脾胃先吃了東西，然後「取汁變化而赤」，那個汁就是精華，精華像氣一樣輸布出去，就叫做「血」。

胃主血

另外，「胃主血」。所謂的水穀精微到了胃以後，提取出來的精華就是「血」。這個「血」指的是什麼？

血屬於中焦受氣，就是中焦脾胃先吃了東西，然後「取汁變化而赤」，那個汁就是精華，精華像氣一樣輸布出去，就叫做血。人體無處沒有脈，無處沒有血，人體處處都有胃的功能在起作用。

飯是精血的來源

在十二生肖當中，龍對應的是辰時（早晨七點到九點），而辰時為胃經當令。龍的生機是最旺的，人的胃就像龍一樣，只有吃下去的東西變現出精華，人才有生機。

所以人一年四季都是要吃飯的。大家要記住一句話：「飯是精血的來源，補藥不是精血的來源」。

十二時辰VS.十二生肖

時辰	子時	丑時	寅時	卯時	辰時	巳時	午時	未時	申時	酉時	戌時	亥時
生肖	鼠	牛	虎	兔	龍	蛇	馬	羊	猴	雞	狗	豬
合稱	子鼠	丑牛	寅虎	卯兔	辰龍	巳蛇	午馬	未羊	申猴	酉雞	戌狗	亥豬

吃藥不能補血

一定要靠吃飯，要靠胃的消化吸收能力，才能變現出血，如果胃的功能正常，人就是只吃窩窩頭，胃也能把它的精華，提取出來變現成血，這就是胃對人體的重要意義。

水穀只要被消化就變成血，血能往外輸布（散）。血中精微的東西，一旦被吸收就是液，胃主血、主燥、主運化消化，小腸主液、主寒、主斂藏吸收。

如果身體整個運化出問題，其實和胃主血的功能相關。人體如果出現血液上的毛病，也可以從胃經當中去尋求根源。血被吸收以後，最終被腎精藏起來，腎精的來源也是胃。所以大家一定要養護脾胃。

為什麼吃早飯不容易發胖？

因為上午是陽氣最足的時候，也是人體陽氣氣機最旺盛的時候，這時候吃飯最容易消化。到九點以後就是脾經當令，脾經能透過運化，把食物變成精血，然後輸送到人的五臟去，所以早飯吃得再多也不會發胖。

養護脾胃的原則

❶ 吃飯七、八分飽

養護脾胃有一個原則：吃飯最好是七、八分飽。早晨七點到九點是辰時，胃經當令，這個時候一定要吃飯，因為經脈氣血是從子時（夜裏十一點到凌晨一點）一陽初生，到卯時（早晨五點到七點）陽氣就全升起來了。

辰時（早晨七點到九點），太陽也已經升起來了，天地出現一片陽的象，人體需要補充一些陰，而食物屬於陰。

❷ 早餐要吃得豐盛

這個時候吃早飯，就像「春雨貴如油」一樣，能夠補充人體能量。所以早飯一定要吃得很豐盛才可以。吃早飯不容易發胖，因為上午是陽氣最足的時候，也是人體陽氣氣機最旺盛的時候，這時候吃飯最容易消化。

到九點以後就是脾經當令，脾經能透過運化把食物變成精血，然後輸送到人的五臟去，所以早飯吃得再多也不容易發胖。

養護脾胃的原則

1. 吃飯七、八分飽
2. 早餐要吃得豐盛
3. 中餐也要吃一些
4. 晚餐要少吃

名詞小辭典

五味

甜、酸、苦、辣、鹹五種滋味。

③ 中餐也要吃一些

午時（早上十一點到下午一點）以後，大家也要吃一點。到了下午，一派陰霾之氣，所以中國古代人就講「過午不食」，但是這個做法對現代生活是不太實用的。

因為古人是先去勞作，回來以後吃點飯，下午四點多鐘再吃點飯，但是他們晚上八、九點鐘就睡了，我們現在很少有人能做到這一步，因為現在人都睡得偏晚，所以晚飯是肯定要吃的。

④ 晚餐要少吃

要想讓夜裏的睡眠好，晚飯就要少吃，既補充精血，又不會把脾胃過度累著。總結一下，就是人上午吃東西好消化吸收，下午吃東西基本上不太好消化吸收，所以晚飯八成飽，就是很合適的。

常見胃經病及中醫對治法

胃經病一般都會表現成什麼樣子？在《黃帝內經》裏面，有很多篇幅的描述。

❶ 灑灑振寒（打哆嗦）

即人會無緣無故哆嗦一下。「振寒」就是哆嗦，這是胃火不旺的一個象。因為胃經屬陽明燥火，要是沒有火，水穀精微化不掉，沒辦法消化和吸收，人體就會出現「灑灑振寒」的象。

❷ 善伸數欠（愛打哈欠）

即人特別愛打哈欠。這說明人的胃很寒，是胃氣虛、胃氣不振的一個象。不過，打哈欠是一種自救，當人打哈欠的時候，胃是處在抻拉狀態的，透過打哈欠，可以讓胃氣稍微舒展，把胃寒散掉一些。

用西方醫學的說法，打哈欠可以增加吸氧量，其實，吸氧也是氣的問題。中醫認為，氣從胃來，透過打哈欠這個動作，可以讓氣能夠旺一些。

常見胃經病

❶ 灑灑振寒（打哆嗦） ❷ 善伸數欠（愛打哈欠）
❸ 口歪 ❹ 唇胗（嘴唇外翻上火）
❺ 上牙痛 ❻ 顏黑（臉色很黑）
❼ 鼽衄（流鼻血） ❽ 喉痹（咽喉腫痛）
❾ 水腫 ❿ 膝臏腫痛（膝關節腫痛）
⓫ 有餘於胃，則消穀善飢（容易餓） ⓬ 精神症狀出現問題

❸ 口歪

如果陽明胃火太盛，而血又不足，人體營養不夠，嘴唇就特別容易上火，然後還會出現口歪。

❹ 唇胗（嘴唇外翻上火）

就是嘴唇外翻上火。因為胃經環唇而走，胃部有病，有可能會出現唇胗（胗讀針）。

❺ 上牙痛

同樣是牙痛，大家也要有所區分。胃經的牙痛是上牙痛，因為胃經入上齒中，一般針刺，即扎一扎胃經的內庭穴就可以。

❻ 顏黑（臉色很黑）

當胃統攝血的功能降低時，血不能「上榮於面」，即心血帶不上來，人的臉就會很黑。

中醫小辭典

鼽衄

鼽衄（讀求拗）就是流鼻血，中醫把流鼻血叫做鼽衄。因傷風感冒而鼻塞稱為「鼽」，鼻子出血稱為「衄」，後泛指出血。如「鼻衄」或「衄血」。

7 鼽衄（流鼻血）

鼽衄（讀求拗），就是流鼻血。這說明脾胃不再統攝血。胃氣是以下降為順，現在所謂的「呃逆」，是屬於胃氣不降。胃氣往下降，對於女人來說，表現為月經，如果上逆就叫經血倒流，可能流鼻血，這就是鼽衄之症。

8 喉痹（咽喉腫痛）

胃經走咽喉（見390頁圖10），胃經起於迎香穴，往上一直走到山根，然後分兩支，一支走臉，另一支沿著頭角到額顱，沿著頸部一直往下走。總之，就是要經過咽喉部分。如果胃氣不降，咽喉部分會腫痛，得不到滋潤，特別乾。

女人為什麼會變老？女人到了三十五歲以後，陽明胃經會衰，整個臉就會顯得蒼老，皺紋都會長出來。

9 水腫

人的肚子會特別大。脾主運化的功能，如果脾無法化濕氣，就會形成水腫，因為脾主濕土，濕氣化不掉，就像沼澤一樣，水越來越多，形成水腫。水腫是陽明燥火和腎火不旺導致的。

名詞小辭典

臏

念作鬢，作名詞解為「膝蓋骨」的意思。若作動詞，則為削去膝蓋骨。

⑩ 膝臏腫痛（膝關節腫痛）

膝關節出現腫痛。因為胃經是沿著伏兔穴一直往下走，中間經過膝蓋，「下入膝臏中」。很多老人膝蓋疼痛的毛病，實際上和胃經不通有關。因為中醫講「不通則痛」，人老了以後，脾胃運化能力下降，吃的東西也少，氣血就更加少，如果再不鍛鍊，經脈就會不通暢，整個膝蓋就會出問題。

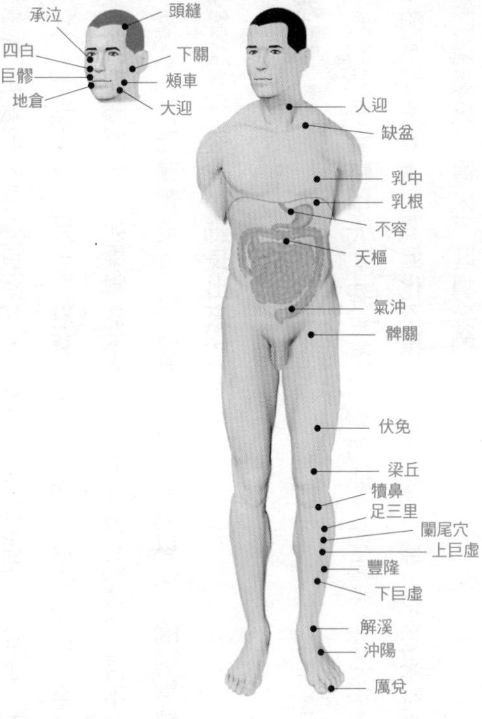

圖10 胃經經穴圖

胃經走咽喉，如果胃氣不降，咽喉部分會出現腫痛。起於迎香穴，往上一直走到山根，然後分兩支，一支走臉，另一支沿著頭角到額顱，沿著頸部往下走。

⑪ 有餘於胃，則消穀善飢（容易餓）

如果胃火太盛的話，人就特別容易餓。有人才剛吃完飯就會餓，這是陽明燥火太盛所造成的。

⑫ 精神症狀出現問題

同樣一個胃病，在精神症狀裏可能表現為兩方面：一個是實證，狂躁，即「癲狂症」；一個是虛證，即「憂鬱症」。

狂證的症狀

「甚則郁，上高而歌」，為什麼登高而歌？因為人的運化和輸布沒有制約，他就張揚起來，總覺得自己特別了不起，沒事就坐著胡思亂想，腦子裏想的與之交流的人物，全是領袖階層如美國總統歐巴馬，這就是典型的狂證。

實際上，這是陽明燥火和身體的輸布功能，出現不能制約的現象。接著他會「棄衣而走」，開始出現裸奔、到處亂跑這種現象，說明這個人已經沒法掌控自己。

名詞小辭典

撥浪鼓

一種兒童玩具。圓形小鼓兩旁各拴有一個墜子，用手搖動，墜子撞擊鼓面會發出聲音。也做「波浪鼓」。

虛證的症狀

如果一個人沒事老返回家去看，老有不放心的事，總怕沒關好門，或自己抽的煙沒有掐滅，一遍一遍地跑回去看，一遍遍地檢查，這可能代表他負責任，但是，其實是因為他腎精和脾胃精氣不足，造成他內心惴惴不安。

比如說他聽到點響動，就很害怕，「聞木聲則惕然而驚」，假如有人聽到拍桌子聲就恐懼，這是胃病。

聲音可以用來治病

聲音也可以用來治病，比如小孩因為脾虛，特別嗜睡，古人會用搖撥浪鼓的方法，來讓小孩醒過來。因為鼓音是振奮士氣的，就像古代戰爭，打仗之前一定要敲鼓，可以振奮士氣。

虛證方面，人還會「心欲動，獨閉戶塞牖而處」（牖讀有，指門窗），只想單獨關在暗房裏，說明他非常沒自信、悲觀。

為什麼人會打哈欠？

中醫觀點：中醫認為，透過打哈欠，可以讓胃氣稍微舒展，把胃寒散掉一些。

西醫觀點：用西方醫學的說法，打哈欠可增加吸氧量。

胃經病與中醫對治法

病症	說明	罹病原因
❶ **灑灑振寒**	無緣無故會哆嗦一下	「振寒」就是哆嗦，這是胃火不旺的一個象。
❷ **善伸數欠**	愛打哈欠	說明人的胃很寒，是胃氣虛、胃氣不振的一個象。
❸ **口歪**	嘴唇易上火及口歪	如果陽明胃火太盛，而血又不足，人體營養不夠，就可能出現此症。
❹ **唇胗**	嘴唇外翻上火	胃經環唇而走，胃部有病，有可能會出現唇胗。
❺ **牙痛**	上牙痛	胃經入上齒中，一般針刺，即扎一扎胃經的內庭穴就可以。
❻ **顏黑**	臉色很黑	胃統攝血的功能降低時，血不能「上榮於面」，即心血帶不上來。
❼ **鼽衄**	流鼻血	說明脾胃不再統攝血了。所謂的呃逆，都是屬於胃氣不降所造成。
❽ **喉痹**	咽喉腫痛	如果胃氣不降，咽喉部分就會出現腫痛，得不到滋潤，特別乾。
❾ **水腫**	人的肚子會特別大	如果脾無法化濕氣，就會形成水腫。水腫，是陽明燥火和腎火不旺所導致。
❿ **膝臏腫痛**	膝關節出現腫痛	很多老人有膝蓋疼痛的毛病，實際上和胃經不通有關。
⓫ **有餘於胃，則消穀善飢**	特別容易餓	陽明燥火太盛所造成的。
⓬ **精神症狀出現問題**	癲狂症（實證） 憂鬱症（虛證）	**狂證：**陽明燥火和身體的輸布功能，出現不能制約的現象。 **虛證：**腎精和脾胃精氣不足，造成內心惴惴不安。

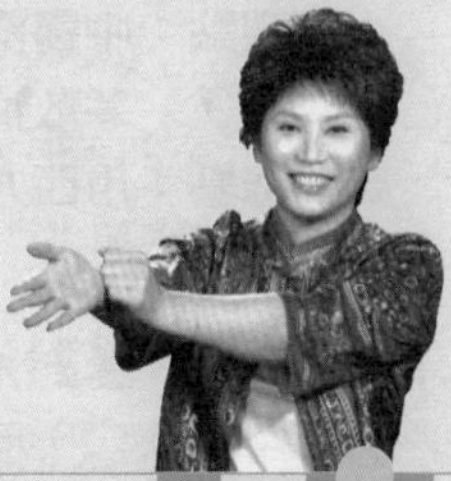

問題1 胃在人體內的作用是什麼？

胃乃「倉廩之官」，胃就像糧倉的管理員，它負責把天地萬物收穫的這些好東西，進行分類。怎麼分類？「五味出焉」，即按酸、辛、甘、苦、鹹五味去分。人吃下食物，化出水穀精微，然後由胃重新去輸布到全身。

胃是五臟六腑的大海，這個海很重要，如果沒有這個海，五臟六腑就無源了。「水穀皆入於胃」，「水穀」就是指食物，人吃喝進去的東西，「五臟六腑皆稟氣於胃」，五臟六腑的精華全是從胃得到。這是胃的一個重要作用。

問題2 「田」與「胃」有什麼關聯？

「胃」字上部是田地的「田」，底下是「肉」。所謂「田」是什麼東西？「田」指大片的土地，是土地的分區。田有一個很重要的功能，撒下種子就可以發芽。在田裏撒下種子，相當於人吃下食物；種子可以發芽，相當於胃可以收穫很多東西。

問題 3 中醫為什麼特別強調護佑後天脾胃？

用老人家的話來說，就是「能吃就是福」。一個人如果不能吃，吃下去人體消化吸收不了，就很不好了。中醫強調，如果一個人胃脈已絕，他基本上就沒救了。

從某種意義上來講，大家一方面不要暴飲暴食，另一方面要養成健康的飲食習慣，這對身體是非常重要的。

問題 4 「胃主血」的「血」是什麼意思？

水穀精微到胃以後，所提取出來的精華，就是「血」。這個「血」指的是什麼？血屬於中焦受氣，就是中焦脾胃先吃東西，然後「取汁變化而赤」，那個汁就是精華，精華像氣一樣輸布出去，就叫做「血」。

問題 5 如何補血？

大家不要以爲吃點藥就可以補血，一定要靠吃飯，要靠胃的消化吸收能力，才能變現出血，如果胃的功能正常，人就是吃窩窩頭，胃也能把它的精華，提取出來變現成血，這就是胃對人體的重要意義。

問題6 為什麼吃早飯不容易發胖？

因爲上午是陽氣最足的時候，也是人體陽氣氣機最旺盛的時候，這時候吃飯最容易消化。到九點以後就是脾經當令，脾經能透過運化，把食物變成精血，然後輸送到人的五臟去，所以早飯吃得再多，也不容易發胖。

問題7 愛打哈欠代表身體有問題嗎？

這說明人的胃很寒，是胃氣虛、胃氣不振的一個象。不過，打哈欠是一種自救，當人打哈欠的時候，胃是處在抻拉狀態，透過打哈欠，可以讓胃氣稍微舒展，把胃寒散掉一些。

用西方醫學的說法，打哈欠可以增加吸氧量，其實，吸氧也是氣的問題。中醫認爲，氣從胃來，透過打哈欠這個動作，讓氣能旺一些。

問題8 人老了為什麼膝蓋會疼痛？

很多老人的膝蓋疼痛的毛病，實際上和胃經不通有關。因爲中醫講「不通則痛」，人老了以後，脾胃運化能力下降，吃的東西也少，氣血就更加少，如果再不鍛鍊，經脈就會不通暢，整個膝蓋就會出問題。

4 小腸為受盛之官（國稅局）

小腸吸收和腐熟食物，化成氣血的精華

小腸主吸收、變化

「小腸者，受盛之官，化物出焉。」中醫認為，小腸的一個功能是主吸收，有點像國稅局，總是吸收精華。另一個是主改變，「化」就是把一個東西徹底地改變。

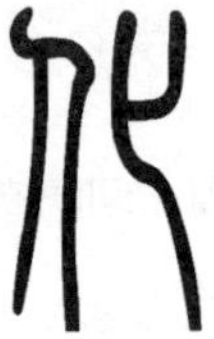
化

「化」（如上所示）的字形，是一個正立的人和一個倒著的人，即把一個人徹頭徹尾地改變。小腸接受容納脾胃腐熟的水穀，並將之充分腐熟和吸收。

以現代的話來說，就是將食物中能消化的部分，都化成人體能吸收的最基本、最簡單的元素─精，這就是「化物出焉」。精就是水穀變化以後的精微產物，是組成人體臟腑組織的最基本物質。

常見小腸經病

1. 蝴蝶斑
2. 嗓子痛、腮幫腫、回頭有困難
3. 肚子很大
4. 耳聾
5. 眼睛黃、臉頰腫脹

小腸吸收的精華給腎

小腸化的是精，也就是「液」，是人體氣血的精華。從文字上解，「腸」字在古文裏，都有「暢通」的含義，所以大腸和小腸都是通道。小腸這個通道主要管什麼？小腸是「受盛之官」，它收了很多東西，但是它自己不能用，它必須把它的精華拿出來，上繳「國庫」，然後由「腎」來做國庫的管理員和支出官員。

常見小腸經病及中醫對治法

❶ 蝴蝶斑

小腸經走顴骨這個地方，所以「斜絡於顴」。如果女人長蝴蝶斑，就說明她的小腸吸收功能不好，體內開始堆積毒素、廢物。像蝴蝶斑這種現象，不是能透過外部雷射美容手術，就能夠完全解決，而是要透過小腸、透過人體的五臟六腑，才能真正地解除。

❷ 嗌痛頷腫、不可以顧（嗓子痛、腮幫腫、回頭有困難）

小腸經沿脖子兩側走（見圖11），像嗓子痛，或脖子兩側、兩個腮幫子腫，也是小腸病。我們聽過「臉大脖子粗，不是大款（大老闆）就是伙夫」的話，得小腸病的人脖子兩側、腮幫子會特別大。如果小腸經出現病變，轉頭也會出現問題，「顧」就是回頭的意思，「不可以顧」，就是回頭比較費勁。

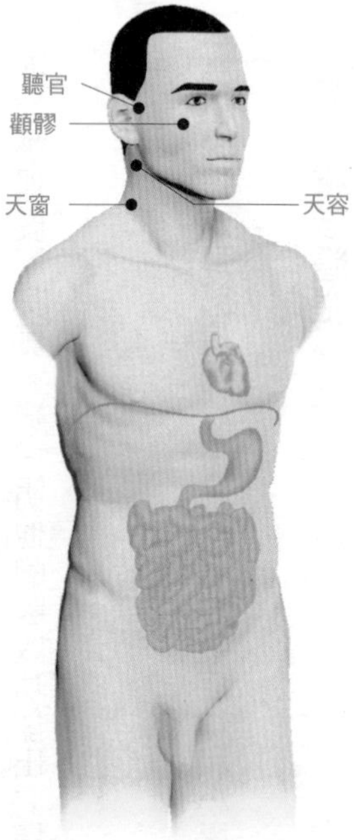

圖11 小腸經經穴圖

小腸經沿脖子兩側走，像嗓子痛，或脖子兩側、兩個腮幫子腫，也是小腸病，連轉頭也會出現問題。

❸ 腹若垂囊（肚子很大）

肚子特別大，都鼓出來了。胖子往往把腰帶別在小腹部位，因為肚子太大，提不到腰那裏。其實，這說明他的吸收功能出問題。

❹ 耳聾

因為小腸經走耳部這個線路，耳朵的病症也和小腸病變有關。

❺ 眼睛黃、臉頰腫脹

如果小腸的吸收功能特別差，人就會出現眼睛黃、臉頰腫脹的樣子。

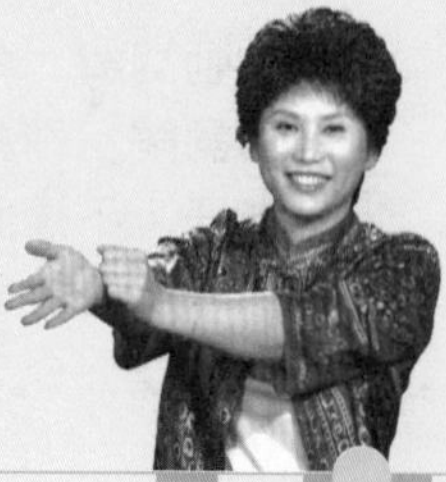

曲黎敏養生講堂

問題1 小腸在人體內的作用是什麼？

「小腸者，受盛之官，化物出焉」。小腸的功能是主吸收，像國稅局，總是吸收精華。另一個是主改變，「化」就是把東西徹底改變。小腸接受容納脾胃腐熟的水穀，並將之充分腐熟和吸收。也就是將食物中能消化的部分，都化成人體能吸收最基本、最簡單的元素「精」，這就是「化物出焉」。

問題2 小腸吸收的精華會運送到哪裏？

小腸化的是精，也就是「液」，是人體氣血的精華。小腸是「受盛之官」，它收了很多東西，但是它自己不能用，它必須把它的精華拿出來，上繳「國庫」，然後由「腎」來做國庫的管理員和支出官員。

問題3 臉上長蝴蝶斑代表身體哪裏出問題？

如果女人長蝴蝶斑，就說明她的小腸吸收功能不好了，體內開始堆積毒素、廢物。像蝴蝶斑這種現象，並不是透過外部雷射美容手術，就能完全解決，而是要透過小腸、透過人體的五臟六腑，才來眞正解除。

5

大腸為傳道之官（道路運輸調度）

大腸主管人體內分泌，把精華的液滲透出來

主津所生病者

「大腸者，傳道之官，變化出焉」。水穀被消化變成「血」，血裏更加精微的東西，一旦被吸收就成了「液」。

液不一定在脾胃處，被消化吸收得非常乾淨和徹底，有一部分要經過大腸和小腸，進一步吸收和分泌，分別出清和濁的東西；清者為「液」，由小腸吸收；濁者就為「糟粕」，由大腸傳導出去，即把精華的液滲透出來，就是「津」出來。

中醫小辭典

津

作動詞解，指液體向外滲的功能和過程；作名詞解，則指人體體液的一種。津出腠理則為汗，下達膀胱即為尿。也泛指唾液、淚、涕等人體所含的水分。

中醫小辭典

腠理

「腠理」是肌肉的紋理。中醫對「腠」的定義為「氣之所輻輳，謂之腠」。腠為陽，指孔穴，就是肌肉內鬆開的地方。「理」為「血氣之所循也」，理為陰，指血肉。腠理是外邪入侵人體的門戶，因此，保護好腠理非常重要。

大腸將食物糟粕傳導出去

大腸就像管理調度道路運輸的官員一樣，能夠傳導糟粕，也能傳導水液，所以稱之為「傳道之官」。

大腸傳道，其功能在於一個「津」字，「津」是動詞，指分泌功能。《靈樞經．經脈第十》說：「手陽明大腸經脈，……是主津所生病者。」所謂「津」，在《靈樞經．決氣篇第三十》是這樣定義的：「腠理發洩，汗出溱溱，是謂津。」

也就是說，由於三焦經脈通暢，人體才得以進行新陳代謝，就像皮膚具有斂藏功能的同時，皮膚上的毛孔又具有疏泄的功能。

新陳代謝，主要是透過水作為介質，來運送營養和垃圾，也就是用水液來進行代謝。如果陽明經氣不足，就會使新陳代謝失調。按現在西醫的話來說，屬於內分泌失調。「汗出溱溱」是一個形象的比喻，是只能滲出而不能回流之意。

大腸主管內分泌功能

簡而言之，「津」就是指液體只滲出而不能倒流，就像人體的汗液只會流出體外，而不會滲回體內。這就是所謂的「濟泌別汁」。大腸具有主管人體內分泌的功能。比如汗、涎、淚、尿、體液（組織液）等。

大腸火盛，「津」的功能過強，人會便秘；「津」的功能不足，人就會溏泄，也就是拉稀、腹瀉。現在市面上主要靠番瀉葉來腹瀉、解決便秘，但久而久之人會很虛弱，會出現一些問題，還是要從大腸「主津所生病」的功能上，去解決這兩個問題。

常見大腸經病及中醫對治法

大腸經證經常會表現在哪裏？

❶ 下齒痛

大腸經也走牙齒，胃經的牙齒疼痛是上齒痛，大腸經病變，會造成下齒疼痛。如果是下牙痛，就要取大腸經的經穴，扎合谷穴、頰車穴這些地方，就會很有效。

常見大腸經病

❶ 下齒痛
❷ 脖子粗
❸ 兩臂痛

❷ 脖子粗

大腸經也走頸部，脖子粗、腫脹也和大腸經有關。

❸ 兩臂痛

大腸經經過食指（見圖12），並沿著手臂一直上來。如果兩臂上緣痛或食指不靈活，也說明大腸經出了問題。

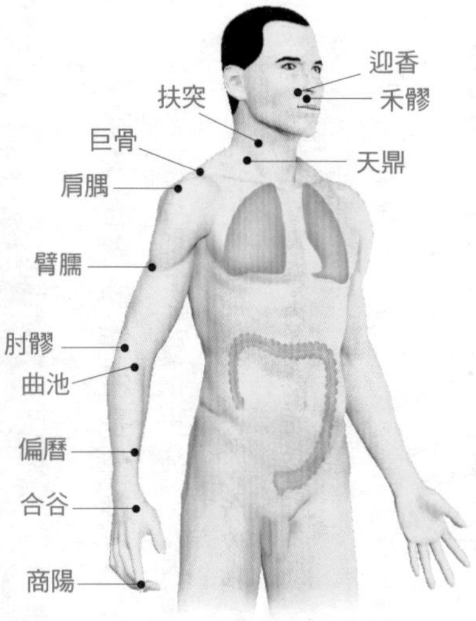

圖12 大腸經經穴圖

大腸經經過食指，並沿著手臂一直上來。若兩臂上緣痛或食指不靈活，也說明大腸經出了問題。

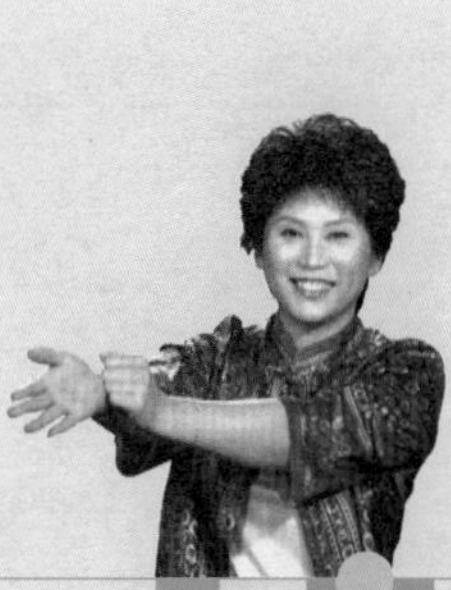

問題1 大腸在人體內的作用是什麼？

「大腸者，傳道之官，變化出焉」。大腸就像管理調度道路運輸的官員一樣，能夠傳導糟粕，也能傳導水液，所以稱之爲「傳道之官」。

大腸還具有主管人體內分泌的功能。比如：汗、涎、淚、尿、體液（組織液）等。

問題2 大腸和小腸的相同和相異之處？

「腸」字在古文裏，都有「暢通」的含義，所以大腸和小腸都是通道。食物的精華有一部分，要經過大腸和小腸，進一步吸收、分泌，分別出清和濁的東西；清者爲「液」，由小腸吸收；濁者就爲「糟粕」，由大腸傳導出去，即把精華的液滲透出來，就是「津」出來。

問題3 「津」過強或過弱，會造成什麼問題？

大腸火盛，「津」的功能過強，人會便秘；「津」的功能不足，人就會溏泄，也就是拉稀。

現在市面上主要是靠使用番瀉葉這些腹瀉的方法，來解決便秘，但久而久之人會很虛弱，會出現一些問題，還是要從大腸「主津所生病」的功能上，去解決這兩個問題。

6

三焦為決瀆之官（治水）

三焦調和身體內外，讓不通的地方全暢通

三焦「主樞紐」

三焦經在中醫裏號稱「孤府」，它是一個很奇特的臟腑。所謂「三」者，取象「三才」，就是人的腹腔，將所有臟腑包羅不遺。三焦與心包絡互為表裏，三焦為臟腑的外衛，心包絡為君主（心）的外衛，就像北京城牆和紫禁城牆的作用和關係一樣。它們都屬陽，均稱之為「相火」。如果能夠明白心包絡的功能，三焦的功能也就很好理解。

三焦的職務是疏通水道

《靈蘭秘典論》說「三焦者，決瀆之官，水道出焉」。「決」是開決、疏通，「瀆」為水溝，三焦的社會職能為疏通水道，保障水利萬物，並且無害於

名詞小辭典

大禹治水

古代傳說夏朝時大禹治水救民，三次經過家門均不入門，公而忘私、勤於職守，對人民有大功德，舜讓位給他，被奉為王。

萬物。中國自古就重視水道的通利，大禹就因治水而為聖王，因此，用「決瀆之官」來比喻三焦，無非是強調三焦於身體的重要意義。

我對三焦的理解是這樣；人體的五臟六腑中間，都有一個聯繫的系掛，而三焦就是這個系掛。人體系掛是哪些東西？像膜、筋、脂肪或其他連綴物，這些都相當於三焦。三焦一定要保持通暢，這樣人體才能健康。如果不通暢，人就會生病。一旦三焦都生病，那人就很危險了。

三焦總領五臟六腑

從中醫的角度來講，我們看任何一個病，都不能孤立地去看，因為經脈都是相通的，「如環無端」，如果病變出現在這些系掛上，就是三焦不通暢，是三焦出問題，相當於水道出問題。

在華佗的《中藏經》裏，曾提到過三焦是一個非常重要的腑臟，它總領五臟六腑。為什麼總領五臟六腑？因為它是連綴五臟六腑的筋膜，還管營衛之氣、經絡等。三焦的主要作用就是調和內外，讓內外不通暢的地方，全部都通暢，並且「營左養右」，營養左邊、養護右面，還會「導上宣下」，這說明三焦對人體的生理和病理，起著決定性關鍵作用。

人體內部要保持恒溫

《黃帝內經》把三焦歸為少陽，所謂的少陽就是小火，「焦」字下面的四點水，實際上是火的意思，而上面的「隹」是指小鳥，既然烤小鳥一定要用小火，人體內部不可以火太大，火太大會折損壽命，叫做「壯火之氣衰」。

而「少火之氣壯」，少火能使氣一點點地生起來，這是三焦的一個作用。即人體內部一定要保持一個相對恒溫的狀態，溫度不要太高。

三焦「主樞紐」，樞紐就是連接點，如果樞紐出問題，整個系統就會出問題。所以中醫一再強調，要保持三焦的通暢。

中醫小辭典

三焦

六腑之一，又名外腑、孤腑，有主持諸氣、疏通水道的作用。從部位來分，分上焦、中焦、下焦。

上焦：指胸膈以上部位，包括心、肺在內。

中焦：指膈以下、臍以上部位。包括脾、胃等臟腑。

下焦：指臍以下部位，包括肝、腎、膀胱、小腸、大腸。

名醫列傳

華佗

華佗（生年不詳～西元207年），字元化，東漢人，是中醫外科的鼻祖。為當時名醫，首用麻醉劑為病人開刀，是史上最早的腹腔手術。並從虎、鹿、熊、猿、鳥的身上得到靈感，創五禽戲，幫助養生。後因不願醫治曹操而遭殺害。後人若稱讚醫生醫術高明時，會說「華佗再世」。

常見三焦經病

❶ 耳鳴
❷ 腫脹喉痹（咽喉腫脹麻痹）
❸ 汗出不止
❹ 目銳眥痛（外眼角痛）
❺ 無名指麻木

常見三焦經病及中醫對治法

❶ 耳鳴

三焦經是走耳朵的，如果耳朵出現「渾渾」的現象，都和三焦有關。「渾渾，耳聾聲也」，所謂的「耳聾」，指的是耳鳴，耳鳴又分實證和虛證。如果是很細微的蟬鳴，就是「虛證」；如果像火車轟隆轟隆，就是「實證」。

耳朵裏有很多的經脈，像腎經、三焦經、小腸經等，耳部的病變不容忽視。人會耳鳴，一種是腎精虧虛，身體透支太多；一種是三焦不通；一種是營養氣血上不來。

一般人老了以後，出現耳鳴是很正常的，因為人老了之後，元氣、腎精虧失得很厲害。如果中年人出現這種現象，就要注意了，最好去醫院做個全身檢查，對自己的身體會有進一步的認知，要注意養護身體，不然可能會出現很大的問題。

人為什麼會耳鳴？

人會耳鳴，一種是腎精虧虛，身體透支太多；一種是三焦不通；一種是營養氣血上不來。一般人老了以後，出現耳鳴是很正常的，因為人老了之後，元氣、腎精虧失得很厲害。如果中年人出現這種現象，就要有所注意了。

❷ 腫脹喉痹（咽喉腫脹麻痹）

咽喉要是腫脹、痹住，都是三焦經的病變。

❸ 汗出不止

如果三焦少陽轉輸時出問題，人就會出現「汗出不止」這些現象，因為體內不通暢。

❹ 目銳眥痛（外眼角痛）

三焦經也走外眼角，外眼角的疼痛，也和三焦經有關。

❺ 無名指麻木

三焦經也走無名指這條線，如果三焦經不通暢，無名指會出現麻木或不靈活的現象。

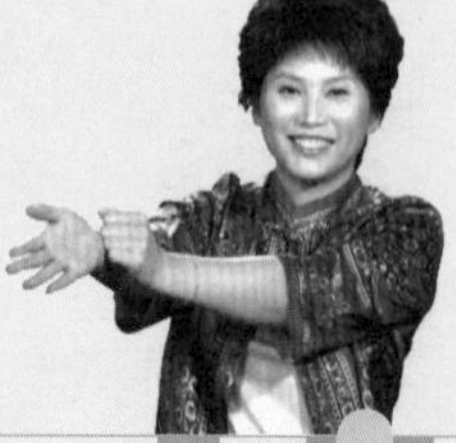

曲黎敏養生講堂

問題1 三焦是什麼？

人體的五臟六腑中間，都有一個聯繫的系掛，而三焦就是這個系掛。人體系掛是哪些東西？像膜、筋、脂肪或其他連綴物，這些都相當於三焦。

問題2 三焦在人體內的作用是什麼？

「三焦者，決瀆之官，水道出焉」。「決」是開決、疏通，「瀆」爲水溝，三焦的社會職能爲疏通水道，保障水利萬物，並且無害於萬物。中國自古就重視水道的通利，因此，用「決瀆之官」來比喻三焦，無非是強調三焦於身體的重要意義。另外，三焦「主樞紐」，樞紐就是連接點，如果樞紐出問題，整個系統就會出問題。

問題3 為什麼三焦能總領五臟六腑？

因爲三焦是連綴五臟六腑的筋膜，還管營衛之氣、經絡等。它的主要作用就是調和內外，讓內外通暢，並且「營左養右」，營養左邊、養護右面，還「導上宣下」，這說明三焦對人體的生理和病理，是決定性的關鍵。

問題4 人為什麼會耳鳴？

人會耳鳴，一種是腎精虧虛，身體透支太多；一種是三焦不通；一種是營養氣血上不來。一般人老了以後，出現耳鳴是很正常的，因爲人老了之後，元氣、腎精虧失得很厲害。如果中年人出現這種現象，就要有所注意了。

問題5 人體內的溫度為什麼不能太高？

《黃帝內經》把三焦歸爲少陽，所謂的少陽就是小火，「焦」字下面的四點水，實際上是火的意思，而上面的「隹」是指小鳥，既然烤小鳥一定要用小火，人體內部不可以火太大，火太大會折損壽命，叫做「壯火之氣衰」。

而「少火之氣壯」，少火能使氣一點點地生起來，這是三焦的一個作用。即人體內部一定要保持恒溫的狀態，溫度不要太高。

7

膀胱為州都之官（儲水）

膀胱先把人體精華全藏住，再把液體傳布出去

膀胱主氣化

「膀胱，州都之官，津液藏焉，氣化則能出矣」。「州都」指水聚之處，其「官」行太陽之職，主「氣化」。

三焦主水道，相當於主管江河的官員，膀胱為水府，是儲藏水液的地方，是主管湖泊的官員。兩者都需要先天真陽的氣化，才能發揮各自的作用。有人認為江河外溢，儲存起來的一部分東西，就是湖泊。

膀胱把精華全部收藏

膀胱和三焦不一樣，它不管水道是否通暢，它只把精華全部收藏。在《黃帝內經》中，膀胱的陰陽特性是為「太陽」，「太陽」的固攝力是最強的，它主寒，寒的凝聚力量是最強的，膀胱能把人體精華的液全藏住，藏住以後，再透過太陽氣化的作用，把液輸布出去，即「氣化則能出矣」。

尿是承載垃圾的液體

「氣化則能出矣」的「出」，一般指兩方面：一為「生出」，一為「下出」。比如：能夠從毛竅生出的是「汗」，口中分泌的是「涎」，肺所分泌的是「涕」……而能夠從下而出的「重濁之汁」就是「尿」。

尿存於尿脬（膀胱）內，膀胱內存的尿，是人體多餘的、承載人體垃圾的液體。假如人遺尿、癃閉（撒不出尿來），都和膀胱的氣化有關。

所謂「津液藏焉」，是指膀胱所屬的足太陽經脈的功能，可以使「津、液」的物質和功能存於身體內（而不是存於膀胱這個器官內），並發揮其正常作用。

名詞小辭典

尿脬（膀胱）

脬讀拋，膀胱之意，脬俗稱為「尿脬」。

足少陰腎經主裏、足太陽膀胱經主表，真陽不足，膀胱經「存津儲液」的功能就會虛弱，就不能發揮「津液」的作用，所以，腎虛的患者皮膚和口腔較乾燥，但稍微活動就愛出虛汗。

真陽元氣不足導致的身體症狀

如果足太陽膀胱經所存的「津液」功能，可以得到真陽的氣化作用，就可以正常地將小腸所吸收的營養液，供應給所需的臟腑和組織，即能向外滋潤皮毛卻不會出虛汗。口腔、鼻腔、皮膚乾燥，其實都是真陽元氣不足造成。

「津」是動詞，是在經脈通暢的前提下，體液從裏向外滲出的意思。「津」是一個人體生理不可缺少的重要功能。

「液」也是動詞，是指由脾胃運化所獲得的水穀精微，經過彙聚而被收藏，再經過凝聚和生發功能的共同作用，而後根據人體的需要，對臟腑進行補充和溫煦，並使人體的衛外功能更牢固。也就是說，液是一個不可更改順序的生理過程。

虛火過旺導致的身體症狀

對於現代所謂的「血液黏稠、血脂高、血糖尿糖高、口渴、便秘」等症狀，主要是由於虛火過旺，而導致「津」的功能過度，以及「液」的功能不足，使臟腑組織的液體過分排出，導致血液濃度過高。

於是就出現「血液黏稠、血脂高、血糖尿糖高、血壓高、口渴、尿多、食多、便秘」等症狀，由於人體需要水，來進行正常的新陳代謝，就會出現口渴症狀，使人藉由大量飲水，來補充人體組織所缺少的液體。

常見膀胱經病及中醫對治法

膀胱經證都有哪些表現？

❶ 沖頭痛（整個後腦部位疼痛）

因為膀胱經是從睛明穴往上走（見圖13），沿著後背一直到小腳趾的外端，把整個頭部全部走了一遍。如果前額頭痛，屬於胃經，如果你整個後腦部位疼，就是膀胱經的問題。

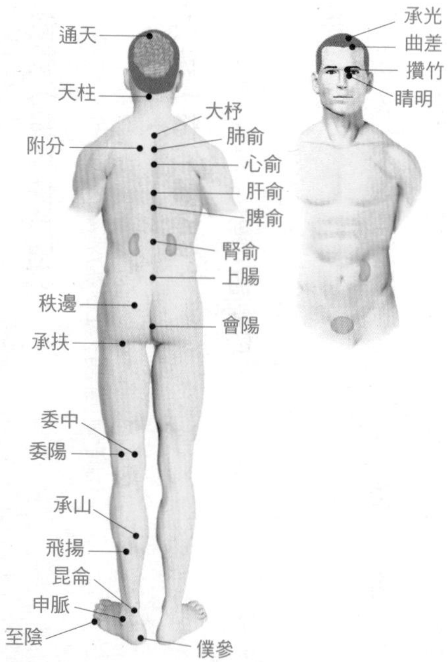

圖13 膀胱經經穴圖

膀胱經是從睛明穴往上走，沿後背一直到小腳趾的外端，把整個頭部全部走了一遍。如果你整個後腦部位疼，就是膀胱經的問題。

常見膀胱經病

❶ 沖頭痛（整個後腦部位疼痛）
❷ 目似脫（眼珠快掉出）
❸ 項似拔（後頸僵硬）
❹ 腰痠背痛
❺ 腿抽筋
❻ 痔瘡
❼ 容易出現狂證、癲疾
❽ 小趾不用（小趾不靈活）

❷ 目似脫（眼珠快掉出）

就是眼珠子恨不得要掉出來那種感覺。

❸ 項似拔（後頸僵硬）

即人整個後脖頸都是僵硬的。

❹ 腰痠背痛

如果「液」不能濡潤經脈，人的整個後背就會非常緊，總是覺得不舒展。如果進一步發展，整個腰脊就會特別疼痛，最後「腰似折」，腰就像要折了一樣疼。

為什麼膀胱的病和腰有關？

因為膀胱經沿著督脈的兩側一直下來，和腎是表裏關係，腎經的病和膀胱經的病，它們經常會表現出一些相似的症狀。如果繼續往下發展，到了腿後側的正中線，就會「膕如結」，小腿肚子就好像打成結一樣特別僵硬，還有一種被撕裂似的疼痛感覺。

為什麼膀胱的病會和腰有關？
因為膀胱經是沿著督脈的兩側一直下來，和腎是表裏關係，腎經的病和膀胱經的病，它們經常會表現一些相似症狀。

❺ 腿抽筋

中國文化經常說「人老腿先老」，這個「腿先老」實際上就是膀胱經氣虛的一個現象。大家可以透過泡腳，來緩解這種症狀，但是在泡腳的過程當中，大家一定要注意，最好能夠泡到膝蓋以下，把小腿肚子整個泡進去，並且要經常按摩。

有一些人特別喜歡把腿放到高處，實際上這也是人的自救功能，因為他的腿總是沉的，再加上膀胱經氣虛，他整條腿的後半部分都是緊的，當他把腿翹上來以後，實際上相當於在抻拉膀胱經。

如何加強膀胱經氣？

《黃帝內經》認為膀胱是「主筋所生病者」，人體中無處不在的筋，最需要「液」的滋養，「液」不足，則筋必不能發揮柔韌有力的特性。我們現在一般鍛鍊的時候，都經常會壓腿，抻拉腿部的筋，如果用中醫的理論來理解，就是透過抻拉膀胱經，讓膀胱經氣的作用更加強。

經常坐辦公室的人，沒事就可以把兩腿伸直，把前腳掌盡量地往回收，使勁蹬後腳跟，或每天揉小腿肚子，經常地按摩小腿，對膀胱經的經氣有好處。

❻ 痔瘡

像肛門、子宮這些地方，都有筋的功能，都有抻拉和彈性，而彈性一旦出問題，實際上就是膀胱經氣不足，津液不能濡潤經脈，所以導致痔瘡。子宮也是有彈性的，要是出現子宮肌瘤的話，也是筋病，和膀胱經氣虛有關。

❼ 容易出現狂證、癲疾

所有的癲狂症，在某種意義上，都和人的大腦有關，而膀胱經是走後腦的，所以膀胱經氣虛，也會造成筋的問題和頭部的一些病變。

❽ 小趾不用（小趾不靈活）

就是指人的小腳趾不靈活、麻木、疼痛。大腳趾的疼痛和脾經有關，小腳趾的疼痛和膀胱經經氣有關，中間腳趾的疼痛和胃經有關，而腳底痛則和腎經有關。

《靈蘭秘典論》將所有臟腑的主要功能，都用世間的官職進行比喻，使學醫的人在無形之中準確領悟臟腑的功能，從而正確地進行診斷、分析和治療。

倘若只片面地學習和瞭解西醫對臟腑功能的闡述，就無法對臟腑氣機及其關係，進行正確地判斷，也就無法成為真正傳統的中醫。而一般人也可以透過這樣簡單的描述，更加清楚認識自己的身體。

腳的疼痛部位VS.相關經穴

疼痛部位	相關經穴
大腳趾	脾經
小腳趾	膀胱經
中間的腳趾	胃經
腳底	腎經

上班族膀胱經簡易養生法

經常坐辦公室的人，沒事就可以把兩腿伸直，然後把前腳掌盡量往回收，使勁蹬後腳跟，或每天揉揉小腿肚子，經常地按摩小腿，對膀胱經的經氣很有好處。

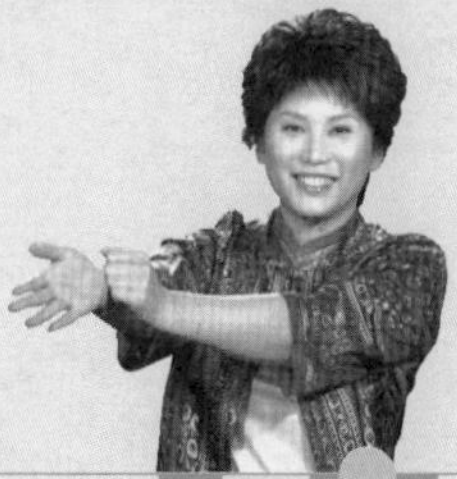

問題1 膀胱在人體的作用是什麼？

「膀胱，州都之官，津液藏焉，氣化則能出矣」。「州都」指水聚之處，膀胱爲水府，是儲藏水液的地方，是主管湖泊的官員。膀胱能把人體精華的液全部藏住，藏住以後，再透過太陽氣化的作用，把液輸布出去。

問題2 膀胱和三焦的相異與相同之處？

三焦主水道，相當於主管江河的官員，膀胱爲水府，是儲藏水液的地方，是主管湖泊的官員，兩者都需要先天眞陽的氣化，才能發揮各自的作用。但膀胱和三焦不同處在於：它不管水道是否通暢，它只把精華全部收藏。

問題3 什麼原因造成血液黏稠、血脂高、血糖高、便秘等症狀？

現代所謂的「血液黏稠、血脂高、血糖尿糖高、口渴、便秘」等症狀，主要是由於虛火過旺，而導致「津」的功能過度，以及「液」的功能不足，使臟腑組織的液體過分排出，導致血液濃度過高，於是就出現「血液黏稠、血脂高、血糖尿糖高、血壓高、口渴、尿多、食多、便秘」等症狀。

問題4 為什麼膀胱經的病會和腰有關？

因爲膀胱經沿著督脈的兩側一直下來，和腎是表裏關係，腎經的病和膀胱經的病，它們經常會表現出一些相似症狀。

如果繼續往下發展，到了腿後側的正中線，就會「膕如結」，小腿肚子就好像打成結一樣特別僵硬，還有一種被撕裂似的疼痛感覺。

問題5 俗話說：「人老腿先老」，該如何改善呢？

這個「腿先老」，實際上就是膀胱經氣虛的一個現象。大家可以透過泡腳，來緩解這種症狀，但在泡腳的過程當中，大家一定要注意，最好能夠泡到膝蓋以下，把小腿肚子整個泡進去，並且要經常按摩。

問題6 把腿翹得高有什麼好處？

有一些人特別喜歡把腿放到高處，實際上這也是人的自救功能，因爲他的腿總是沉的，再加上膀胱經氣虛，他整條腿的後半部分都是緊的，當他把腿翹上來以後，實際上相當於在抻拉膀胱經。

問題7 如何加強膀胱經的經氣？

我們現在一般鍛鍊的時候，都經常會壓腿，抻拉腿部的筋。如果用中醫的理論來理解，就是透過抻拉膀胱經，讓膀胱經氣的作用更加強。

在現實生活中，經常坐辦公室的人，沒事就可以把兩腿伸直，然後把前腳掌盡量往回收，使勁蹬後腳跟，或每天揉揉小腿肚子，經常地按摩小腿，對膀胱經的經氣很有好處。

附錄

五行對應關係表

五行	土	火	水	木	金
五臟	脾	心	腎	肝	肺
五方	中央	南方	北方	東方	西方
五色	黃	赤	黑	青	白
五腑	胃	小腸	膀胱	膽	大腸
五聲	歌	笑	呻	呼	哭
五志	思	喜	恐	怒	憂
五官	口	舌	耳	目	鼻
五味	香	焦	腐	臊	腥
五液	涎	汗	唾	淚	涕
五味	甘甜	苦	鹹	酸	辛辣
五體	肌肉	脈	骨	筋	皮毛
官職	諫議之官	君主	大力士	將軍	丞相
五華	唇	面色	髮	手（爪）	毛
五變	噦	憂	慄	握	咳

七情

指喜、怒、憂、思、悲、恐、驚等七種情志活動。這些活動過於強烈、持久或失調，均會引起臟腑氣血功能失調而致病。

《素問．舉痛論》：「怒則氣上，喜則氣緩，悲則氣消，恐則氣下……驚則氣亂……思則氣結。」反過來說，內臟病變也會影響情志活動。《靈樞．本神》：「肝氣虛則恐，實則怒。」

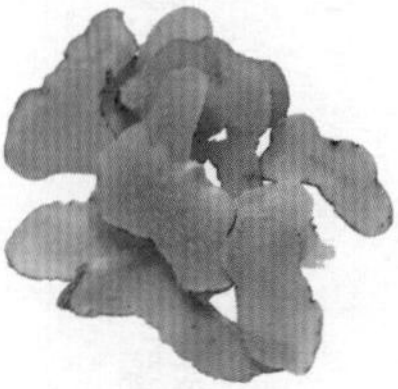

三焦

六腑之一，又名外腑、孤腑，有主持諸氣，疏通水道的作用。《難經 • 三十一難》：「三焦者，水穀之道路，氣之所終始也。」分上焦、中焦、下焦。

從部位而言，上焦一般指胸膈以上部位，包括心、肺在內；中焦指膈以下、臍以上部位，包括脾、胃等臟腑；下焦指臍以下部位，包括腎、膀胱、小腸、大腸（以病理生理而言，還包括部位較高的肝，所以下焦往往也包含肝、腎）。

中氣

泛指中焦脾胃之氣和脾胃等臟腑對飲食的消化運輸、升清降濁等生理功能，或僅指脾氣。脾氣主升，如果脾虛下陷將會導致脫肛、子宮脫垂等病症。

正氣

也稱為真氣，是人體機能的總稱，但通常與病邪相對來說，指人體的抗病能力。

邪

即邪氣，與人體正氣相對而言，泛指各種致病因素，如風、寒、暑、濕、燥、火六淫和疫癘之氣（又稱外邪）。或特指風邪。（王冰注：「邪，謂風邪之氣。」）

腎陰

又稱元陰、真陰、腎水、真水，指腎本臟的陰液（包括腎臟所藏之精）。與腎陽相對而言，是腎陽功能活動的物質基礎，對人體各臟腑有滋養潤澤作用。

肺氣

指肺的生理功能活動，也指肺吸入及呼出的氣。

津

是人體體液的組成部分，為體液之清而稀薄者。來源於飲食，隨三焦之氣出入肌膚腠理之間，以溫養肌肉，充潤皮膚。津出腠理則為汗，下達膀胱即為尿。也泛指唾液、淚、涕等人體所含的水分。

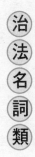

治法名詞類

陰陽

陰陽是中國古代哲學的一對範疇，代表事物對立和相互消長的正反兩面，進而闡述事物發生、發展和變化的規律。

古代醫生將陰陽學說與醫療實踐相結合，用以解釋人體生理功能和病理變化。闡明臟腑組織的部位和屬性，區分藥物性能，診斷疾病性質等。

陰

與陽相對，代表靜止的、在下的、下降的、在內的、晦暗的、寒涼的、柔弱的、有形的、重濁的、衰退的、抑制的一面。

陽

泛指一切與陰相對的事物或性質。陽代表運動的、在上的、上升的、在外的、明亮的、溫熱的、剛強的、無形的、清輕的、亢進的、興奮的一面。

利濕

指用利水滲濕藥使濕邪從小便排出的方法。分為淡滲利濕、溫陽利濕、滋陰利濕、清熱利濕、溫腎利水等幾種方法。

補氣固表

指用補氣藥物治療衛氣不固、肌表疏泄的方法。衛氣具有護衛肌表、防禦外邪的功能。衛氣不固，則表虛自汗，容易感冒。常用的藥材則有黃耆、黨參、白朮、人參等。

柔肝

亦稱養肝，是肝陰虛、肝血不足的治療方法。肝為剛臟，職司疏泄，用藥不宜剛而宜柔，不宜伐而宜和，故肝臟以柔為補。常用藥物有當歸、白芍、地黃、何首烏、枸杞、女貞子、旱蓮草、桑椹等。

祛風

祛除風邪即用祛風藥來疏散表裏、經絡、臟腑間滯留的風邪。外風宜散，內風宜熄，祛風法是用於外風所致的病證，分祛風除濕、疏風泄熱、祛風養血、搜風散寒等。

祛濕

祛除濕邪可細分為化濕、燥濕、利濕等法。濕在上焦宜化，在中焦宜燥，在下焦宜利。脾主運化水濕，肺為水之上源，腎為水下之下源，治濕應注意調節此三臟功能。

透疹

即透泄疹毒，使疹子容易發出的治法。凡出疹子的病，在應出而未出或疹出不暢時，可採用辛涼透表一類的藥物，使它順利透出，亦不致發生變證，多用於痲疹初期。常用藥物如薄荷、荊芥、連翹、蟬蛻、牛蒡、葛根、桔梗之類。

清熱利濕

利濕法之一，為治療下焦濕熱的方法。濕熱下注，或蘊結下焦，如小腹脹滿、小便渾赤、尿頻澀痛、淋瀝不暢，甚則癃閉不通，舌苔黃膩等，常用方劑如八正散。

清熱解暑

清熱法之一，是用清熱藥結合解暑藥治療外感暑熱的方法。常用藥如鮮荷葉、扁豆花、青蒿、香薷、金銀花、連翹、蘆根、黃連等。

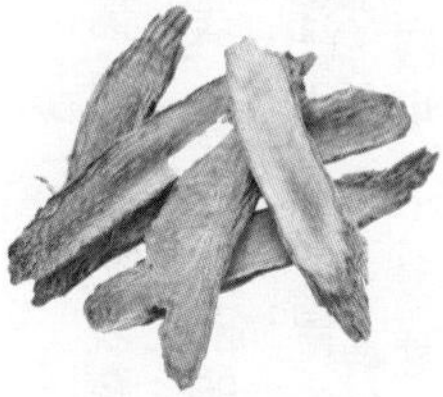

理氣

即調理氣機，調整臟腑功能，用於治療氣病的方法。常用具有行氣解鬱、降氣調中、補中益氣作用的藥物，來治療氣滯、氣逆、氣虛。

氣虛宜補，氣滯宜疏，氣逆宜降，故又分補中益氣、疏鬱理氣、和胃理氣、降逆下氣等等。

滋陰

即補陰、養陰、益陰，是治療陰虛證的方法。如有形體消瘦、頭暈耳鳴、唇赤顴紅、虛煩失眠、潮熱盜汗、喘咳咳血、遺精、舌紅少苔等情形者。可選用天門冬、麥門冬、石斛、沙參、玉竹、龜板、鱉甲、旱蓮草、女貞子等來滋養。

解表法

又名疏表法，即透過發汗以解除肌表之邪的方法。臨床上針對病證的寒熱和體質強弱的不同，可分辛溫解表、辛涼解表和扶正解表等。

解毒

泛指解除體內或體表的毒素。通常包括：血分熱毒，宜涼血解毒；陰寒凝滯成毒，常用溫中散寒而祛之；解除蛇蟲犬獸螫咬所致的毒害；排除誤食或接觸的毒物，或解除所致的毒害；按特定的炮製方法減除藥物的毒性，或透過藥物的配伍協調而緩和藥物的毒性等。

病證名詞類

口淡

口內淡而無味，有虛實之別。虛者見於病後胃虛，宜健脾和胃；實者多由胃熱所致。治療以清熱為主。

內實

裏實證的別稱（或又稱裏濕）。大多表現氣滯血瘀、蟲積、痰飲、食積、便秘等。

心血兩虛

多由失血、過度勞神，或造血功能不足所致。常表現為心悸、心煩、易驚、失眠、健忘、眩暈、面色蒼白、唇舌色淡、脈細弱等。治療宜補血安神。

心火上炎

指心經虛火上升。症狀為口舌生瘡、口腔糜爛、心煩失眠、舌尖紅絳等。治療宜導赤清心。

風寒

指風和寒相結合的病邪。臨床表現為惡寒重、發熱輕、頭痛、身痛、鼻塞流涕、舌苔薄白等。治療以祛風散寒為主。

風熱

風和熱相結合的病邪。臨床表現為發熱重、惡寒較輕、咳嗽、口渴、舌邊尖紅、苔微黃，嚴重者表現為口燥、目赤、咽痛、衄血等。治療以疏風清熱為主。

氣陰兩虛

又稱氣陰兩傷。原因為熱性病，汗出不徹，久而傷及氣陰；或熱盛耗傷津液，氣隨液脫；或溫熱病後期及內傷雜病，真陰虧損，元氣大傷；也可能是緣於某些慢性消耗性疾病。表現為口渴、氣短等。治療宜益氣生津養陰。

外感

指感受六淫（風、寒、暑、濕、燥、火）、疫癘之氣（因酷熱、久旱等反常天氣而產生傳染病原）等外邪。

病邪或先侵入皮毛肌膚，或從口鼻吸入，均自外而入，所以稱「外感」。初期多有寒熱或上呼吸道不適的症狀。

自汗

指自行出汗，亦稱自汗出。它不是因為勞作、穿衣、運動出汗，而多因傷風傷暑、喜怒驚恐、房事虛勞等所致，為氣虛者的症狀之一。

血熱

亦稱血分熱。表現為咳血、吐血、尿血、流鼻血、午後發熱，或女子經期提前等。治療以涼血為宜。

陰虛火旺

指陰精虧損所導致的虛火旺盛。表現為煩躁易怒、骨蒸潮熱、口燥咽乾、顴紅盜汗、舌紅少苔、脈搏急促等。

陰虛

指陰液不足，不能滋潤，與「陽」不平衡。表現為低熱、手足心熱、午後潮熱、盜汗、口燥咽乾、心煩失眠、頭暈耳鳴、舌紅少苔、脈搏緩慢無力等，治療以滋陰為主。若陰虛火旺者，宜養陰清熱。

血虛

指體內血液虧虛不足。多因失血過多、思慮過度，或脾虛、不能化生水穀精微變為血所致。主要表現為面白無華、唇舌淡白、頭暈眼花、心悸、失眠、手足發麻，脈細無力等。治療宜補血為主，或是益氣補血。

陰虛內熱

又稱陰虛發熱，指由於體內陰液虧虛所致的發熱症。表現為兩顴紅赤、形體消瘦、潮熱盜汗、五心煩熱、夜熱早涼、口燥咽乾、舌紅少苔、脈搏急促無力等。治療宜養陰清熱，或滋陰降火。

傷津

即津液損傷。多為熱性病或感燥邪而損傷肺胃津液所致（肺津受傷，則表現為乾咳無痰，或痰少帶血絲、鼻乾咽燥、喉乾舌絳；胃津受傷，則表現為煩躁、渴飲不止、口燥咽乾、舌紅面赤等）。

另外，過度使用發汗、湧吐、瀉下等方法，也會導致津液耗傷。

肝胃不合

又稱肝氣犯胃。指肝疏泄太過得使胃失和降的病證。多由情志不遂、氣鬱化火，肝氣偏亢而影響脾胃，以致消化機能紊亂。表現為頭眩、易怒、胃納呆滯、噁心嘔吐或胃脘痛、吞酸嘈雜、脅痛等。

肝陽上亢

又稱肝陽上逆、肝陽偏旺。多因肝腎陰虛，肝陽亢逆無所制，氣火上擾。表現為眩暈耳鳴、頭目脹痛、面紅目赤、急躁易怒、心悸健忘、失眠多夢、腰膝痠軟、口苦咽乾、舌紅等。治療上宜平肝、滋陰降火。

肝虛

肝虛指肝氣血不足，表現為寒熱、腹滿腹脹、不思飲食、悒悒不樂、易驚易怒、婦人月經不利、腰腹痛等。肝血不足若不及時治療，將會損傷視力。

肝鬱

肝氣鬱結之證。多由情志抑鬱、氣機阻滯所致。肝鬱者，兩脅脹悶，時而作痛，且噯氣連連有聲。

肝火

肝氣亢盛的熱象。多因七情過極，肝陽化火或肝經蘊熱所致。表現為頭暈脹痛、面紅目赤、口苦咽乾、急躁易怒、舌邊尖紅，嚴重會昏厥、發狂、嘔血。治療宜平肝瀉火。

肝風

肝受風邪所致的病。表現為多汗惡風、善悲、色微蒼、善怒、關節不通，令人筋脈抽掣疼痛，以致眩悶口眼偏斜。肝風內動則表現為眩暈、痙厥、四肢抽搐等。

腎虛

乃因腎氣、腎陰、腎陽不足所致的各種證候。表現為男子陽萎、早洩、不育、女子閉經、不孕、腰痠背痛、小便失禁、遺尿、耳鳴、失眠、健忘、髓枯骨弱、不能久立、四肢乏力、水腫等。

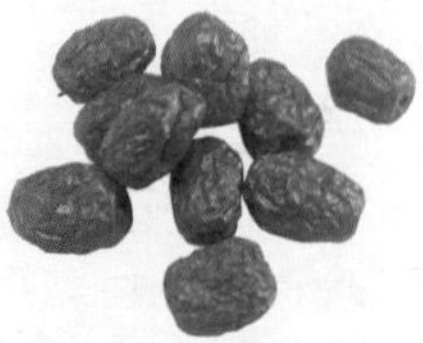

實證

由邪氣過盛所表現的證候。因感受外邪，或內臟功能失調，以致痰飲、水濕、瘀血、食積停滯體內所致，與虛症相對。

多表現為高熱、口渴、胸悶、喘息，氣粗、痰聲漉漉、煩躁、腹脹痛而拒按、便秘、小便短赤或澀痛、舌質蒼老、苔黃乾糙、脈實有力等症。

肺虛

指肺氣肺陰不足所出現的各種證候，如氣喘、氣短、咳嗽、咳吐血痰、聲啞、咽喉燥痛、肺痿、皮毛焦枯等。

肺腎兩虛

指肺腎兩臟並見之虛證。肺在五行中屬金，腎屬水，金能生水，故肺腎為母子關係，兩臟病理常相互影響，一臟虛弱可導致另一臟不足。

肺腎陰虛以咳嗽、盜汗潮熱、五心煩熱、腰膝痠軟、遺精為主症，宜滋陰降火；肺氣虛、腎陽虛以咳嗽氣短、畏寒肢冷、自汗、陽萎，或以浮腫為主症，治療時宜溫補肺腎。

熱邪

即「邪熱」或「火邪」，也就是外感所引起的一類以發熱為主的病邪。臨床多表現為發燒、呼吸急粗、咽喉紅腫疼痛、口乾渴、便秘等。

胃寒

指脾陽虛衰、過食生冷，或寒邪入侵所致陰寒凝滯胃腑的病證。表現為胃脘疼痛、嘔吐清涎、口淡喜熱飲、食不化、舌淡苔白滑等。宜暖胃散寒。

胃熱

指熱邪犯胃，或情志不遂、氣鬱化火，或過食辛辣以致胃中火熱熾盛的證候。表現為胃脘灼痛、吞酸嘈雜、口渴口臭，或渴喜冷飲、消穀善飢，或牙齦腫痛、口腔糜爛、小便短赤、大便秘結等。而宜清胃瀉火。

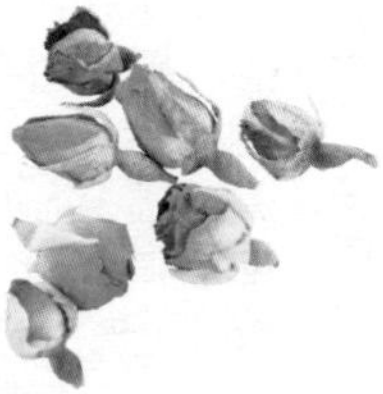

經閉

亦名不月、月閉、血閉、月水不通、月經不行、經水不通、經閉不利、歇經等。指女子超過十八周歲以上，仍不見月經來潮，或曾來過月經，但又連續閉止三個月以上者（妊娠、哺乳期除外），均稱之為經閉。多因血虧、腎虛、氣滯、血滯等原因所致。

帶下

泛指婦科病症。今多指婦女陰道流出一種黏性液體，因其連綿不斷，其狀如帶，名為帶下。可分白帶、青帶、黃帶、赤帶、黑帶、赤白帶下、五色帶下者。

虛火上炎

多由精虧血少，陰液大傷，腎陰虛損、陰虛陽亢而導致虛熱虛火內生。表現為咽乾咽痛、牙痛、口乾唇燥、骨蒸顴紅、頭昏目眩、心煩不眠、耳鳴、健忘、手足心熱，或目赤、口舌生瘡、舌質嫩紅等。

虛熱

陰陽氣血虛虧引起的發熱，補虛以祛熱，《石室秘錄》又指熱病而見昏迷症狀者，宜清火。

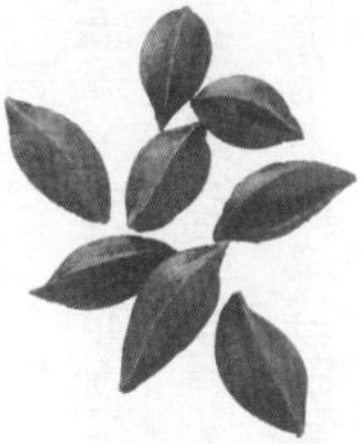

虛寒

陽氣虛弱所致的證候。表現為面目少華、精神不振、畏寒肢冷、得熱則舒、腹痛喜按、小便清長、大便稀薄、舌淡苔白、脈沈遲緩弱等。治療宜溫補陽氣。

虛症

人體精氣、營血不足或臟腑虛證出現的虛弱證候。表現為精神委靡、面色蒼白、身倦無力，或五心煩熱、形體消瘦、心悸氣短、自汗盜汗、大便溏泄、小便頻繁或不禁等。以補益滋養為主。

虛症又有陽虛、陰虛、氣虛、血虛、心虛、肝虛、脾虛、肺虛、腎虛等之分。

盜汗

睡中出汗，醒後即止，故又名寢汗。多見於虛勞，屬陰虛。宜養陰清熱，熱盛者，用當歸六黃湯；陰虛者，則用六味地黃湯。

脾虛

泛指脾之陰陽、氣血不足的各種病證。多因飲食失調、寒溫不適、憂思、勞倦過度或久病傷脾所致。表現為消瘦面黃、四肢乏力、納減、食不消化、腹痛、腸鳴、便溏或泄瀉、浮腫、便血、崩漏等。

遺精

病證名。在非性交的情況下精液自泄，稱之為遺精，又名遺泄、失精。在夢境中之遺精，稱夢遺；無夢而自遺者，名滑精。遺精多見於性神經衰弱、慢性攝護腺炎、慢性消耗性疾患。

遺溺

又稱遺尿，以虛證多見。表現為睡中經常尿床，或昏迷時小便自遺，而難以控制等的情況。

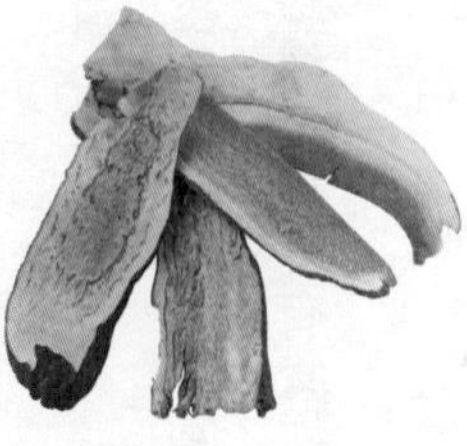

濕火

「濕久生熱，熱必傷陰」——濕火即是指因患濕證太久，因而傷及脾胃之陰。表現為口渴不飢、大便堅結、苔先灰滑、後反黃燥等等。

濕熱

指一種濕和熱相結合的病邪。可分別引發脾胃、肝膽及下焦大腸、膀胱等臟腑或皮膚筋脈等部位的病證，如膀胱炎、痢疾、黃疸病等。

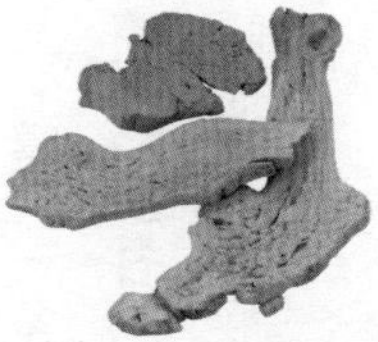

濕痰

為痰證之一。《醫學入門》卷五：「生於脾，多四肢倦怠，或腹痛、腫脹、泄瀉，名曰濕痰。」濕痰重在脾經，故又有脾經濕痰之稱。

痰咳

也稱痰嗽，由於痰盛而致咳。痰鬱肺經，咳則涎多，故以化痰燥濕清肺為宜；單純之痰咳，用清金利肺湯治療即可。

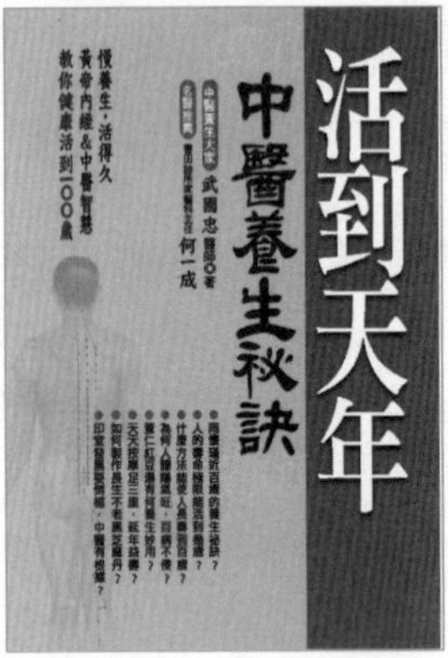

活到天年 中醫養生祕訣

慢養生，活得久
黃帝內經&中醫養生智慧
教你健康活到100歲！

《黃帝內經養生智慧》完全實踐版

內容特色

《活到天年》為你獻上名醫養生術

- **長壽飲食祕訣**：最實用食療養生法
- **站樁、太極養生功**：「抱住健康」養生法保健身體
- **人體自有大藥**：20個奇效穴位，對症下藥使用法
- **改變容貌、變美**：人可以貌相，中醫祕傳養顏美容法
- **給父母、孩子健康**：做孩子的大醫、讓父母抗老的法寶

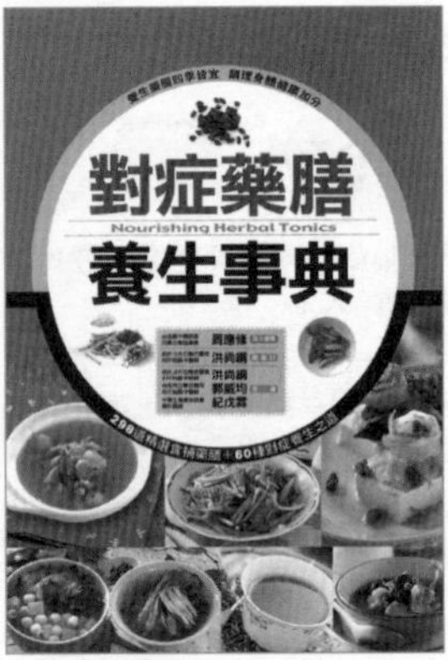

對症藥膳養生事典

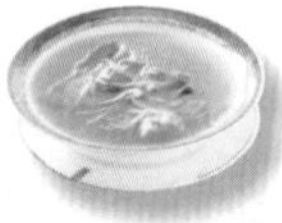

內容特色

◎ **298道滋補藥膳**
本書精心設計298道營養美味的藥膳食譜，並依功效分類，讓您對症調養身體。

◎ **60種常見症狀**
美容保養、生活保健、腸胃調理、增強免疫力等八大面向，細分出60種常見病症，由中醫師及營養師提出保健方式，輕鬆預防及改善病痛。

◎ **對症健康提示**
附有中醫師、營養師的貼心對症健康叮嚀，提醒您各種注意事項，建立基礎的中醫觀念。

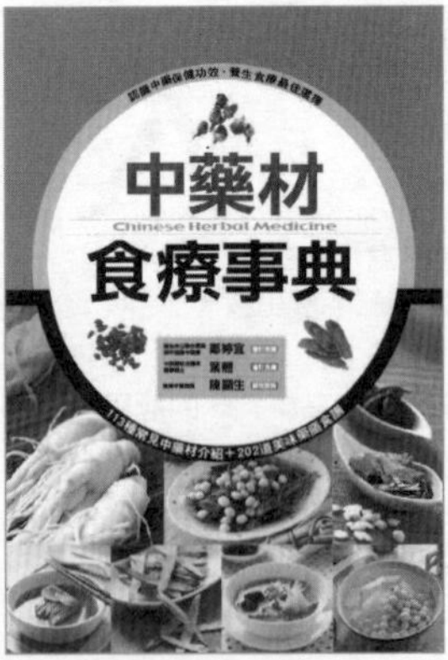

中藥材食療事典

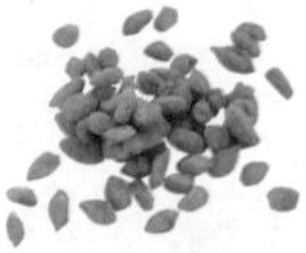

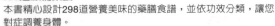

內容特色

◎ **中藥概論詳述**
從藥草起源、中藥方劑學、問答、配伍等，鉅細靡遺地介紹中藥知識，讓讀者很容易就奠定基本的醫藥理論基礎。

◎ **202道食療藥膳**
藥食同源，本篇讓中藥不但有滋補、調養及保健的功能，亦可與食材結合做成美味料理，全書收錄202道藥膳，是簡單而可口的養生食譜。

◎ **113種常用中藥材**
精選113種常見實用中藥材，每種藥材分列性味、歸經、功效、選購等說明，結合精美圖片，日常生活中達到養生保健之效。

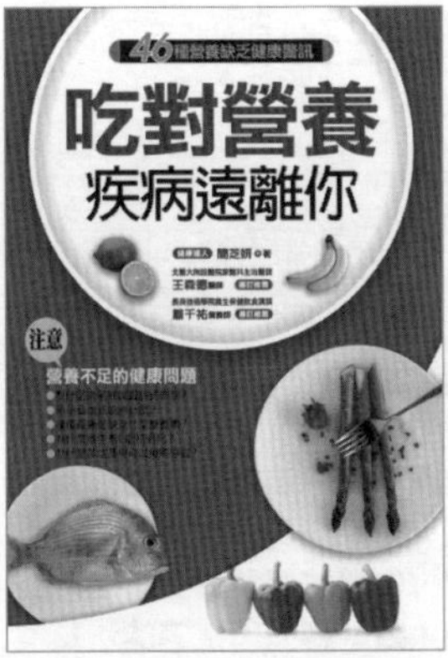

吃對營養疾病遠離你

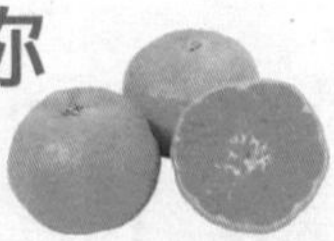

內容特色

◎ **詳列營養素的缺乏警訊症狀**
以人體示意圖呈現營養素不足時的各種症狀，清楚易懂，隨時掌握身體健康。

◎ **32種疾病的預防與改善**
針對常見病症及慢性病，提出應補充的營養素，對症食譜＆茶飲及簡易家庭自療法，是最實用的家庭營養學工具書。

◎ **食材營養成分大公開**
不同症狀該吃什麼好？超過一百種食材的營養成分大剖析，讓您吃對食物，遠離疾病，健康滿分。

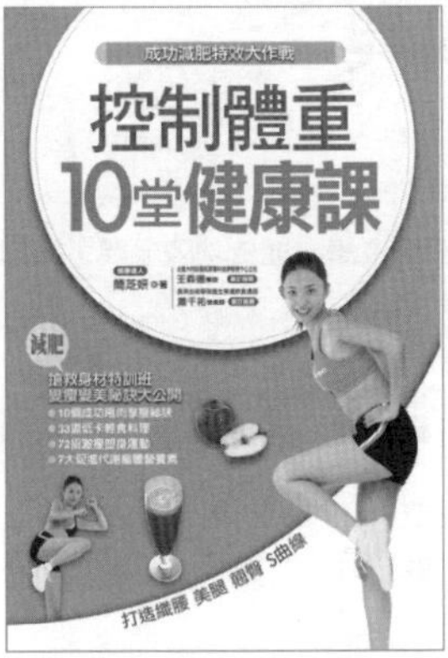

控制體重10堂健康課

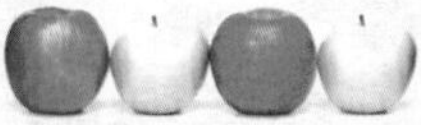

內容特色

◎ **學會10堂健康課，輕鬆享瘦**
金字塔飲食、健康食物、5大類消脂飲品、按摩運動、體操舞蹈、另類小道具，變身永不復胖纖體美人！

◎ **33道低卡輕食料理**
高纖低卡的33道美味料理，教你不挨餓幸福瘦身法，享受美食又有好身材。

◎ **72招纖體塑身運動**
善用零碎時間，無論上班空檔、通勤時、做家事，時時都能雕塑身材。

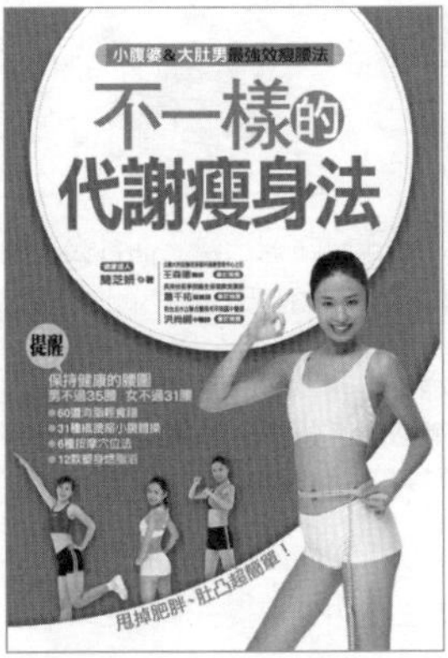

不一樣的代謝瘦身法

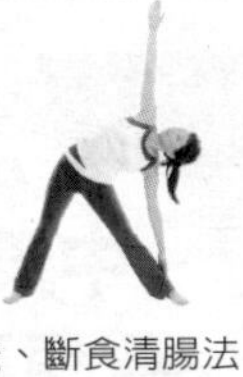

內容特色

◎ **完全降脂的飲食方式**
詳列21種高纖低熱量的食材，搭配喝水排毒法、斷食清腸法、外食瘦身法等各式計畫，要您用吃的就能瘦小腹。

◎ **60道高纖輕食料理**
飲料、粥品、小菜、三餐主菜等，60道高纖美味的瘦身料理，讓您愈吃愈苗條。

◎ **31種細腰體操**
以真人示範圖解體操、瑜伽運動，每日花10分鐘動一動，就能成功甩油，擁有纖細小蠻腰。

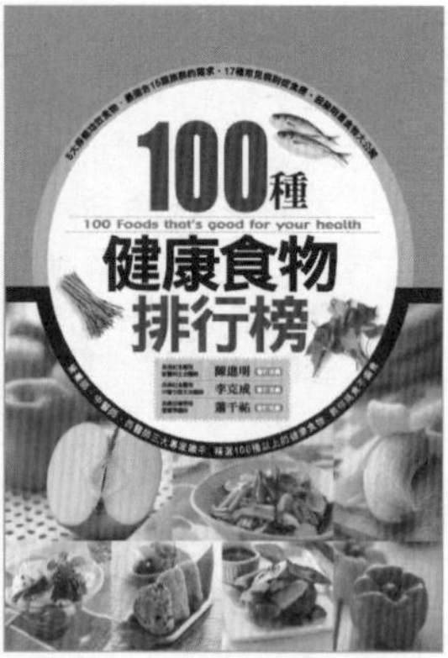

100種健康食物排行榜

內容特色

誠品連續26週暢銷排行榜

◎ **三大名「師」推薦，專業權威**
本書請三位專業的營養師、中醫師、西醫師，為讀者嚴選出各種健康食物排行榜。

◎ **最佳食物TOP 20排行榜**
從排毒、增強免疫力、抗氧化、代謝及抗壓等五大方面，依營養程度各列出前20名的最佳食材。

◎ **食物搭配觀念的導正與建議**
各食材的搭配宜忌，以圖表框的形式完整呈現，方便閱讀。

◎ **營養師一週健康餐**
附專業營養師設計一星期的專業營養三餐表。

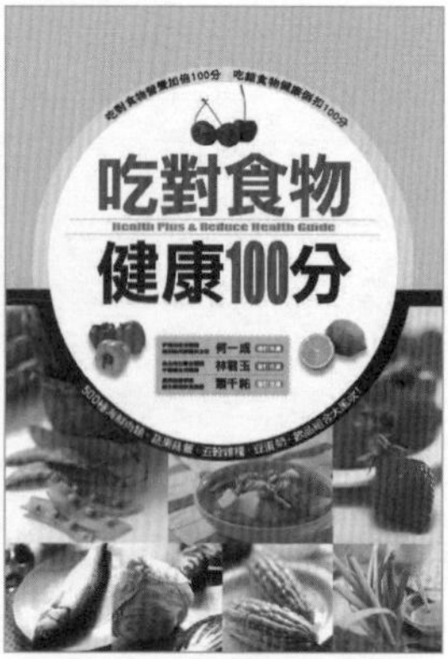

吃對食物健康100分

內容特色

誠品連續32週暢銷排行榜

◎ **健康加倍的500種食物組合**
150種八大類食材鉅細靡遺的營養價值及功能分析，列舉出500道以上食物搭配食譜對錯的建議。

◎ **導正長期以訛傳訛的錯誤吃法**
國內首度整理出食物搭配健康加分的營養公式（營養活用術），並列出食物搭配錯誤健康扣分的飲食警示、食物搭配相生相剋觀念的導正與建議、單一食材日常食用上的宜與忌等。

◎ **「醫療專家」的貼心膳食提示**
提供醫生、營養師、中醫師全方位的健康訊息提示。另外還有飲食與疾病保健的各種膳食提示、飲食與美容的各種膳食提示等。

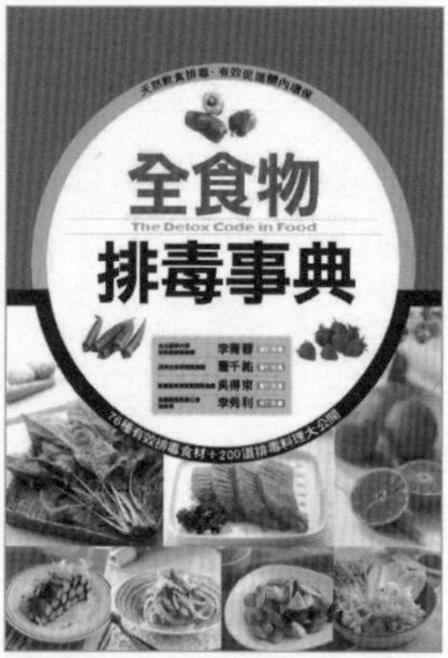

全食物排毒事典

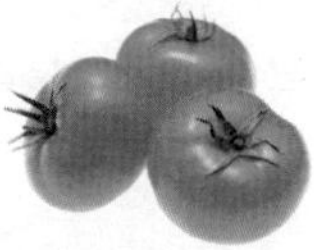

內容特色

◎ **天然飲食排毒，促進體內環保**
您是否常感到疲倦、四肢無力、排泄不順、心情十分低落憂鬱呢？這代表您的身體已經在發出警訊，該排毒了。

◎ **76種有效排毒食材**
完整分析食材的排毒功效，清楚掌握如何正確吃才能有效排毒。每一種食材皆附有排毒示範料理，總計76種排毒食材，用吃來進行體內環保工作。

◎ **食材選購資訊大公開**
針對單一食材做詳細的營養成分分析，並提供選購、處理保存等實用知識，教您如何挑選最佳的排毒食材。

國家圖書館出版品預行編目資料

曲黎敏談養生 黃帝內經養生智慧3／曲黎敏著.
－－初版. －－臺北縣新店市：源樺，2009
面； 公分
ISBN 978-986-6612-17-6（平裝）
ISBN 978-986-6612-52-7（精裝）
1.內經 2.中醫典籍 3.養生
413.11 97007024

本書功能依個人體質、病史、年齡、用量、季節、性別而有所不同，若您有不適，仍應遵照專業醫師個別之建議與診斷為宜。

黃帝內經養生智慧 3 曲黎敏談養生

作　　者　曲黎敏
主　　編　鄭如玲
文字編輯　呂丹芸 黃淨閔 賴沂青 陳小瑋
美術編輯　張承霖 黃蕙珍
繪　　圖　夢想國工作室

發 行 人　桂台樺
副總編輯　鄭如玲
投資控股　人類智庫股份有限公司
人類智庫網　www.humanbooks.com.tw
發行出版　源樺出版事業股份有限公司
公司電話　(02)2218-1000（代表號）
公司傳真　(02)2218-9191（代表號）
公司地址　台北縣新店市民權路115號5樓
劃撥帳號　01649498 戶名：人類文化事業有限公司
書店經銷　聯合發行股份有限公司
經銷電話　(02)2917-8022

出版日期　2009年8月 21刷
定　　價　380元（平裝）/ 399元（精裝）

新、馬總代理
新 加 坡：諾文文化事業私人有限公司
Novum Organum Publishing House Pte Ltd
20, Old Toh Tuck Road, Singapore 597655
Tel：65-6462-6141 Fax：65-6469-4043
馬來西亞：諾文文化事業私人有限公司
Novum Organum Publishing House(M)Sdn.Bhd.
No.8, Jalan 7/118B, Desa Tun Razak,
56000 Kuala Lumpur, Malaysia
Tel：603-9179-6333 Fax：603-9179-6060